The Inside Story of Where We All Began

子宮：生命故事的起源

Leah Hazard
莉亞·哈澤德　　　賴嬋 譯

獻給每一個人

目錄

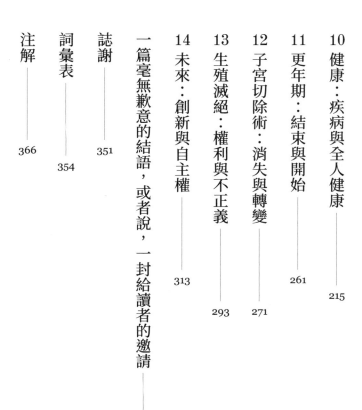

「身體不會被玷污，身體沒有不潔也無需被寬恕，不用為了身體說抱歉。」

——桑尼亞．芮妮．泰勒（Sonya Renee Taylor）

《不用為了身體說抱歉》（*The Body is Not an Apology*，暫譯）

引言：探索子宮之源

比起專門展出人類身體奧祕的博物館，哪裡還有更適合學習解剖學的地點呢？

在一個明媚的十月早晨，連愛丁堡的哥德式建築尖頂似乎都在涼爽的秋陽下眨眼，在機緣巧合之下，我剛好來到這樣的一間博物館。

我一大早就和一位朋友約在這座充滿駭人盜屍者和鬼魂歷史的城市碰面。當我經過愛丁堡皇家外科醫學院（The Royal College of Surgeons of Edinburgh）高聳堂皇的拱門時，門檻上的石紋雕刻就像一封過於誘人、令人無法忽視的邀請——石板地上刻印著拉丁文「Hic sanitas」，意指「健康就在此」。

十年前，我和我的孩子們一起去參觀了外科醫生大廳博物館（Surgeon's Hall Museums）。我們一路驚嘆不已，看著一排又一排展覽手冊上所謂的「瓶中之物」，以及聚光燈下的立體透視模型，穿著燕尾服的醫師們彎腰俯身處理一具具由混凝紙漿製成、血淋淋傷口的人體模型。從那之後，我接受專業訓練並執業成為一位助產師，專門在產房、社區診所、檢傷分類處，與產前及產後病房工作。那些經歷讓我對解剖學的熱愛已大大超越了我女兒對這主題短暫萌生的興趣，我也開始對產科產生了情有獨鍾的情感。女性的生殖系統不只是我的熱情所在，也正是我的專業背景——整個系統是如何運作及失靈、如何孕育生命又或是造成死亡、又如何同時帶來喜悅與同等的悲傷。而今天，是我靈光一閃想到要在這本書裡探討那個最神奇、又最為人所誤解的人體器官的一天。這本書的概念仍處於其最初期的妊娠階段，但靈光一閃的那一刻充滿了無限可能。今天，我就是要來這裡看子宮的。

我看到婦產科展覽的告示牌指向二樓最裡面的地方，於是趕緊向前走去。但首先，我需要先途經各種器官，策展人認為這些器官對於展覽觀眾而言，更閃耀也更性感。就像在一間超市裡，所有最誘人、最甜美的零食都會被擺放在最前方與正中間一樣，而這個博物館展覽作為開場的陳列就是巨量的軍用藥物。碎裂的頭骨及截斷的肢體描繪了人類是如何用各種方式在戰場上傷害及治癒彼此，顯然這類展覽品很能奪人眼目。我快步經過一條條走道。我並非不欽佩這些展覽品，而是今天我抱持著不一樣的目的前來，是為了某種性別上更「脆弱」且「嬌嫩」的東西，某種見證了生育浩劫，以及女性變幻莫測的生命週期的器官。

我繼續前進，經過肝臟及腸道、穿孔的闌尾，以及一顆心臟，那上頭穿刺的傷口劃過它灰白腫漲的心房。在血管外科室裡有剝離的血管和一隻腳，眼科那裡有一顆顆混沌、愣愣地盯著的眼睛，口腔頜面外科則展示著一個個畸形的口腔面顎。短暫於泌尿科閒逛停留時，我計算出一共有二十顆睪丸及大量的陰莖，各處於不同的疾病與健康狀況階段。我再次看著我的地圖，確認我並沒有錯過最終目的地。沒有錯過，只要一直往前走，走到博物館最後面、更後面的深處就是了。

經過後方樓梯旁，驚人的動脈瘤陳列走道後，我走到角落處轉彎，才終於見到它——婦產科，也是整個博物館裡最小的展區，僅僅只有四個標本櫃。我試著不要感到失望，停下腳步仔細觀察每個玻璃瓶，給予裡面的每個器官應有的尊重，並想著那些身體以科學之名被剖開、切分的女人。這裡共有十三個子宮，比附近角落的睪丸還要少。而且我也注意到，有些子宮因為子宮肌瘤和癌症而發腫，其中甚至有個子宮的肌肉組織上仍殘留著細長蛇形的白色避孕器線圈。一個從人體取下的外陰上還留有一簇怵目驚心的薑黃色毛髮，就像一個來自過去的信號彈，但其意義已不可考。那裡並沒有那些女人的名字，也沒有個人資訊，只有寫在介紹卡上極其簡短的診斷內容。這些器官曾經乘載著人類的生命，如今卻令人不安地沉寂在此。附加在一旁的描述並沒有指明其中哪些子宮曾經孕育過孩子，然而由於大部分的這些標本都是好幾百年前就蒐集而來的，存在的年代甚至早於避孕技術發明以前，因此這些子宮很有可能都曾孕育過生命。

彷彿要強調子宮生育的功能，又或者為了彌補婦產科展區相對其他科別的貧乏，角落放置了一張十八世紀的產物：有著硬實塗漆椅腳的「產科椅」。有張介紹卡幫忙解釋著「椅子底部可以固定於地面上」，彷彿暗示著生產的婦女就像火山噴發那般強而有力，又或是，她們是如此危險，必須將她們緊緊拴在地面上，才不會讓生產時的反作用力將她們像火箭一樣噴射到太空軌道上。身為助產師，我已經多次見識過這種強大的力量。產婦們彷彿化身成為憤怒的魔鬼，身體被每次襲來的子宮收縮折磨著，雙眼燃燒著烈火。然而，這些被浸泡在福馬林液體裡的子宮已經死去很久了，只有一片死寂。它們靜靜地，將它們的祕密藏在最深處。

兩位年輕女孩打斷了我的思緒。她們經過婦產科展區，因為那些展示中的器官而發抖畏縮著。「子宮，加油！」其中一位女孩故作嚴肅地對身旁的朋友說道，兩人對著那些從體內取出的子宮做了鬼臉，並快速地走到下一個耳鼻喉科展間，花了一些時間欣賞那些耳朵和鼻子，並在下一個展間停留了很長一段時間，那些嬰兒四肢顯然比較不容易引人反感不適。

對這些女孩而言，這些靜靜坐落在瓶子內的子宮出於某些原因太超過、太親近而無法承受。這些子宮對她們來說，比戰場出土的遺物還要可怕，比生病的腸道和膀胱還要令人厭惡。

有時候不去看、不去理解會輕鬆許多。解構自己的身體可以為我們帶來力量，卻也同時為我們帶來同等的不安，當人們有所意識時，會帶來更多問題與其令人不適的解答。然而，在這本書中，在這些書頁裡，我們將帶著堅韌的意志以開放的心胸來探索。我們準備好要瞭解子宮，也準備好要去找尋我們每個人出生的起點。我們會停下腳步，我們會流連其中，我們也會去好好地瞭解瓶子內裝的到底是什麼。

❀ ❀ ❀

一個「正常」的子宮（我幾經斟酌後才使用了「正常」這個詞）大約高七公分、寬五公分，內壁大約是二．五公分的厚度。有時候這個器官會被形容成像一顆顛倒的梨子，儘管子宮在懷孕後期會膨脹到如西瓜般大的尺寸。女性生殖系統時常被以料理相關的詞彙形容，例如：子宮像梨子、卵巢像杏仁、胎兒像梅子或橘子，也許是想讓那些部位感覺甜美無害。畢竟，西方古老童謠唱著：「小女孩們是由一點點的糖、香料和所有美好事物組成。」從我們最早有記憶開始，這種搭配旋律的說法就被不斷人們傳唱，被這個社會令人厭煩地重述著：女生很可口，女生就是供人品嘗的對象。然而，從此刻開始，這本書將會避免使用任何關於食物的比喻。我們將會瞭解子宮不只是甜美的東西，也不僅是空的容器，此刻我們正在學習子宮是一種肌肉。我們可以相當精確地將它比喻成一個緊握的拳頭，不僅尺寸相似，它們也有相同的力量。

事實上，子宮無論在大小或是構造上都與另外一個更為著名的器官相似——心臟。子宮和心臟一樣都可以分為三層。就子宮來說，分為：「子宮內膜」（endometrium），最內部的一層，每個月都會增厚並脫落成為月經，也在懷孕時供給胚胎與胎盤營養；「子宮肌膜」（myometrium），由緊實交織的肌肉纖維組成的平滑肌肉層，它會收縮、放鬆，也是造成經痛與宮縮的原因；最外面一層則是「子宮外膜」（perimetrium），是臟器外部薄膜狀的漿膜。

子宮兩側有細長的管道通向卵巢，也就是儲存卵子的地方。而在子宮底部或是所謂「頸部」，則是子宮頸（cervix），一個有點脹起、通往陰道的出入口。這些是我們多數人在學校時，會被師長要求得畫出來、標示部位名稱的示意圖，儘管我們年紀漸長，早已逐漸淡忘這種技能了。根據二〇一六和二〇一七年英國婦科癌症慈善機構Eve Appeal的調查，許多年輕女性無法準確地說出女性生殖系統的器官部位[1]。調查中也僅有大約五十％的男性可以在解剖圖上認出陰道，至於他們能不能找到子宮的位置呢？這種在一般大眾中巨大的知識空白還是少說為妙。[2]

讓一切變得更複雜的是，所謂「正常」的子宮其實有無限多種差異性。有些子宮的差異意外地普遍，而有些則令人難以置信地少見。例如，子宮在骨盆內的位置其實有變化很大的落差，譬如有些是前傾位（anteverted，向前傾斜），如此子宮向前、靠著前方的鄰居膀胱，這只會發生在大約百分之五十的女性身上。其餘的女性則平均可分為另外兩種，包含中間位置（正如字面上的意思）及後傾位（retroverted，向後往腸道的方向傾斜）。這麼說來，所謂的「常態」其實也只涵蓋了一半的女性。

實際上，有些人身上的子宮和學校畫的示意圖幾乎完全不一樣。有些子宮是「單角子宮」（the unicornuate womb），很遺憾地，這並不是指骨盆裡有如神話中的獨角獸奔馳其中，而是子宮只有單一的一側，只有單一隻「角」、分支連結到單一輸卵管和一顆卵巢。另外是我最喜歡的「雙角子宮」（the bicornuate uterus），只有約百分之三的女性有這樣的子宮：它是長得像心型的子宮，子宮頂部略為凹陷，因此也讓懷孕較有風險，但仍有很高的機率可以順利懷孕。

有一小部分的女性天生就有兩個子宮（雙子宮，the uterus didelphys），兩個子宮可以各自在不同時間分別孕育一個胎兒，因此能生出年紀不同的「雙胞胎」。也有些女性天生就沒有子宮，這有個浮誇的名稱叫做「先天性無子宮無陰道症候群」（Mayer-Rokitansky-Küster-Hauser Syndrome）❶，又稱「ＭＲＫＨ氏症候群」，這種變異通常在女性青春期過後都未有經期到來才會

❶ 審訂注：台灣醫界慣用英文或醫學原文，因此臨床經常只簡稱為ＭＲＫＨ氏症候群。此症可能合併無子宮、或子宮異常、或有其他器官（如脊椎、腎臟或心臟）的發育異常，發生率大約1/4000至1/20000，是造成原發性無月經症的兩大因素之一。參見台灣大學醫學院於一九九八年出版的《生殖內分泌與不孕症概要》。

發現。現今已有創新的移植手術能讓有這種症狀的女性有望懷孕，我們之後也會一同進行探討。

因此，我們可以發現，所謂「正常子宮」的概念就各方面來說相當主觀。子宮可以前傾或後傾，可以很小或很大，可以單角或雙角，甚至可能完全不存在。另外很重要的一點是，我們要知道就算是男性也可能有子宮，雖然子宮的存在在這種情況下可能是意料之外。以一名七十歲印度男性的案例來說，他是四個孩子的爸爸，看來擁有正常運作的男性生殖系統，但他的生殖器卻突然開始持續疼痛。直到就診時才發現他患有一種罕丸疝氣，裡頭內藏有部分成形的子宮。[3]另外，一位三十七歲的英國男性也有相似的命運，他因為尿液帶血而尋求醫療協助。原先這位男性擔心自己會被診斷出膀胱癌，但他卻被告知了一個比較好卻也同樣令人震驚的消息：他腹內有個沉寂已久的子宮，尿液裡的血則是透過他陰莖流出的月經。[4]一年之隔，兩位相隔數千英里的男性都經歷了相同的異常：那是胎兒發育時的意外，即在胚胎尾端的生殖道形成了外有男性生殖器、內有女性生殖器的組合。❷

的確，男性可能擁有子宮，而且不僅只有在出生時被認定為生理男性的人，也包含在人生路上認同自己為男性的人們。有些跨性別男性（出生時指定性別為女性，但因為內心深處對男性的性別認同而選擇作為男性）會選擇透過外科手術摘除子宮。然而，也有些跨性別男性會選擇留下自己的子宮，這些男性可能會持續擁有月經或甚至生小孩，依據他們的荷爾蒙療程及渴望的生活方式而有所不同。我們在本書後半的章節也會再回來聊聊這樣的特殊情況。

這些有著子宮的男性的人生經驗就如同他們本身一樣多種多樣，也因為他們的存在，讓我們得先解開、梳理生理性別及社會性別糾結混亂的絲線，才能夠好好織出一幅敘述子宮的繡圖。醫學傳統本身大多是來自西方異性戀白人男性思想的產物，長久秉持著性別二元論，並且認為性別在出生時就被決定好了。相較之下，關於子宮多變且時常令人驚奇的故事，卻能邀請我們去關注更細緻多元的現實：每個人的身體都能被看見且被珍視，一切皆有可能發生。

❀ ❀ ❀

無庸置疑地，所謂「正常子宮」的概念其實是由這個社會所建構出來，假設實際上真的有這種子宮的話。我們知道大部分女性體內有子宮，也知道它大致的樣貌與運作方式：那顆漂亮的小梨子，可愛又袖珍，就和我們在學校被要求繪製的那張圖一樣。但我們也開始理解到一件事，也就是對多數女性（甚至是部分男性）來說，大家擁有的子宮看起來都有所不同。子宮會以不同樣貌展露它的性格，並做一些相當不尋常的事。

的確是該說：「子宮，加油！」

❷ 審訂注：這兩個Persistent Müllerian duct syndrome（PMDS）的案例其實相當罕見，自一九三九年首度描述以來，大概僅有一百五十位案例有文獻報告與抗苗勒氏荷爾蒙的異常有關。

①

子宮：

生命之初
與
閒置的子宮

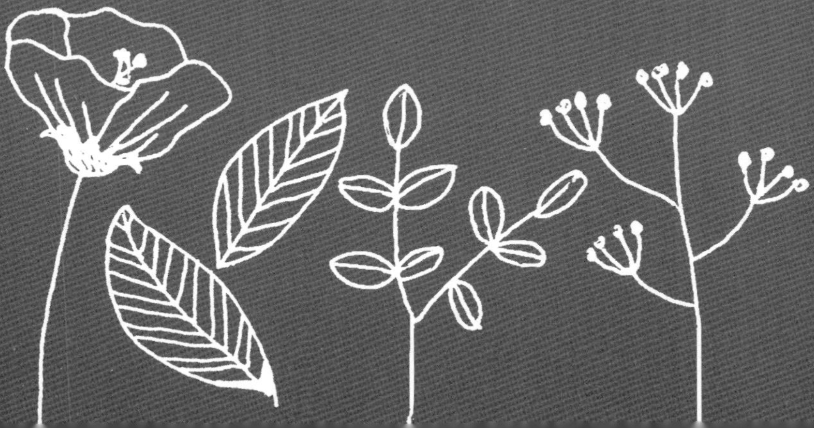

當子宮沒有準備要懷上胎兒、孕育胎兒、誕下胎兒，或當它不是在產後復原階段時，子宮都在做什麼呢？這個社會鮮少提出這樣的疑問，因為他們首要珍視的是子宮在繁衍後代上所扮演的角色。在工業化西方世界的人們眼裡，他們只對子宮能否保證誕下新生命有興趣，子宮僅是用來乘載下一代的容器，但它本身並不是值得研究及關注的實體。當子宮處於成熟的黃金生育時期時，它對科學與社會學界都具備了無盡的魅力：每個世代的研究學者都一再探究「不孕」與「避孕」這一體兩面的難題，探查神祕月經週期的起伏，以及懷孕和分娩這些顯而易見的奇蹟，研究範圍涵蓋了微小的細胞群到嚎啕大哭的嬰兒。但若子宮什麼也沒做，只是閒置在那裡呢？那時的子宮又在幹嘛呢？這樣的問題似乎太無趣也太激進了，彷彿在暗示閒置的子宮可能是值得被研究的對象。反過來說，好像也在暗示著，這個器官除了生育功能以外，對於擁有它的人而言，在本質上還有比繁衍後代更高的價值。

如果我們想要認真地探索子宮，先不論孕育後代的事，那麼最合理的做法就是從最初的子宮開始探索，也就是嬰兒時期的子宮。要思考小女嬰的子宮或許會讓人有點不自在，但在我們開始之前，我希望你可以花點時間去覺察那種不舒服的感受，並且詢問自己：「為什麼我們不該從解剖學及生理學上的角度，去想像一個器官在新生兒時期的樣子？」當女孩出生時，她小小的子宮也不過是一個器官罷了。那樣的子宮尚無法受孕、無法生殖，卻還未被加諸眾多日後我們投射於子宮的準則、禁忌和情緒，它也仍未受限於社會規範及無數的法律條款，雖然很快我們就會用那些來規定並限制子宮的使用功能。這個平滑、粉嫩、嶄新又有活力的器官就只是**存在於此**而已，在那裡跟著擁有它的人的脈搏怦怦地跳動著，很中立、很安靜，就像肺臟或肝臟一樣。當我們思考著嬰兒小小的子宮時，我敢斷言，那股我們可能感受到的不自在，更多是因為我們的社會將年輕女性與女孩性化這件事，而非針對那個器官本身。要思考嬰兒的子宮彷彿就像要去想嬰兒的陰道一樣，兩者僅是一線之隔（但嬰兒的陰道其實也一樣，不過就只是**存在於此**，並做著自己該做的事而已），而在這個女孩在越來越小的年齡就被性化、被冠上性別刻板印象的世界裡，要去想嬰兒的子宮或陰道的確可能激起怒火、感覺淫穢，或是引發羞愧。但在這裡，在這些書頁裡，我們已經準備好要用清澈、好奇且平靜的雙眼去探究閒置時的子宮，甚至是那個安適地棲息在嬰兒小小骨盆裡的子宮。

可想而知，比起成人版本的子宮，針對新生兒時期子宮的研究相對少了許多。在這些少量研究論文裡，通常多是簡短敘述這個年輕器官的大小和形狀，而非討論子宮內部可能正在發生什麼變化。因此，我們也就先從這些簡易的面向開始談起：嬰兒時期的子宮，形狀像是管子或黑桃，而非經典成人版本的倒吊淚珠形狀。嬰兒的子宮大約是二．五至四．五公分長，而厚度約是一公分。[1]在生產後最初的幾個小時內，新生兒的子宮與子宮內膜仍多多少少受到母體的雌激素（maternal oestrogen）與黃體素（progesterone）的影響，但在嬰兒出生後一星期內，程度便會逐漸減弱。這種現象也經常導致怵目驚心的時刻發生，也就是許多新生兒父母完全沒有心理準備的「假性月經」（Pseudomenses）的到來，或稱為偽月經。

在我於產後病房擔任助產師的那些日子裡，我早已相當習慣任何時刻、從白天到黑夜，都會有蒼白又驚慌的新手媽媽握著各種意想不到的產後醫療廢棄物來找我。無論是護墊上留存著要用於檢測的血塊，或是布料上發現的一小段手術縫合線等，但沒有任何一件物品能比起小小尿布上的一道粉紅血痕更讓她們驚慌失措。「我女兒在流血！」她們會這樣驚呼大叫，同時又感到尷尬及擔憂，而且時常帶有些許的噁心。

這些女性看見的假性月經就是個正常的生理過程，不過就如同多數女性人生中面臨的生理現象一樣，沒有人事前警告她們將會發生什麼事。這只是母親懷孕時的荷爾蒙讓她女兒小小的子宮內膜短暫地增厚，那些透過母親傳遞給女兒的雌激素與黃體素在生產後會消逝，微小的內膜層因此褪去，基本上算是以迷你月經的形式離開小寶寶的體內（只是沒有卵子也沒有任何懷孕的可能性）。通常給予這樣幾個字的解釋就足以讓新手媽媽們安心，明白自己的女兒只是經歷了正常的生理現象。與此同時，這樣的談話以及這段對話之於我們的必要性都足以提醒我們，打從一出生在這地球上，女性的身體就與無知、害怕、驚嚇、羞愧劃上了等號。但女性的身體不需要與那些字詞劃上等號，那些通常只是因對女性身體的無知而幻想出來的恐懼，只要有了知識就能被輕鬆地消弭，而且那些恐懼來源背後的解釋其實都非常簡單。然而，自古以來關於女性身體的故事就不斷流傳著，從女人出生到死亡，那些敘述就確確實實地跟隨了她們一生。

長久以來，科學界都不去探究子宮真實的樣貌與功能，不去揭開它混亂、難以預測且有時令人不適的真相；反而喜歡將未懷孕的子宮想像成完美無瑕、原始的，像是某種水晶球般的存在：一顆沉靜不動的物體，至今唯一存在的意義就是用以預測胎兒的未來。科學界將理想中女性的純潔和貞潔投射在這最女性化的器官之上，也因此形成一項信條，即「無菌子宮理論」（the sterile womb paradigm）。這樣的傳統認知直到近期才受到挑戰，並且影響深遠。

就如同現今眾多科學界中的主流理論一樣，這個理論一開始也是由一位歐洲白人男性概述產生。提出「無菌子宮理論」的人是有著浮誇大鬍子、犀利眼神的德國－奧地利小兒科醫師特奧多爾．埃舍里希（Theodor Escherich）。然而，不像其他嚴肅的科學信條，無菌子宮的觀念起源於一個平凡的開端，這個案例其實源於一坨黏膩、瀝青色的胎便（meconium，通俗地說，也就是新生兒的糞便）。

埃舍里希早年在維也納行醫，而後旅行至巴黎。當時，他在巴黎參與許多醫界重要人士講授的課程，包含神經學家讓－馬丁．沙可（Jean-Martin Charcot），而沙可的歇斯底里症理論斷定，女性的身體是心理與生理疾病的危險之地。埃舍里希對於女性的生理疾病研究很有興趣，促使他後來前往慕尼黑進行研究，觀察胎兒出生後的胎便在不同時間下的生物化學特性。[2]儘管進行這些實驗臭氣熏天，但在多次實驗結果下似乎證實出一個要點：嬰兒的內臟最初是無菌的。在嬰兒出生離開子宮後數小時到數天的人生裡，微生物才開始定殖於嬰兒內臟中。子宮本身是，或至少感覺像是一個完全潔淨無菌的環境，供胎兒在裡面生長茁壯。

不曉得是因為埃舍里希的實驗方法足夠嚴謹，還是因為這種理論正好反映了當代觀念中母性美德的象徵，埃舍里希的理論概念很快就被他的同僚們所接受。一九〇〇年，一位法國的小兒科醫師亨利・狄西業（Henri Tissier）接棒進行研究，並成為首位學者發表：「胎兒生活在無菌環境裡。」[3]這理論出自於他自己的實驗，他發現新生兒的內臟最初是無菌的，當胎兒通過惡名昭彰的險惡通道——陰道時，微生物才因此定殖於胎兒體內。因此，該理論後來才被稱為「無菌子宮理論」，而這恰巧處於兒科、產科與厭女文化三岔路口的理論也為世人所接受。直到二十世紀初期，「胎兒只有在接觸到母體生殖器時，才會被微生物定殖或甚至可以說被污染」的概念，在男性主導的科學機構內一直被視為毋庸置疑且必然的真相。

然而，任何研究科學、頭腦清楚的學生，或甚至一般的社會觀察者，都明白真相其實有變化多端的面貌，會隨著特定時空背景的想法與價值觀而進化。無菌子宮理論盛行多年，但如今，在二十一世紀後最初的幾十年間，科學界與社會都已進一步接納了另一種全新的真相，不再將子宮視為冰冷乾枯的水晶球，而是將其視為一個生機蓬勃的豐富環境。

許多科學家現在相信，子宮內會有其他生命，不僅只限於妊娠的九個月裡；就連沒有懷孕的子宮，那個長久以來總被忽視、閒置時的子宮都可能是微生物體蓬勃生長的家園。數十億的原生微生物，包含細菌、真菌到病毒、酵母菌等都對女性的健康都有著深遠的影響，從生育能力、免疫系統到個人體質、癌症等。就像桃莉・巴頓（Dolly Parton）傳唱的歌詞：「魔法就蘊藏在你的體內，並沒有什麼水晶球存在。」[4]

若想知道科學界對子宮普遍的想像，是如何從一個沒有微生物的沙漠，變成充滿微生物的擁擠大都會，我們首先得要回來找我們的老朋友——胎便。當時間從二十世紀滴答走向二十一世紀，透過辨識殘存基因碎片最細小的片段，創新科技讓檢測微生物變得可行。在具備這些複雜的尖端工具與技術後，研究學者再次將注意力放在新生兒的大便上，進而產生了有趣的結果。有別於埃舍里希、狄西業及其眾多徒弟所斷言的，這些千年之後的新微生物獵人們發現，在嬰兒一出生時或剛出生後沒多久所排泄出的胎便中，似乎就已有細菌存在。[5]若寶寶的母親在生產時已知有細菌感染的情況，那麼發現微生物存於寶寶內臟就不那麼令人意外了。但不是的，這個以意想不到的方式，迅速將微生物學、免疫學及婦科學界集結在一起的驚人發現是，即使是健康女性產下的寶寶，在其糞便中都會找到各式各樣的細菌品種。考量到嬰兒在出生以前都只生活在那唯一的環境，也就是子宮內，這種轉變唯一可能發生的地方，合理判斷似乎也只有那個應該要是「無菌」的生長地子宮了。

隨著新的分析方法出現，也開始得出同樣新穎的結果，科學家們競相蒐集並研究任何子宮內部或周圍可以取得的物質樣本。世界各地實驗室裡的試管、玻璃片與離心機裡，注滿著羊水、子宮內膜組織、臍帶血和各種胎盤碎屑和胎盤薄膜，當然，也有胎便。一個又一個的研究似乎都證實子宮內存有多到令人目眩的微生物種類，從看似無害的「共生」（commensal）細菌，到鏈球菌屬及大腸桿菌（該菌的英文名稱 Escherichia coli，是以我們的好朋友特奧多爾・埃舍里希所命名，通常又被稱作E.coli）[6,7]這種有害細菌。每個實驗結果各有不同，部分惡意詆毀的人堅稱這些實驗結果存有嚴重的缺陷，認為之所以檢測出微生物，只是因為研究環境或實驗中使用的化學溶液受到細菌污染。[8]

無菌子宮理論這樣的醫學範式已根深蒂固，若想在數年內顛覆似乎不太可能。然而，反對這樣理論的聲音，以及探討這樣「新現象」的研究數據卻越來越多，也越來越強而有力。二〇一六年，一個來自比利時蒐集子宮內膜細胞的研究團隊公開發表，宣稱在使用這些實驗範本所做出的一百八十三組「序列」或實驗中，**每個**序列都顯示出十五種不同種類微生物的存在。該團隊對實驗結果相當有信心，宣稱實驗結果「一致顯示出有一群獨特微生物體的確居住於人類未懷孕子宮的子宮內膜中」，也接著審慎地推測：「在子宮生理學及人類繁殖上，子宮的微生物體可能扮演著我們過往未意識到的角色。」[9]

在過去十年間，如此簡單卻跳脫過往科學認知的推定已徹底改變了女性的生殖健康，並且在近幾年內，在婦產科疾病的預防、診斷與治療方式，包含子宮肌瘤到不孕症或子宮內膜異位症到子癇前症等，都有可能看見突破性的重大變革。為了瞭解這個新興科學領域的廣大影響，我去了雪梨一趟。嗯，應該說透過視訊到了雪梨一趟，因為寫這本書的當下正值新冠肺炎全球大流行而有諸多限制。我和一位女性視訊談話，她正在研究子宮內的微生物，她的研究可能可以在一種癌症於早期階段就被檢測出來。每年有超過三十萬名女性死於這個癌症，任何女性都有可能得到這種癌症，每一位像她、像我，或也許像你、你的伴侶或你的母親這般的女性。

當法蘭西絲．拜恩博士（Dr. Frances Byrne）的身影閃現在我的電腦螢幕上時，她臉上帶著一抹苦澀的表情，那個表情是身為家長盡可能想讓自己看起來專業，但鏡頭外正有孩子大聲嚷嚷著更迫切的自身需求。我在蘇格蘭正值早上八點，而弗朗西絲所在的澳洲已是晚上七點。我聽得見她年幼的孩子正在嚎啕大哭，是那種入夜之後孩子已筋疲力盡才會有的哭聲，也聽見她老公壓低音量試圖要安撫他們的女兒，並把她趕去另外一個房間。

「對此我很抱歉。」弗朗西絲說道。但當我一跟她提到，我自己也有兩個女兒，並且指向我身旁的梯子，讓她看看我的「臨時辦公地點」，影像畫面是我大女兒高腳床下的書桌，她明顯放鬆許多，我們也因此打破了尷尬的氛圍。我們不再只是兩個陌生人，分別扮演著正式的訪問者與受訪者角色；我們現在是戰友，是共同作戰的同僚，一同面對身為母親的職責與職業的志向，在這場不見盡頭且充滿愧疚感的戰爭中奮戰。

「你家有青少年。」弗朗西絲說道：「所以你可以告訴我，這一切是不是只會變得更糟。」

「不會的，情況會好轉的。」我向她保證。「隧道的盡頭總會有光。」

在我們彼此瞭解各自子宮誕下的成果，以及我們繁衍的後代生命對我們提出的要求之後，我們進一步聊到手頭上的事務：弗朗西絲針對子宮微生物體進行的創新研究，它與疾病的關聯性，以及它能夠改變我們對於婦科健康認知的可能性。目前她專精於研究子宮內膜癌（endometrial cancer）、肥胖症，以及子宮之間錯綜複雜的三角關係，但她也接著告訴我，她這項研究焦點可能會擴及涵蓋許多病理學及相關問題。

她解釋道：「子宮內膜癌是一種子宮內膜的癌症，這種癌症最主要影響的是停經後的更年期女性。然而，這種癌症比起其他所有已知的癌症，與肥胖症具有最高的關聯性。超過百分之五十的子宮內膜癌癌症案例都可歸因於肥胖，不過也不是所有肥胖的女性都會得到子宮內膜癌，所以我們現在試圖研究的要點是，肥胖如何加速這些癌症的發展。現在已經有許多研究結果顯示荷爾蒙的影響以及肥胖導致的荷爾蒙失衡，荷爾蒙影響及荷爾蒙失衡會促成細胞的生長，也會加速癌症的發展。但是微生物體在這其中扮演的角色，卻是鮮少被探索的研究領域。」

於是，弗朗西絲和她在新南威爾斯大學生物科技與生物分子科學學系（University of New South Wales's School of Biotechnology and Biomolecular Sciences）的團隊，開始進入這個領域鑽研。關於患有癌症與沒有癌症的女性的子宮微生物體，雖然如今都已有相關研究，「但在那些研究中卻仍尚未真正特別去看不同女性群體之間的差異。」弗朗西絲解釋道：「然而，我們卻有獨特的條件去調查這些差異，因為事實上我們從好幾年前就開始蒐集各種病患的樣本，無論胖瘦或有無子宮內膜癌。」而當他們在比對兩種群體時，找到了一個重大發現。

弗朗西絲說道：「我們發現，肥胖女性的微生物體特徵通常與罹癌的女性微生物體特徵更加相似，無論那些罹癌女性的胖瘦。另外一項研究發現，相較於控制組，每位罹癌女性（在她們的子宮內）都有更低程度的乳酸桿菌菌種。」在這裡釐清一下，乳酸桿菌是一種益生菌（或所謂的「好」菌），可以在優格或其他發酵食物如味噌、德式酸菜中找到這種菌，而且大家都知道這種好菌快樂地生長在人體全身，從腸道到陰道都有。儘管有其他的近期研究指出，乳酸桿菌對於生殖道具有保護作用，能潛在地降低或甚至避免相關疾病的感染，如愛滋病毒、單純皰疹病毒、淋病及細菌性陰道炎等，但在這些研究中卻沒有一個能全面找出其確切的機制，或保護效果背後的成因。[10]弗朗西絲表示，在未來，非乳酸桿菌菌種微生物的盛行率也許將會成為疾病的主要判斷指標：「這些微生物體製造出的東西，以及於特定環境下可能造成的發炎狀況，都有可能刺激這些（子宮內膜）癌症的生長。」

同時，她也很有信心，相信這些顯著的早期研究結果並非只是污染造成的結果。她的團隊都是在子宮切除手術後便立刻取得這些子宮的樣本，也確保樣本處於無菌環境下，盡可能縮減整個流程的時間。不僅如此，他們使用最新技術來檢測子宮微生物體的基因物質，比起短短幾年前這個領域初期使用的技術都要更精確且靈敏許多。

你可能會覺得，這一切聽起來都很不錯，但那些在澳洲被切除的子宮和這世上其他人的生殖健康有什麼關係？根據弗朗西絲所言，其中的關係可大了。當我正啜飲著早晨的咖啡，而傍晚的陽光傾斜地灑落在弗朗西絲房間牆上時，她告訴我，子宮微生物體和某些疾病的發作之間有著明確的關聯，而這種關聯或許可以帶領我們走向一個新時代，未來有無數的女性能受益於更低侵入性且更有效的診斷工具和療程。

她也想像著，「或許你能夠檢測你子宮內的微生物體，看看它是否出了問題，或是你的微生物體是否有異常的變化，或經過某種醫學程序後它是否被改變了，這些或許都是我們未來能夠檢測出結果的東西。」她繼續說道，若是我們能夠發現某位女性子宮內的微生物體較容易導致疾病，無論像是乳酸桿菌不平衡或因其具有其他某種微生物，那我們就可以想像在未來能夠將一個健康女性的微生物體「移植」到有風險女性的子宮內。弗朗西絲說道：「我覺得這有何不可呢？現在都已經有人在做腸道微菌叢移植了。」在腸道微菌叢移植（又稱FMT，faecal microbiome transplants）中，經過預先篩選後，會將健康捐贈者的糞便經特殊處理再植入不健康的受贈者直腸中。儘管聽起來不太尋常，FMT卻已經顯示能有效治療多種消化道道疾病的潛力，像是結腸炎、困難梭狀芽孢桿菌感染（*Clostridium difficile* infection）等。[11,12]目前全球正有超過三百種試驗進行中，試著探索利用FMT治療更多元種類的疾病，範圍從厭食症到肝炎都有。[13]弗朗西絲也指出，像微生物體移植這種創新的醫學療程，無論是腸道、子宮內膜或其他種類的移植，都可以降低醫學界對抗生素的依賴性，而這反倒導致全球健康最為急迫的威脅之一：對抗生素的抗藥性。

「而且，你認真想想就會覺得這是一件很酷的事……」她補充道：「就是你正在試著駕馭細菌的力量，而非直接採取一種將一切都消滅的治療方法。」

當我結束我們的會議，弗朗西絲要去照顧她女兒，而我也能聽見自己女兒在隔壁房間和歷史老師視訊談話時，我看著空空的電腦螢幕，坐在那好一會兒，想著剛剛聽到的龐大資訊。無菌子宮理論，總結來說幾乎可以被證明是錯的。在那顆「空蕩蕩」的水晶球裡，其實涵蓋了精彩豐富的多樣性和不為人知的價值。未來很有可能會是這樣的一個時代：當第一個疾病的徵兆出現時，我們的女兒們將會進行子宮微生物體的取樣檢測，並接著注射有益健康的微生物體來防範疾病、感染，甚至是不孕症。

不可否認地，關於這個全新領域，我們仍有許多有待發現的事物，尚不知在眼前眾多路線中，該探索哪一條路，又該拒絕哪一條路。我們眼前開展了一片片的遠景，也帶來許多嶄新的希望，或許不是給我們，而是屬於我們的孩子，或是我們孩子的孩子。儘管科學家們已經審視過微生物體在各種不同疾病中的狀態，然而健康女性體內究竟有什麼「主要」的微生物體，科學家們卻尚未建構出一幅確定的地圖。他們也推測，那些微生物體的「主要」種類，或許在不同年紀及種族女性的子宮中也會有所不同。[14]不僅如此，許多這類的研究及其他生殖健康面向的研究仍然沒辦法呈現出細分種族的資料，這是非常明顯的疏漏。考量到黑人及其他少數族群的女性，很高比例地受到某些婦科疾病的影響，如子宮內膜癌到子宮肌瘤等，而且眾所皆知地，這些族群未被診斷出其他疾病如子宮內膜異位症也是常見之事。所幸近兩年來也看到一些研究學者嘗試在調整這樣的不平衡，透過一些早期研究結果，部分有力的證據顯示，原住民、黑人及西班牙裔／拉丁裔女性的子宮微生物體與白人女性之間往往有明顯的差異。[15,16]俗話說知識就是力量，當具備越多關於這些差異的知識，擁有子宮的人就有越多的機會獲得力量，讓她們在繁衍後代的生命中維持健康狀態。

這麼說來，所謂閒置的子宮或許一刻也不得閒。就連生命誕生後的最初幾小時，子宮都得經歷荷爾蒙的高低起伏，還未報上名號便不請自來，以假性月經的驚人血痕宣告自己的存在。至於成人的子宮，曾經被認為是沉寂且純淨的器官，像是一個讓我們投射理想中女性價值及美德的空容器。然而，科學才正要開始解開關於子宮的眾多祕密。眾多婦科問題的解答也許尚未揭開，但就藏在每個子宮內數十億❶的微小生物體之中。

❶審訂注：經實際研究推算，子宮內的微生物體並沒有到「數十億」的數量級。子宮雖然不是無菌，但相較人體其他部位來說，仍屬於極低微生物量體的部位。腸道中微生物數量最多，每克腸道內容物就約有一千億個細菌。女性生殖道微生物群約占人體總載菌量的九%，而下生殖道（陰道）的微生物體生物量約為每克陰道液十億個細菌。因為有子宮頸的屏障，上生殖道（腹膜液和子宮內膜）的菌量約為每克十至一千萬個細菌，是下生殖道的萬分之一至百分之一。美國國家衛生研究院在二〇一六年完成第一階段的人體微生物體計畫Human Microbiome Project，研究人體內外五大部位（皮膚、鼻腔、口腔、消化道與泌尿生殖道）所有微生物的分布以及菌相，包括細菌、病毒、真菌和古細菌。這些微生物通常對我們無害，事實上它們還對於維持健康至關重要。

②

經期：

猩紅色的潮汐，
液體黃金

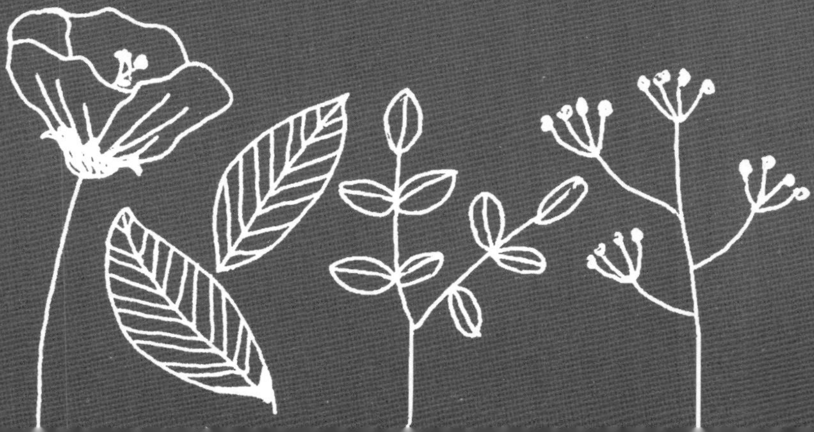

有個都市傳說是這麼說的，我們身旁每六英尺內一定會有一隻老鼠，而十英尺的距離內則會有一隻蜘蛛。這些傳說或許聽來讓人感覺噁心或甚至有些聳動，但如果我告訴你：「你身旁短短幾英尺的距離內，一定有個正值經期的人。」你又會有什麼樣的感覺呢？在公車上、早晨排隊買拿鐵時、在工廠內的生產線上、在超市，或甚至在一間脫衣舞孃俱樂部、頭等貴賓室、行政套房，都有女性及不少跨性別男性在默默地流著血，他們的子宮正進行著千年以來子宮在做的事：褪去它們的內膜，增生新的黏膜，接著展開另一個新的生命週期，傻傻地相信接下來的這個月或許終將迎來受精發生的時刻。

世界上的各種文化加諸在有月經的人和她們血液的羞辱與詆毀，已經有諸多記載。在宗教經文、文學及口述歷史中，五花八門地記錄下女孩和女人在月經期間被視為骯髒、不潔且窮凶極惡的種種描述——她們的血液有污染和褻瀆的力量，會妨礙、破壞重要的活動，例如狩獵、收成與慶典，同時也代表著性與女性歡愉的禁忌。在過往，處於經期中的人們會被排擠，甚至在物理上被隔離，遠離其他社會群體和日常生活節奏，而現今某些地方仍有這種情況存在。已有很多書籍詳實探討月經如何在歷史上被描述為一種恥辱，但這本書並非其中之一。你如果也有會來月經的子宮，那麼你可能早已熟知那樣的羞辱和詆毀。如果你也曾踏上那彷彿永無止境的旅途，得將衛生棉條藏在衣袖當中，從教室走到走廊，再走向洗手間；又或者，你曾將長袖上衣綁在腰間上，以遮蓋月經突如其來而留下的鮮明血痕；又或者，你曾經因為劇烈的經痛，整堂體育課只能坐著休息，因而被老師斥責；那你大概就明白那種羞辱為何。如果你也曾經將衛生棉條的棉線塞進泳褲內，或曾經彎下脖子來檢查自己穿著的牛仔褲，是否有因為衛生棉而明顯突出的隆起，那你就明白那種詆毀為何。若你是沒有月經的人，但你曾看見女朋友馬桶裡未沖掉的深紅色衛生紙而臉色發白；或曾在超市內快步通過經期用品區；或者你曾經在那個主打最新、最輕薄的衛生棉廣告播放到一半時，一邊抱怨一邊動作誇大地轉台至其他頻道；那麼你也一樣，汲取到了那種羞辱和詆毀，而且你汲取到的分量或許比廣告中衛生棉能夠吸收那避諱的藍色合成血液分量還要多。你不需要這本書來告訴你，為什麼成人子宮每個月正常的生理功能會被如此視為尷尬、噁心且危險透頂的事。透過這本書，你會得知的是：當子宮在月經來潮時，它到底在做些什麼？月經流出來的是什麼？以及那些你們試圖隱藏（或逃避）的經血為何有可能永遠改變我們對疾病、身體及生命的認知？

各位讀者，請準備好了，稱為「鯊魚週」的經期來了。

在深入探討經期未被發掘的潛力及其原因之前，我們必須回歸基本，再次提醒自己究竟什麼是經期。如果你跟我一樣，以前沒有專心上健康教育課（或性教育，或個人和性健康以及人際關係課程，或任何學校近期為基本性教育所取的課程名稱），那麼你對月經在生理學上的知識可能就只有模糊印象中的荷爾蒙圖表，上面標注了第一天到第二十八天，以及期間看似隨機的雌激素與黃體素高峰。啊！沒錯，就是那張圖表，你現在想起來了吧？讓我們迅速地複習那張圖表，把它給讀懂吧，這樣往後就再也不必提到那張表了。

大約在介於十歲到十六歲之間，大部分的女孩都會經歷生命中第一次的月經來潮。而流血的第一天和之後每次循環的第一天都被定義為「第一天」，在接下來的幾天中，雌激素含量逐漸增長而影響卵巢，促使一個或多個卵巢濾泡發育成熟❶，然後在接近第十四天時，某種叫「黃體生成素」（luteinising hormone，這個名詞你學過就可以忘掉了）的東西會上升，其中一個卵巢濾泡會因此破掉，並釋放出卵子，進入其中一條通往子宮本體的纖細管道內。

黃體素會幫助增厚子宮內的黏膜，也就是子宮內膜的部分，為卵子被精子受精後需要一個豐厚之處著床做好準備。但若卵子未受精，荷爾蒙水平急劇下降，卵子和子宮內膜最終將以我們認知的「經期經血」形式於第二十八天被排出，也就是變成了下一個循環週期的第一日。大約有三十到七十毫升的液體會排出體外❷，花上大概三到七天的時間，有時會伴隨一些症狀，像是腹部經痛、乳房疼痛、頭痛、腹瀉及焦慮等，或許會同時出現上述所有症狀，也有可能完全沒有，接著這整個該死的週期循環又會再度上演。

也許你會發現，當我們在談論經期時用了很多「大約」和「大概」的字詞，以及很多的粗略估計值。一個有月經的人，可能從九歲月經就來了，也有可能到十五歲月經才來。他們的月經週期可能長約二十五天，或甚至超過一個月；可能有三天無痛地稍微流點血，或是長達整整一週疼痛虛弱地大量出血，或是有類似的排列組合。即使是「大量出血」這樣的形容詞彙都存有很大的爭議空間。有些資料來源表示，那代表你必須每小時更換一次衛生棉或衛生棉條，或是當血量多到滲出你的衣物，又或是描述任何會干擾到日常活動的出血狀況都算數。就如同婦科健康許多的面向一樣，科學界只是思考了一下月經週期，聳聳肩，然後就放棄了，含糊不清地給出一些一知半解的解釋，什麼可能是正常、什麼又可能不算正常。

至於實際上流出來的那些東西都只是血，對嗎？女生從年紀很小的時候就被教導要如何隱藏經血（綁在腰間上的長袖上衣、褲子裡的一疊衛生紙），以及該如何丟棄（要盡可能迅速且謹慎，不管是將證據沖掉或是使用號稱毫無異味的衛生棉，或幾乎不會發出包裝袋聲音的生理用品包裝設計）。在電視和印刷廣告裡，那個身材纖細又快樂的女生穿著白色緊身牛仔褲或網球短褲，像是樹立了經期中女性的典範：她是一位表現優秀的有月經的人，她是那個月經來還能保持愉悅心情、好動且清潔的人。她正在流血，卻低調不張揚；她微笑著，卻沉默不語。

我們接受了經血是個骯髒且私密的東西，一種令人不齒的分泌物，得要好好管理、隱藏並且丟棄。然而，如果我告訴你，我們一直急於隱藏及丟棄的經血，其實是生物化學上珍貴的資訊來

❶ 審訂注：月經週期之始，必須要有腦下垂體分泌ＦＳＨ（Follicular stimulating hormone，濾泡刺激素）的作用，才能促成一群卵巢濾泡發育並且製造雌激素；在雌激素與ＦＳＨ的協同作用下，通常只會促成單一個主濾泡的選擇與成熟，因此人類大多一個月經週期只會排出一個卵子。

❷ 審訂注：更精確地說，三十到七十毫升是單指血液的部分。一次月經排出的所有液體量（包含血液、內膜組織、子宮頸黏液等等）可以達到八十至一百二十毫升。

源，具有獨特的個人印記，並且應該要被讚揚與探索呢？如果我們知道蒐集與分析經血可以免去數年的延誤診斷與痛苦的診察療程呢？如果掌管政府財務開支的人知道，月經經血其實如黃金般珍貴，能夠縮短等待期，並削減國家醫療預算的數百萬開支呢？那些我們隱藏起來的東西，無論量多量少、是紅字般的緋紅色或如冬季落葉般的棕色（並非廣告中的水狀藍色液體，而是貨真價實直接從子宮源頭而來的經血），它還會是令人難堪尷尬的過剩資源嗎？

在我們考量經血的重要性之前，必須先瞭解經血內含的成分。關於經血的真相是，實際上在經期期間流出體外的只有一部分（在一些案例中甚至少於一半）是真正的血液。針對這物質的少數全面性研究中，有項研究發現，平均而言只有三十六%的經血組織是血液，其他六十四%的經血是由子宮內膜細胞、黏液、原生細菌（又是那個微生物體）和陰道分泌物組成的豐富混合物。[1]然而，提到這資訊就得再次重申，並沒有所謂「正常」或是標準的月經成分組成。同一項研究也發現，經血的組成差異很大，有些女性的經血中血液含量極少，僅有一・六%，也有女性經血中的血液含量高達八十一・七%。這個研究的作者並未深入探究有這樣經血組成差異的可能原因，我們也不知道，例如我們也並不確定根據年齡、種族或疾病狀態，血液與其他物質的比例不會會有所差異。正如許多女性健康的研究一樣，它們帶來的新資訊衍伸出的問題都多過於它們所能解答的，而是否能有進一步的調查研究很大程度取決於研究資金與那些分配資金的人。

不過，我們再次回到主題來談談經血，或者有越來越多科學家如此稱呼的「月經排放物」（menstrual effluent）。你沒有看錯，就是「排放物」（effluent），一個讓人聯想到污垢和殘渣的字眼。在劍橋辭典中，該詞彙的定義是「從工廠或處理穢物的地方所排放的液體廢棄物，通常會流入河流、湖泊或大海裡」。[2]人類學家艾蜜莉・馬汀（Emily Martin）認為，長久以來，月經都只被醫療界視為無生命、無用處的身體組織分泌物：

「（醫學文獻內的）描述，暗示著一個系統出了差錯，製造出無用、不符合規格、滯銷、浪費的廢物產品。在一本被廣泛使用的醫學文獻中，有一幅插圖將月經描繪成一種形式的混亂崩解，呼應著許多文本中使用如『停止的』、『消亡的』、『失去的』、『剝落的』、『排出的』等相關字詞來形容月經。」[3]

採用「排放物」這樣的詞彙來描述經血，似乎與主流觀念對月經的敘述完美契合。這種對月經的敘述始於史前時代的禁忌與迷信，並受早期的神學家啟發，例如生於西元二到三世紀間的神學家特土良（Tertullian）就宣稱「女人是建築在下水道上的神殿」，並持續影響至今。基於所有的負面意涵，也許你對使用「排放物」這個詞彙來形容這樣具備生殖的重要性並在生理學上相當健康的分泌物，會有些猶豫。這又是另一個以語言詆毀與貶低女性身體的例子，是對女性身體的不重視，也是一種侮辱。儘管如此，我也要敦促大家謹慎看待這樣下意識的反應。讓我們一起再來更仔細地閱讀吧！

所謂排放物就它最真實的意義上來說，只是代表「某種流出的東西」。採用這個詞彙的人們從它貶義的意涵中挪用了這個詞彙，他們只是在描述經血究竟是什麼或發生了什麼事。他們理解有月經的人每個月排出的東西不只有血，因此不應該如此加以來命名。那麼我們可以稱它是某種流動的東西，當我們這麼稱呼它時，我們便能夠不將它視為汙物或廢物，讓它僅是一個從A流動到B的物質。我們可以保持中立，我們可以開啟那扇通往更多可能性的大門。很少有人能像克莉絲汀・梅斯博士（Dr Christine Metz）那樣積極熱情地打開那扇大門，並昂首闊步地穿越那道門檻。倘若她和她的團隊參與其中，她們一定也會拽著百般不情願的醫學界一起穿越那扇大門。

「好噁心！」

儘管克莉絲汀・梅斯擁有許多令人欽佩的頭銜，如范恩斯坦醫學研究所分子醫學系（The Feinstein Institutes for Medical Research, Institute of Molecular Medicine）教授及醫藥生物化學實驗室（Laboratory of Medicinal Biochemistry）負責人、北岸大學醫院（North Shore University Hospital）以及長島猶太醫學中心（Long Island Jewish Medical Center）母胎醫學獎學金計畫（Maternal Fetal Medicine Fellowship Program）的婦產科研究主任，但當克莉絲汀第一次提出這項研究時，「好噁心！」卻是當時她眾多同事的普遍反應。然而，這項研究現今已成為領域中最重要的計畫之一。究竟那個噁心的部分是什麼呢？你可能會想到在醫學院裡受訓時會出現的某種噁心東西，醫師們或許在一次或兩次實習輪調單位時就會遇到的狀況，例如屍體、身心重創的傷害、化膿潰爛的瘡、生病爛掉的腸胃等。作為客觀公正與慈悲為懷的典範，醫師們才不會說「好噁心！」這種話吧，難道他們真的會這樣說嗎？

原來，當研究的物質是月經排放物時，大部分的醫師肯定都會嫌噁心。克莉絲汀的ＲＯＳＥ研究（子宮內膜異位症研究，ROSE-Research OutSmarts Endometriosis）提出讓女性用月亮杯或特殊的衛生棉來蒐集她們每個月的經血，並由快遞寄送到研究中心，臨床醫師則會在研究中心裡研究血液內的某些細胞，以找出潛在能辨別出子宮內膜異位症的記號。在一個明亮的二月早晨，克莉絲汀坐在書桌前透過視訊電話告訴我這個想法。基質細胞可以幫助增厚子宮內膜的細胞，也可以促使懷孕初期胎盤的形成，但異常的基質細胞能讓我們診斷到一種疾病，這種疾病平均需要七至十年才夠能被診斷出來，過程中往往需要經歷疼痛且昂貴的診察及手術（我們會在本書後段回來討論這艱難的歷程）。

克莉絲汀在談話的開始就給人一種爽朗又活潑的感覺，她顯然很高興能分享她的研究成果，並且充滿衝勁與熱情。然而，她也坦承，她的ＲＯＳＥ研究當初其實很難被接受，人們對月經的厭惡已根深蒂固，但是當代醫學界研究其他或許也令人尷尬的物質時似乎不覺得有什麼關係。

「直到現在都還沒有人好好地研究過月經，這件事太令人震驚了。」克莉絲汀告訴我：「最近當我在審閱《美國婦產科醫學會期刊》（*American Journal of Obstetrics and Gynecology*）的時候，看了一下有多少篇發表論文與月經有關。相較於精液或精子，研究月經的論文數量相當少。」後來我也重新做了一次那樣的搜尋，我搜尋的結果也一樣：關於月經的搜尋結果只有大約四百則，相較之下，關於精液或精子的搜尋結果則有一萬五千多則。這是很明顯的失衡。

克莉絲汀也說，科學界對月經的忽視造成女性醫療保健中很大的空缺。「我們認為月經是相當關鍵的生物樣本，它將告訴我們更多關於子宮健康的訊息，遠遠超出我們目前專注研究的子宮內膜異位症，還有更多其他的面向，像是不孕症和生育能力。我們認為月經根本就是一座金礦，可以從中挖掘出其他的問題，像是子宮腺肌症、子宮肌瘤、癌症的早期偵測、異常子宮出血，以及經痛（dysmenorrhea，疼痛的經期），這也是很多女孩和女人都有的嚴重問題。但我們同樣認為這樣的生物樣本一直以來都被忽視了。」

這種忽視深植於對月經根深蒂固的羞辱與詆毀，就連那些應該更明白這點的醫療專業人員也不例外。我和克莉絲汀都是有女兒的媽媽，我們一致同意，自己在生育年齡時的經歷以及未來我們子女進入生育年齡時都會清楚意識到這樣的問題。

「我認為醫師們都很抗拒與他們的患者談論到任何關於患者月經的細節。」她說道：「從我個人以及我孩子的經驗中得知，當你去看婦科醫師時，你會在表格上勾選很多問題，但他們從來不會問你：『你的經期如何？你經期的時候很痛嗎？你通常都會痛多久？你什麼時候會痛？』甚至不曾有任何一個人問過我關於經血的流量。直到我有一個經期時會極度不適的女兒，我才明白經血的流量大是什麼狀況。簡單來說，因為從來都沒有人要談論月經的事，而我們認為那也是大家覺得月經很噁心的原因。」

很遺憾地，克莉絲汀說道，當她為了ROSE研究尋求他人協助時，那個月經讓人噁心的部分也影響到了她自己的同事。「當我們開始推廣我們的研究，並試圖招募女性來參與這個研究時，我們發現大部分的醫師都不願意幫助我們。他們非常抗拒向他們的病患們提及這項研究，他們說：『喔，我的病患才不會給你們她們的月經啦。不可能。她們不可能願意配合。』」克莉絲汀與她的團隊成員都還沒踏入前腳，那扇通向進步的大門彷彿就砰地被關上了。

但這個故事最終迎來了美好的結局：ROSE研究現在仍得以進行，並且蓬勃發展。雖然這個計畫最初受到來自醫師們的阻礙，但女性們卻自己帶著熱切的決心前來協助。經過詢問後，不僅有許多女性樂於參與這個計畫，也同樣熱切地協助完成大量必要的書面資料，因為有大量的書面資料要簽名，多到克莉絲汀覺得她們可能會因此不想參與。「那些曾被診斷出有子宮內膜異位症的女性，要填寫一份被稱作是WERF的資料，是來自世界子宮內膜異位症研究基金會（World Endometriosis Research Foundation）共計四十頁的文件。」她這麼說：「然而，這些女性其實相當樂於填寫那份文件，她們很希望能與我們分享她們的故事，讓我們明白她們長期以來在哪些層面上承受著痛苦。我們還以為這對她們來說太可怕了，以為根本沒有人會願意填寫！」克莉絲汀大笑，並朝螢幕貼近。「但我們發現情況根本相反。」過去許多年來，那些家庭醫師及婦科醫師不曾開口發問的問題似乎不只受到女性歡迎，甚至還揭露了大量豐富的資訊，而那些參與研究的女性迫不及待地想要分享這些資訊。因此，有了那些資訊後，再加上謹慎的樣本物質分析，使得

ROSE研究的團隊得以開始釋出一些相當驚人的成果。

「我們目前已經發表了兩篇論文，資料顯示診斷相當精確有效。AUC即『曲線下面積』（Area under the curve）是〇・九二❸，這是一個相當高的數字，表示我們是能夠辨別出患有子宮內膜異位症的人。」[4]以通俗的語言來說，這表示研究團隊透過觀察已知有子宮內膜異位症女性的經血，已經能在這些細胞內找出明顯表示這項疾病的特徵。然而，企盼著能有更多、更快的進步，如此初步成功對她來說還不夠，克莉絲汀解釋道：「現在的問題是，我們是否也能辨別出那些已有症狀，但還沒被診斷出子宮內膜異位症的人？這項研究正在進行中。在我們最近發表的論文中，有一小部分的病患覺得自己有子宮內膜異位症但尚未被診斷出來。」她告訴我，到目前為止，那些病患經血裡的細胞看起來與已確定患有子宮內膜異位症的受試者的細胞非常相似。「所以我們的確相信這一切將能夠成功。」她說道。

你可能會猜想，雖然醫學界一開始十分抗拒，但對於這樣的實驗結果，他們應該能夠毫不保留地熱情看待吧。然而……你大概知道我要說什麼對吧？是的，整個科學界就像一艘不靈活且難以轉向的巨大船隻，對於行進方向的改變反應過於遲緩。她告訴我，那個在經血中能輕易被辨認出的細胞特徵，到目前為止還是只能用子宮內膜活體組織切片的方法來發現。要做子宮內膜活體組織切片，得要敞開陰道、固定住子宮頸，才能讓纖細的管子通過並取得子宮內膜的細胞。克莉絲汀解釋：「這些都是非常侵入性的診察程序，而且對女性而言也相當痛苦，讓你根本不會想再次進行切片檢查。但實際上，在我的一個美國國家衛生研究院（National Institutes of Health,

NIH）資助計畫中，就有一則評論寫著：『這太荒謬了！為什麼要蒐集這些女性的月經，而不是直接採集活體組織切片就好？』這和我們要採取的方法背道而馳。我們應該要採用非侵入性的檢查工具，讓這些女性不介意提供，也不需要忍受任何痛苦。」

除此之外，就算不考量女性的舒適度及方便性，許多同事反對的是其所需要耗費的時間，因為從經血樣本中採集與培養正確細胞需要花上大約一個月的時間。克莉絲汀指出，這種明確對於時間的要求，實際上是個荒謬的雙重標準。「我們受到很多批評，說我們得要培養那些細胞才能診斷，而他們認為這是嚴重的延誤。然而，要說真正的延誤，現今多數女性需要等待七到十年才能被診斷出患有子宮內膜異位症。只花一個月的時間來培養細胞又算得了什麼？」

帶著難以掩飾的疲憊，克莉絲汀向我解釋著這一切，她早已習慣必須不斷地用她理念中的價值來說服那些反對者。我認得出那樣的表情，那種疲倦是因為她得解釋一些顯而易見的事實。儘管，就克莉絲汀而言，她同時也為了許多患有婦科問題的女性感到悲傷，那些女性多年來承受著不必要的痛苦，只因為醫學界無法接受更快、更好的方法來診斷與緩解她們的痛楚。

「其中最令人難過的是，」她說：「許多患有子宮內膜異位症的女性因為每個月得要請兩天病假而失去工作或是升職加薪的機會，甚至無法獲得良好的醫療保健服務……這些事都息息相

❸ 審訂注：AUC大於0.5時，代表此預測模型的分類效益優於隨機猜測。曲線指的是ROC曲線（Receiver Operator Characteristic Curve），ROC曲線是將資料的偽陽性率為x軸、真陽性率為y軸作圖而得到的曲線。

關，她們無法在生活中發揮最大的潛力，而她們也因此承擔著這些後果……因此，我們希望可以發展出某種比手術診斷更便宜的方式，你知道的，手術診斷在這國家隨便就可高達一萬美元。而我們認為，我們能用遠低於這價格的成本來完成這件事。」

眾所周知，無論是私有化的醫療健康體系，或像克莉絲汀居住、工作的美國或我所在的英國的公有醫療健康體系，無論在哪種狀態，錢都是最重要的事。

❀ ❀ ❀

對任何有子宮的人來說，幸運的是，仍有一些具有前瞻性的人確保對健康照護的投資能盡可能獲得最高的回報，無論是私有或公有的醫療體系。坎蒂絲・廷根（Candace Tingen）就是具有前瞻性的人之一。當她在馬里蘭的家中加入我的視訊對話時（在她先說了那必要的道歉聲明「我的孩子正在外面散步，但可能隨時會一邊尖叫著進門」之後），她告訴我，為何金錢、月經排放物和科技的交匯點可能正是婦科學領域等待已久的理想時機。

「我是國家兒童健康與人類發展研究所（National Institute of Child Health and Human Development）的專案負責人。」坎蒂絲解釋：「所以我的職責就是要監督財政經費支用涵蓋了子宮肌瘤和月經失調研究，實際上是整個涵蓋月經健康領域的專案。」她說，雖然科學界可能不願意擁抱這領域的全新可能性，但一般大眾其實完全不排斥。「這是個很有趣的時代。」她興奮地說：「那些待在家的女性是第一批願意接受的人，就像是：『聽著，我能夠看看我自己的血、我能夠看看我的經期、我可以去想一想然後告訴你我的經血量有多大。』我的意思是，如果你現在上抖音（TikTok）❹看，那些年輕女性正談論著她們月經排放物的濃稠度、血塊的問題、經血的顏色，她們在談論所有關於月經的大小事。因為這在年輕世代的思想中已是被普遍接受能進行討論的議題，而研究人員或一些老一輩的人卻不一定能接受。」我在心裡默默想著，打算叫我十四歲的小孩介紹我進入「月經抖音」（Period Tok）的世界，如果這種東西真的存在的話，就像她之前向我展示「韓國流行樂抖音」（K-pop Tok，專門提供給韓國流行音樂粉絲）與「暮光之城抖音」（Twilight Tok，專門提供一些難懂的狼人迷因），那些驚奇使我大開眼界。而坎蒂絲接著告訴我，為何新的抖音世代及科技可能至關重要，有助於普羅大眾獲取最新的月經健康進展資訊。

「我們一直在徵求小型企業來進行這領域的相關計畫，如果他們能夠進行關於月經排放物的計畫就可以獲得額外的點數，因此目前已經有偵測特定化學物質與蛋白質的生物感測器。這個概念是，舉例來說，如果在衛生棉條裡有一個這樣的生物感測器，那它或許就可以找到疾病的生

❹審訂注：此段多處以「抖音」作為新世代表徵，與後面段落強調數位資訊隱私與良善使用，形成了強烈的對比，也是值得反思之處。尚且不論短影音本身對兒童與青少年認知功能發展的不良影響，與影音平台內容引發人身危害案件的爭議，由於中國法律允許中國政府要求中國公司與公民提供資料作為情資利用，二〇二〇年起至今，全球近二十個國家和地區，陸續基於資訊安全與國家安全等考量，開始限制TikTok（母公司為中國公司）的使用。可參考崔家瑋律師二〇二三年於法律白話文國際站撰文〈抖音一響，國安白養？——讓我們聊聊，國家該管制特定社群媒體嗎？〉

物標記。那個感測器可以在衛生棉條或衛生棉當中，或於一個單獨的容器中，所以你可以取一滴自己的血放在小小的篩檢片上，接著它會檢測是否含有那種生物標記，然後簡單地告訴你這個生物標記『有』或『沒有』在你的經血裡。或許那也可以與你手機上的應用程式連接，它會掃描是否有一個、兩個或多個生物標記，然後將資訊寄給你的臨床醫師。臨床醫師可能就會說：『嘿，我從篩檢結果中發現有需要關注或可能需要擔心的事。你要不要來一趟醫院？我們進一步檢查看看，來談談你的一些症狀，再接著看看該如何處理。』我的遠大目標是能夠這樣在衛生棉條、手機及臨床醫師之間建立連結。我很喜愛這種單一管道，它讓那些在家的女性更有力量，這種即時護理技術不一定需要臨床醫生來處理一切。」

我必須承認，當坎蒂絲帶著無限的熱情侃侃而談時，我也很愛她的那些點子，但我不確定我們是否有機會在餘生中看見這個理想實現。當我問她，像我們這個年紀的女性是否也有機會受益於這些科技，她十分果斷地回答：「我認為可以，我完全相信可以。」她告訴我，已經有一間名為NextGen Jane的公司（這名字讓我腦海中浮現一群勇氣可嘉的太空人女孩），即將順利開發出一款具有連接功能與診斷可能性的「智慧型衛生棉條」，能夠賦權給有月經的人，讓他們在自己家中、利用自己的血液，就能往更佳的健康狀況前進一步。這樣的科技發展是非常巨大的轉變，尤其對那些原本很難受到婦科醫療保健服務的人來說。坎蒂絲指出：「在美國約有一半的郡其實沒有婦產科，因此，許多地方的人若有婦科健康問題都會去找他們的家庭醫師，或如果他們需要特定的婦產科服務，他們就得去另一個有提供這種醫療服務的郡，而且這些婦產科醫師也可能沒有子宮內膜異位症或子宮肌瘤的專業知識。所以現在你開始可以理解，為什麼會出現如此嚴重的診斷延遲。想像在任何一個家庭醫師的診間，當你要進行年度健康檢查時，只需要在月經期間到診間遞交一個你的衛生棉條。要是我們能夠檢測這些人，讓他們及早就醫，並安排進入專門的醫療服務內，就能開啟很多可能性。」

儘管在英國和許多其他國家的醫療運作制度略有不同，但在世界各地經歷月經的人們往往無法在當地獲得專業的婦科照護服務，不論是因為距離、費用，或者因為上班、上學或有照護責任而無法請假，又或者是因為一些更複雜的障礙，如根深蒂固的種族或性別歧視等。在對話結束之前，我和坎蒂絲最終熱情地讚揚著那個想像中的未來世界。在那個未來世界中，你到當地診所留下一個衛生棉條、衛生棉或月亮杯，就如同提交尿液樣本或去做抽血檢查一樣，不過是稀鬆平常的例行事務。我四十三歲了，或許在那個未來世界到來之前，我的更年期就先來了，不過對我正在隔壁房間玩抖音的女兒來說，那個智慧型衛生棉條也許得以證實是個有智慧的選擇。

談論到關於經期的「智慧」，早從人類起源時，人們就一直對於預測、瞭解及掌控月經相當有興趣。二〇〇四年，《衛報》（*Guardian*）發表了一篇標題名為〈而女人發明了……〉（And woman created...）的文章。在文章中，桑迪・圖克斯威格（Sandi Toksvig）寫著：

「好幾年前，當我還在大學攻讀人類學時，我有一位女性教授舉起一張照片，照片中是一支刻著二十八個記號的鹿角。她說道：『這個……據說是人類第一次嘗試製作日曆。』我們都在欣賞那支鹿角，她接著說道：『告訴我……當二十八天過了之後，男人會需要知道什麼？我認為這是女人第一次嘗試製作的日曆。』」[5]

現在對很多有月經的人來說，要記錄自己的月經週期很簡單，只需要在自己手機點一下就行了。自從二〇一五年Apple健康（Apple Health）應用程式推出第一版後，各種追蹤經期的應用程式在已開發的西方國家中屢見不鮮。而且有何不可呢？過往總是要用猜測的，或是對我們之中更有條理的那些人而言，可能是日曆上一系列神祕的圓點或圈起來的日期，而經由電腦演算法，這些都在毫秒內就可做到。過去十年內，人們開發出大量追蹤經期的應用程式，而這些應用程式也有高達上億次的下載次數，這些都很好理解。再也不必因為預料之外的經血出現而感到措手不及，也能夠估算受孕、排卵的日期，這些好處的吸引力無庸置疑。

不管是為求方便或是想受孕，女性對預測與瞭解月經週期的興趣肯定和月經本身一樣久遠。想像一下，那個第一位住在洞穴內的女性，感覺到她的肚子一陣絞痛，接著大腿內側流出一抹鮮血；或是某位遊牧民族部落的女性注意到，當她的身體因為有孩子而越來越沉重時，她也不再流血了。人類天性就是如此好奇且不斷探尋真相，那又為何不會有用來記錄月經的日曆呢？就像桑迪・圖克斯威格的教授所展示的那個被仔細畫上記號的鹿角一樣，我們甚至可以稱那些為早期追蹤經期的應用程式。很遺憾地，絕大多數與女性生殖生活相關的早期紀錄文獻都早已失傳或是不被重視，又或者可能如圖克斯威格的教授指出的那樣，被歷史學家和人類學家曲解了。然而，對於任何曾經感受過內褲裡無預警流出的經血，並希望自己能事先知道的人們而言，「早期女性對於追蹤月經週期並不感興趣」的這種想法，似乎比起「她們也會感興趣」來得更不可信。

我們若要得知這些早期有月經人們的真相，最接近的方法就是觀察原住民的習慣，他們的習俗可能已長久實行，並且相對較不受現代科技出現的影響。舉例來說，二〇一五年，在荷蘭歷史人類學家喬恩・阿賓克（Jon Abbink）關於衣索比亞西南部部落蘇里族（Suri）年輕女性的研究中，他曾寫道：「蘇里族女孩們記錄她們經期的方式是以打結和串珠的小繩子來計算日期。每一個結或一顆串珠代表一天，繩結和串珠的數量則意味著月經週期的不同階段……她們會在她們的皮革製裙子裡戴著這些繩子，然後在每月流出經血的第一天再重新計算一次。」[6]簡單、低調、可攜帶且精準。蘇里族女性似乎用了一種符合她們需求及可用資源的方式來記錄自己的經期。整體而言，歷史並沒有告訴我們，或無法告訴我們，有多少其他原住民女性也採用類似的方法來記錄經期，但是很難想像蘇里族的這項習俗是它們獨僅有的。

若想證明現代經期追蹤應用程式究竟有多受歡迎，透過數據便能輕易得到證實。這些應用程式不但可以簡單預測經血什麼時候到來，甚至可以讓使用者追蹤心情、睡眠、疼痛程度、性行為等。其中兩個最受歡迎的應用程式分別是「Flo健康計算器」（Flo）以及「Clue月經週期追蹤及計算器」（Clue），根據近期的估計數據，每個月分別有一億人和一千兩百萬人的活躍使用者[7]；而全球經期追蹤器的市場，估計到二〇二五年前可高達五千萬美金。[8]我自己也曾進行一項我承認不太正式的社群使用者調查，調查中的五百九十三位參與者（幾乎都落在十八至五十五歲的年齡區間中），有七十二%的人回報自己有在使用經期追蹤器，且多數使用者都說他們想要能夠預測經血來臨時間，以便他們在工作上做好準備，或他們想要追蹤子宮內膜異位症的症狀，或者和經期相關的情緒問題，又或是他們想知道自己的受孕日期以用來幫助或避免懷孕。來自蘇格蘭二十九歲的巡迴醫療服務護理師史黛西（Stacey）提供說明，解釋應用程式如何使她生活多個層面都獲得改善：

「這七年來，我一直在追蹤經期和身體體溫，也有使用非荷爾蒙的避孕方式。我感覺自己很清楚知道我的月經週期，像是我的心情可能會有什麼變化、什麼時候在飲食控制上可以對自己更寬鬆、什麼時候要重訓，或什麼時候要多做點有氧運動。當我有朋友告訴我他們可能正有的問題，例如胃痛、肌膚問題爆發、不明原因的腹瀉等，我問她們的第一件事就是他們正處於月經週期的哪個階段！令人驚訝的是，有許多女性根本不瞭解自己的身體。」[9]

對史黛西以及對許多其他同意她觀點的調查參與者來說，追蹤經期的應用程式能讓他們更深入瞭解自己身體每天的正常運作（以及身體機能失調）。

倫敦經濟學院（London School of Economics）的阿爾諾・比曼尼（Alnoor Bhimani）教授在針對經期追蹤應用程式的經濟潛力進行評估時表示，這些應用程式最主要的吸引力在於它們能夠淨化一段在概念上原本被視為「骯髒」的過程。他寫道：「最重要的是，這樣專注於月經經血的計算能乾淨地呈現出關於女性身體的資訊。現實中骯髒的東西被量化，而透過這樣的量化也除去了原本的髒污。數據清理了那些原本可能被視為不潔的東西。」[10]

這種說法實在過於挑釁，暗指女性早已內化了社會對月經根深蒂固的污名，因此需要求助於那些應用程式來進行「淨化」。在我的調查中也有不少回覆者表示他們確實很感謝那些應用程式為他們生活帶來的條理秩序，但經常使用一些像是「管理」、「預測」、「計畫」的字詞，以及最常見的「掌控」。[11]凱歐琳（Caoilin），一位二十七歲來自愛爾蘭的帳款催收顧問，描述自己發現一個能夠追蹤和預測她不正常經期的應用程式時所感受到的解脫。「我終於能感覺到一些掌控感了，就像是第一次真正瞭解自己的身體一樣。」對於如凱歐琳這樣的使用者來說，科技讓月經這件混亂的事情變得較有條理，為原先紛亂或難以掌控的經期經歷帶來了秩序。她自己終於能獲得掌控權，不再受到她子宮的控制。

然而，這種科技所帶來的自主權也並非沒有缺點。在這非常現代的科技之中，也展現出古老諺語所言：「世上沒有不勞而獲之事。」那些經期追蹤應用程式的準確性仰賴著越多使用者輸入資料，輸入越多才能越準確。比曼尼將應用程式的使用者描述為同為生產者又是消費者的「產消者」（prosumers），指出產消者必須交出個人資料才能獲得演算法計算出的資訊，提供的個人資料越多，能夠獲取的資訊也就越多。當一個人長期堅持輸入經期起始日、持續時間、經血量多寡，以及經期當下與整個月出現任何相關的症狀時，這些使用者比起偶爾才記錄的使用者能從應用程式獲取更多訊息。應用程式本身反映並鼓勵這樣互動關係，例如在Clue中輸入細節資訊時，就會有一個彈跳視窗跑出來，再次向你提出「Clue正在變得越來越聰明」的保證。

當這些應用程式變得越來越聰明，也代表著它們儲存與分析越來越多的使用者與她們子宮的資料。然而，當多數應用程式利用這樣的交易來賺錢，收取更高的費用以提供更完善的功能和內容時，這種對子宮的商品化及其功能性也引發了一些嚴肅的道德問題。在美國，這些經期追蹤器並不需要遵守《健康保險可攜性和責任法》（*Health Insurance Portability and Accountability Act*, HIPAA），這是一項負責保障健康相關的個人資料的使用、影響範圍極廣的隱私法律。但在歐洲，直到近期的二〇一八年，《一般資料保護規定》（*General Data Protection Regulation*, GDPR）才進一步闡明對應用程式資訊蒐集與分享更嚴格的管控。這些更緊密的管控並非突如其來，總部位於英國的隱私國際組織（Privacy International）在二〇一九年進行的一項調查發現，經期追蹤應用程式MIA Fem與Maya一直未經使用者同意向Facebook分享使用者的個人資料。大約在同一時期，Flo健康才剛處理完聯邦貿易委員會（Federal Trade Commission）的一項投訴，該公司被指控誤導使用者並非法地向Facebook和Google分享資訊。[12]即使現在，這些應用程式的使用者也可能不知道自己的資訊如何被使用與蒐集。有些像史黛西這樣的人可能不太介意，她說道：「我大概有一百個智慧型設備全都串連在一起。我大概就和這世代的人一樣，對於分享個人資料並不會三思而行。就我所知，我的追蹤應用程式有一份易於閱讀的隱私權政策，但我無法向你保證我真的好好思考過它在幹嘛。」其他人若要試著解開錯綜複雜的資訊蒐集方式，或許也會被應用程式時而艱澀含糊的解釋給迷惑了。例如，Clue官方的X（前身為推特）帳號中有則推文寫道：「任何你在Clue所追蹤記錄的內容都被安全地儲存在我們的系統後端。」[13]儘管這項聲明顯然是要消除使用者的疑慮，但使用者是否會安心端看使用者能否真正理解並相信安全資訊儲存的概念，以及是否真的能夠知道什麼是應用程式的「系統後端」。

為了釐清這一切，我決定直接尋求最可靠的消息來源，也就是該應用程式的創辦人。Clue月經週期追蹤及計算器的共同創辦人伊達．丁（Ida Tin）在她柏林的公寓中和我進行對談。經過一段必要的寒暄，我們聊了新冠肺炎大流行期間、彼此在家庭和事業上需求的衝突後，她指出經期追蹤產業最核心的困境。

「資訊隱私超級重要。」她說道：「我們要求人們分享這些經期及數據，而我們每天都在思考該如何對這點表現出尊重以及我們該如何建立信任。」她回應了關於某些令人觀感不佳的客戶資料使用案例，伊達也坦承：「這是應用程式經濟中的一項嚴重問題……若人們知道某些公司賺錢的方式，他們也許就不會想要用他們的產品了。因此，人們對於隱私有所擔憂，我認為這確實是合理的事。在我看來，有許多公司利用這些數據做了許多不道德的事。」事實上，她表示自己也同時思考著利用經期的數據是否根本就不合乎道德。「你知道，其實這個巨大的問題一直存在，就是科技到底應不應該運用在生活中如此私密的一部分？」Clue及其競爭對手也許會「變得越來越聰明」，但到底付出了什麼樣的代價？伊達承認，對依賴這項科技的人而言，這項科技與其使用或濫用數據的狀態或許問題重重且不透明。「我認為如果能有某種像是『良善使用數據資料的公司』的認證，或採用具有類似效力的方式，應該會很不錯。因為對於一般的使用者而言，根本就不可能確知人們如何利用處理這些數據資料。」就在那裡，那「系統後端」就在那片神祕的光輝之中。

不可否認地，雖然像Clue這樣價值數百萬英鎊的應用程式公司在某些時刻一定得以盈利為目的，但伊達也特別想強調，她的公司對數據的蒐集及分析也產出了一些對於女性健康的重要資訊。如果有應用程式協助繪製圖表，就能更容易讓人們注意與擔憂一些症狀，像是異常疼痛或出血。「我們已經有許多來自我們使用者的故事。」她說道：「不過，實際上人們說他們真的能在早期就發現癌症、真的觀察到自己有子宮外孕，或其他原本可能危及生命的症狀。」若以更大的規模來看，使用經期追蹤器或許有其價值，能作為前所未有的規模與樣本數量的一項實驗，讓研究學者有機會在數百萬人口中去探查百萬人口中生殖健康與疾病的趨勢。

伊達指出：「我們已經與一位來自波士頓大學（Boston University）的研究學者共同合作建立出一個演算法，不是要用來診斷，而是用來找出多囊性卵巢症候群（polycystic ovarian syndrome）的模式。現在這個演算法在應用程式內還不算太活躍，但它可能會變得更精準、更厲害，而且我們或許還能同時將它應用在子宮內膜異位症，或還沒有觀察到的其他病症上。」最終，她說，她的願景是這些經期追蹤應用程式在未來能幫助人們管理與瞭解他們的生殖健康，並且讓對自己健康狀況的理解，能無縫銜接至合適的醫療照護服務。

「我認為擁有一個更長期的數據集將會非常強大，而我們還沒有完全地將它應用在消費者層面上……這不是像當我去看醫生時對他們說：『你看看這個，這可以查看我所有的數據，你懂嗎，這可以看到我的全部狀況。看看這個，我正朝著這個方向前進。』如果我們每個人都能全面了解自己的健康狀況，我覺得這將非常吸引人。因此，我覺得這是一個重要的承諾。如果我們能幫助引導大眾了解他們一生的健康，那就太棒了。」

最終，這些經期追蹤器是否能成為良善之力還有待檢視，他們是否讓使用者能更理解子宮所有的功能，從生育能力、受孕到疾病；抑或是，他們想賺取更多利潤的動力將超越或破壞原先幫助他人的無私動機。然而遺憾的是，就像婦科健康的其他眾多領域一樣，針對這些應用程式的相關研究嚴重不足，僅有一篇綜述文章全面地探討這些應用程式在使用上的實證。在那篇文章中，文內條列的六百五十四個參考文獻只有少數十八篇論文足夠完善，並符合研究學者的納入標準。其中僅訂出一個確定的結論：「這些生育和月經相關應用程式在發展、評估、使用及監管方面，普遍缺乏批判性的討論與研究投入。」撰寫該綜述文章的人輕描淡寫地總結了問題的嚴重性，寫道：「現今提出的研究缺乏證據基礎，並且缺少生育、健康專業人員與使用者的參與。」[14] 那些經期追蹤器的系統後端每分鐘都在成長、擴張，熱切的使用者供給著看似無限的數據資料，讓它像是吹氣球般膨脹成長。然而，在研究界足以跟上產業界的進展前，我們能夠獲得關於應用程式本身的資訊仍有限到令人沮喪。

❀ ❀ ❀

對於一般有月經的人來說，既要追蹤自己的經期、挑選和購買經期用品、處理像是疼痛或疲倦的症狀，還得要有必要的情緒能力來做好以上所有事情，同時又要向這個世界展現出一個帶著微笑、社會能接受的正常面貌，光是子宮最正常不過的功能都要占用多到嚇人的腦容量，但我們甚至沒開始計算財務上的成本呢！根據一項資料來源顯示[15]，一輩子花在生理用品上的費用大約可高達五千英鎊（是以經濟足以負擔的情況作假設，但仍有許多人負擔不起生理用品）。此外，以更廣泛的經濟成本而言，光就英國來說，每年因月經症狀而請掉的病假的產值原先應可高達五百萬元。[16]另外，每四週就有整整一週在流血，也會造成生理上的負擔。這會提高貧血的風險，尤其對不幸會流更多、更久的血的人們更是如此，而且一個人一生的經期次數越多，得到婦科相關癌症的機會就越高。那麼，除了顯然能夠繁衍後代的原因之外，我們究竟為何要忍受月經？

至少，這個問題的答案根據過去五十年來不斷發聲且急速成長的一個少數族群表示，我們其實不用非得忍受月經不可。「月經已經變成一個可選擇要或不要的身體過程。」《大西洋雜誌》（*the Atlantic*）一篇近期的文章這麼向大家宣示，並且採用了一個吸引人的標題〈大家都不需要再擁有月經了〉（No one has to get their period anymore）。[17]一位創意十足的婦科醫師甚至創建了一個主題標籤「#經期自由選」（#PeriodOptional），向熟知社群媒體的千禧世代闡述這個觀點。這有可能是真的嗎？我們真的有辦法解開束縛，一輩子不用再每個月吞止痛藥了嗎？難道羞恥地拿著衛生棉條行走從此將成往事嗎？難道我們再也不用在經期追蹤器興奮地提醒我們「距離下一次經期只剩一天」時，爆出一連串充滿創意的髒話了嗎？或是，難道大姨媽再也不會，一貫地在最不方便、最尷尬、最意想不到的時間決定來訪，像是在搭乘長途班機時、在工作面試時，或者即將和新伴侶來場性愛時？每個有月經的人都有屬於自己的恐怖故事，相同的講述形式就是如何因月經挫折沮喪，或是自己如何頑強地應對月經。除非你是子宮擁有者中少數深信「月事」是每個月莊嚴女性神聖的體現，不然你可能一聽到「經期自由選」，就會回覆「我要報名參加」。

現今唯一能夠抑制月經的方式，不論短期或長期，就是使用人造荷爾蒙。任何只要有吃口服避孕藥的人都會很習慣這種流程：每個月大部分的日子都要服用一顆「真正」的避孕藥（內含雌激素與黃體素，而部分案例中會只含黃體素），接著七天或少一點的天數都要吃一顆安慰劑藥丸（不含荷爾蒙），那幾天會出現少量且相對不痛的出血，而最後一週流的血是模擬沒有服藥時的月經週期規律。確實，有許多服用口服避孕藥的人會稱這階段為「經期」，儘管（或許他們也沒意識到）那實際上只是消退性出血。子宮內膜會剝落只是因為一直讓它增厚的人造荷爾蒙短暫地消失了，並不是因為任何類似排卵或其他原有的生理流程在進行。

事實上，為何藥理控制的週期需要模擬沒有用藥時的月經週期規律，這並沒有任何臨床實驗的解釋。最初設計口服避孕藥的人，並非基於健康上的考量而決定加入這七天服用安慰劑的「暫停期」或出血階段。相反地，某些醫師認為這樣模擬的經期能讓口服避孕藥感覺更自然，也因此會讓那些女性，即藥物設計提供的對象，更容易接受這款藥物。也有些資料來源猜測，那七天「暫停期」設計的背後理由是為了讓宗教領袖更容易接受。

安格里亞魯斯金大學（Anglia Ruskin University）性健康課程的資深講師蘇珊・沃克（Susan Walker）回憶道：「我參加了一場翟若適（Carl Djerassi）主講的講座，他被譽為『口服避孕藥之父』。他提到，在五〇年代後期，口服避孕藥裡針對那七天暫停期及停藥導致的出血設計，是為了說服梵蒂岡接受這樣新型態的避孕方法，讓他們將它視為自然月經週期的延伸。」[18]打從一開始，這樣承諾將女性從意外懷孕的負擔中解放的藥物使用，實際上是被一位男性（翟若適）打造而來，並且還作為間接懇求另外一位男性（梵蒂岡教宗）同意而設計。而在這場辯論中，子宮毫無發言權，但又很大程度受到這些握有權勢男性的奇想與慾望所影響。

過往製藥公司（在某些案例中現在仍是）急切地向女性推銷這樣的想法：口服避孕藥是某種既自然且又能帶來自由的東西，讓使用者能夠享受令人興奮、嶄新的自由，同時也能夠與身體和諧地運作。「在它們的網站上以及印刷廣告中，」社會學家凱蒂・安・哈森（Katie Ann Hasson）寫道：「那些公司利用一些影像描繪出，如果能抑制月經，那麼就能達成那樣的理想化生活型態，以此將月經抑制介紹給潛在的使用者，並提供一些資訊預先迴避一些像什麼是正常、什麼是自然、什麼又能稱作安全的相關問題。它們會呈現對月經週期的詳細解釋，並向女性介紹『藥物經期』（pill period）這個全新術語，用來描述女性服用週期性荷爾蒙藥物以進行生育控制時，會出現的『預期中』的出血。」哈森主張，製藥公司持續使用「藥物經期」這樣的術語，不僅是欺騙性的，而且會造成危害。她寫道，有些口服避孕藥製造商鼓吹的說法，至今仍「試圖去竄改，並且或許甚至試圖非正當化女性對於月經的知識與經驗」。[19]簡而言之，語言是關鍵要素：將一種人造的、藥物引發的出血稱為經期，或暗指這種出血在任何層面上都等同於月經，是否定女性擁有基本權利去知曉與瞭解自己子宮的功能、自己的身體，以及她自己。哈森指出，臨床界也呼籲使用更精確的術語，像是「停藥的出血」、「出血日」，或只是簡單稱之為「出血」，這更真實地呈現出藥物控制下的子宮真正在做的事。

當然，如同歷史上時常上演的那樣，女人和有子宮的人們被告知應該要如何管理自己的身體，他們權衡與思量去變化或破壞那些指引的風險，然後終於拼湊出屬於他們自己能達成生殖自主權的方式。**翟若適**和他的團隊，也許確實設計出了三週吃藥、一週停藥的模式，並讓「藥物經期」成為避孕方案裡不可或缺的一部分。然而，幾乎是打從有這樣的模式時開始，使用者就開始實驗多吃一盒或多盒「真正」的藥，跳過服用安慰劑的階段，以延遲或完全抑制這樣的消退性出血。近期研究也證實，很多有月經的人不僅能夠接受，甚至更喜歡這種方式，而且或許重要的是，這種方式其實也安全。在二〇一四年，有一篇關於十二組隨機對照試驗的綜述文章，比較了傳統的二十八天口服避孕藥週期與持續使用荷爾蒙藥物來抑制經血，發現兩者在安全性與避孕效果上幾乎沒有差別。❺[20]在二〇一九年，英國的性與生殖醫療保健服務學院（Faculty of Sexual & Reproductive Healthcare，皇家婦產科學院〔Royal College of Obstetricians and Gynecologists〕的分支）頒布了一份指引，明確指出：「七天無荷爾蒙的間隔並沒有任何的健康效益……女性只要持續服用藥包，從而避免每月的出血與隨之而來的症狀，暫停天數可以短一點（或完全不暫停）。」[21]判決結果出爐了：在某種意義上，端看你是如何定義它，經期在某些時候對某些人而言的確可以自由選擇。

「假設沒有子宮的人也需要每個月流血一次，他們應該幾百年前就會想辦法停掉它了。」主題標籤「#經期自由選」的創立者蘇菲亞・顏醫師（Dr Sophia Yen，顏惠亞）說道。我們在我蘇格蘭的正常上班時間視訊通話，而她所在的加州正值破曉時分，儘管她那邊還是清晨，她四射的活力卻穿透了我的螢幕。「已經那麼久了，我們這些有子宮的人一直在忍耐。而我們需要……」她帶著堅定的信念說道：「停止忍受這一切。」

顏博士是史丹佛大學（Stanford University）的臨床副教授，也是郵購宅配避孕藥公司Pandia Health的執行長與共同創辦人，更是兩個女兒的媽媽。她是那種會被形容為「勁量電池」的女人，在面對她的使命時——盡可能以最安全又有效的方式，將持續性的生育控制提供給越多人越好，她表現出色、積極進取、果敢堅毅。然而，這種稱號卻不足以充分形容她的情感深度，以及她最初推廣這個信念運動並不那麼輝煌光彩的起源。這個樂觀活潑、邀請大家一起來「關掉」我們的經期的女人，如她所述，她也曾是個焦慮的年輕醫學院預科學生，而當時折磨著她的月經問題也改變了她的人生軌跡。

「我當時在麻省理工學院（Massachusetts Institute of Technology, MIT），然後突然間，在我

生物化學期末考時，我月經來了。你知道的，我那時候想著，我應該要先去洗手間還是先完成期末測驗？身為一位醫學院預科學生，我選擇完成考試，但我有沒有一點點分心了呢？有的，我肯定在我期末考期間分心了。然後，我看向我的左邊，又看向我的右邊，看看那些沒有子宮的人，他們當時奮筆疾書地寫著（這時蘇菲亞模仿著淡然專注地在測驗紙上寫著字，沒有被突然來的月經所影響的樣子），然後我突然意識到，這些人一輩子都不曾在考試時碰上突如其來的經血。而現在回頭想想，那堂課的學生有五十％的人有子宮，而當下其中有四分之一的人正流著血。」在蘇菲亞總結之前，她安靜了一分鐘，讓我能充分理解那數據的意義。面臨重要活動的時候，月經的出現可能伴隨而來的疼痛與不便，她總結道：「是一種糟蹋。」

也因此「＃經期自由選」，或至少這念頭的種子就此萌生。當蘇菲亞繼續完成她的醫學訓練，並接著執業成為婦科醫師，對持續性避孕的研究只有不斷地強化、證實她的想法：對大多數有子宮的人來說，月經可以、也應該要成為往事。她告訴我，相較過往時代的女性將生育年齡的年華全拿來懷孕或哺乳，現在我們之中有經期者的月經次數太多，多過於正常或健康狀態。

❺ 審訂注：二〇一四年的綜述文章表達的是，兩種用法的「風險」與效益是差不多的。此處所謂的風險／安全性，也僅只是在特定年齡族群（一般小於三十五歲）、一年內的觀察。一般性地安全並不表示風險為零，所有避孕藥都帶有輕微的血栓風險，可能導致腿部或手臂深層靜脈栓塞，甚至造成致命的肺動脈栓塞（依不同藥物種類，發生率約在十萬分之九至三十），故必須審慎評估家族史、生活型態（如抽菸、活動力）、共病史。若因治療需要使用，要有完整的諮詢與風險告知，讓患者可以權衡利弊，自主決策。

「我們已經進入到月經不間斷的狀態了，然而，過往人體在自然狀態下其實是不斷地懷孕或哺乳。若你一直持續地懷孕和哺乳，你在那期間會有多少次經期呢？零次。所以在過去，大約（一輩子）會有一百次經期，但現在我們卻大概有三百五十到四百次，大約是所謂『正常』的三．五倍那麼多。並不是多了十％或三十％，而足足多了三百五十％，換句話說，我們比原本需要的經期多來了兩百五十到三百次。每個月這樣反覆讓荷爾蒙上上下下、起伏不斷，根本一點也不自然。要我們每個月都流血並不自然。」

此時，我內心的助產師魂不斷迫使我去點破一項事實：即使在全母乳哺育的情況下，仍然有人可能會有月經並且懷孕。因此，在這些情況下，一個人會有的月經次數並不一定是零次。除此之外，在所謂理想上早期人類歷史中「更輕鬆」的時代，不僅只有較少次數的月經，同時也面對著一樣「自然」、但大家並不希望發生的事，像是生產時的死亡。然而，蘇菲亞堅定地認為，月經次數明顯減少才能達到最佳女性壽命狀態。她告訴我，研究顯示較少的月經次數與較低機率得到婦科癌症具有潛在的相關性，在她看來的好消息是：「這其實有方法破解，那就是在生命中，我們要盡可能讓自己接近自然的一百次經期次數，而非不自然的三百五十到四百次。」

聽著蘇菲亞的提案，很容易就會被完全沒有月經的人生吸引。如果這並非是自然的本意，尤其是月經可能還對我們有害，為什麼還要我們每個月都出血呢？為何在考試或其他重要場合中，你還需要擔心牛仔褲上的血漬或是那前往洗手間的長長路程？為何不就將你的經期調成靜音模式呢？事實上，為何不讓我們的女兒搶占我們不曾有過的先機，讓她們在經期初來之際就先讓它停止下來？

「假設能這樣，不是很棒嗎？」蘇菲亞問我，「倘若你青少年孩子的荷爾蒙可以不那麼旺盛，而是能……平順地結束，不是很好嗎？而且她也不會在分明沒有要生小孩的時候，還面臨每四週就有一週隨時來訪的經血。你知道的，我認為用矽谷的虎媽心態來想，假設你女兒有四分之一的機率會在學術能力評估測試（SATs）、期末考，或任何測驗或辯論活動時碰上經血，然而，**我的**女兒卻有全然的控制權的話。」蘇菲亞不斷重複使用「碰上經血」這樣的詞彙，並將月經定義成一種襲擊，一種你要是做得到就會欣然保護你的孩子遠離它的襲擊。

她繼續解釋，對這些青少年女孩而言，為何沒有月經不僅是被賦權，甚至還可能讓她們能變得比同儕更聰明、更有能力。她引用一份關於兒童是否有一種缺鐵性貧血的研究，而這種缺鐵性貧血經常是因為量多的月經造成。貧血的兒童「顯示有較低的智商」，蘇菲亞這麼解釋：「然而，當他們將缺乏的鐵質加回到那些小孩身上時，他們的數學成績變高，智商也變高。所以，也許我們這些有子宮的人每四週就有一週在流血，身體運作上會有較少氧氣通過腦部，不只是進行重要的數學演算時，甚至是體育活動、呼吸以及活著的時候。身為青少年醫學專科醫師，我知道男孩們長大至青春期時，血紅蛋白會上升，而女孩們青春期時血紅蛋白卻會下降。」因此，在蘇菲亞看來，沒有月經的青少年「絕對有學業上的優勢」。

我想到自己的女兒們，她們似乎在學校都過得很不錯（謝天謝地），我也想到年輕時的自己，儘管有疼痛、量多的月經，仍然辛苦熬過好幾年不同等級的學術生涯。我同時在想，若我們沒有因月經分心，或如蘇菲亞所說的，因月經而有障礙，我們是否能表現得更好？當我的孩子們經歷並探索著自己生命旅程中早期的蜿蜒曲折時，我試著以所有健康、有益的事物來餵養她們的身體與心靈，難道我也該提供她們定時定量的避孕藥來平穩她們的情緒，好讓她們在學業上獲得優勢嗎？我和我的女兒們，儘管有時不願意，但我們都已在子宮的影響下成長茁壯。然而，那個充滿深意的問題，我卻仍不確定真正的答案，究竟是不是肯定的「要給」？

當我詢問，在這個重要的成長階段讓女孩們服用持續性的人造荷爾蒙，是否可能帶來任何危害時，蘇菲亞唯一給的警語是，最好先等第一次月經來潮後大約兩年的時間，以避免干擾在那時期常會出現的自然發育高峰期。

然而，當我更切確地詢問，那是否可能對年輕人的心智和情緒發展有更多潛在有害影響時（就如我們所知，雌激素和黃體素會大大地影響心情、性慾及一個人對於自我的概念），她的答覆模稜兩可。她說：「我們確實知道（當長到成年人的身高之後）認知上的發展仍在進行。」至於針對荷爾蒙避孕藥在這過程上的影響，蘇菲亞坦承：「也許會有些認知上的影響，但我們不知道那影響是好或壞，兩者都有可能，對吧？」她補充說明，她公司客戶的平均年齡是二十五歲，這年紀早已過了青少年期個體發展上的挑戰。她也表示，「（我們）並沒有說每個人都應該要自由選擇經期，我強調的是永遠可以有那樣的選擇。」

在我們訪談結束後，就算有那些保證，她最終帶有探詢語氣的「對吧？」仍久久留在我心上。在遠距教學的課堂之間，我必須幫我的小女兒準備午餐。當我將她的義大利麵放在桌上時，我想著盤子旁是否也應該放上一顆白色的口服避孕藥小藥丸。她那個下午還有兩小時的課，和我一樣，她現在已經因為長時間使用電子設備而疲勞，大腦卻被迫繼續運轉。我可以從現在開始，讓她青少年歲月碰上的波濤洶湧更為平順，讓她擁有冷靜心態下的平靜穩定，幫助她度過那些考試測驗和挫敗。我可以給她我從未曾擁有的無月經生活，能夠快樂地忽視子宮每個月的功能，並且超越其他受子宮限制的同儕，享有自由。哪位慈愛的母親會不希望自己的孩子安然躲過「碰上經血」這種事呢……對吧？

「我完全不同意。」位於沃斯堡德克薩斯州基督教大學（Texas Christian University）的演化社會心理學教授莎拉・希爾（Sarah Hill）說道，她著有《口服避孕藥如何改變一切：生育控制上的大腦》（*How the Pill Changes Everything: Your Brain on Birth Control*，暫譯）一書。當我們視訊通話時，她雙腳交疊地坐在床上，我們就像是一同參與睡衣派對的親密好友，但她聲音裡流露出的憤怒卻顯示出她非常認真。身為研究荷爾蒙生育控制對認知影響的首席研究學者之一（也同時是育有青少年女兒們的媽媽），對於要讓年輕女生們為了非避孕因素而服用口服避孕藥，莎拉有些意見要表達。

「關於那個（想法），我發現兩個非常有問題的要點。」她開始說道，為她的主題暖身。

「首先，對於成功與競爭的定義是非常男性中心的觀點，而且『身為女性，因為有自然的月經週期，競爭時就處於某種劣勢』的想法，對我來說是性別歧視，而且方向完全錯誤。我想不到有什麼比這個想法還更不合宜的了。我認為『身為男性就是標準，而我們應該要以那種標準來評斷自己，我們才能達到某種成功的巔峰』的想法根本就狗屁不通。」為了讓她的論點更明確，她補充說道：「我認為那樣的想法會帶給女性錯誤的訊息，我完完全全不同意。」我想到年輕的蘇菲亞．顏在她的生物化學考試時流著血，而那些她稱為「沒有子宮的人們」正輕鬆地作答。我猜想（實際上，我認為我知道）她會如何回應這樣的說法。

然而，完全不同於厭女的論調，莎拉提出，在青少年女孩身上使用持續性的避孕藥來抑制月經可能會有嚴重、不可逆的認知影響。她說道：「我發現很有問題的第二點……就是它表現出對於腦部發展全然輕率的漠視。這個做法非常不負責任。大腦直到你二十五歲左右才會發展完成，但是你知道的，甚至在那之前的青少年時期就會有一個非常關鍵的大腦發展時期，那個時期會一直持續到十九歲左右，大腦內的事物會不斷迅速地變化。而負責後青春期大腦變化的荷爾蒙就是你的性荷爾蒙。這種做法是干擾已經如此持續幾百萬年且成功的大腦發展模式，而且隨便地決定了如何改變一個人的荷爾蒙概貌，卻未長期研究它會影響的結果，這非常輕率。尤其是做這一切都只是為了，你知道的，只是要暫停你的經期，這樣如此**微小**的事。」

莎拉有明確數值的資料來佐證這個論點。在二〇二〇年，她和她的同事發表了一項研究，比較了服用荷爾蒙避孕藥物的大學女生，以及維持自然月經週期的大學女生，兩者在認知表現上的差異。[22]服用荷爾蒙的女生在簡單和複雜的認知任務上都花了較少的時間，表現也較差，這個結果直接駁斥了自然生理週期和非最佳表現之間的任何理論關聯。作者們針對這些結果指出：「越來越多的研究檢視荷爾蒙避孕法的使用，對認知、學習和記憶產生的非預期影響。」有鑒於這樣相互衝突的證據，似乎對於在重要發展階段使用荷爾蒙避孕法來改變身體和心理的長期影響結果，尚未有定論。❻

如同「#經期自由選」對蘇菲亞而言已經成為了一個戰鬥口號，以科學來反對這種經期自由選的理念，也成為過去幾年內莎拉不斷努力向提倡大眾的核心宗旨。她的著作詳盡地解釋了荷爾蒙生育控制的手法如何讓身體進入一種持續的黃體期。黃體期是月經週期的一部分，發生在排卵及經血開始之間，此時子宮內膜增厚以準備胚胎的植入。

「你從荷爾蒙避孕藥獲得的每日荷爾蒙劑量當中，相較於雌激素有更多含量的黃體酮，或合成黃體素。」莎拉解釋道：「所以那就像是在模仿一種人工、不間斷的黃體期。普遍來說，那並不是女性感覺最好的一個時期。當然，也並非所有女性都會感覺不舒服。每當談論到這樣的話題時，有件事我總會盡量特別小心，那就是每位女性的身體對於荷爾蒙避孕的反應都有驚人的個體

❻ 審訂注：在心理層次上的影響，就目前的醫學證據來說，開始有研究觀察到青春期就使用荷爾蒙藥物與成年後發生憂鬱症的風險有相關性，包括二〇一六年丹麥百萬名女性的大數據研究，以及二〇一九年美國針對一千兩百三十六名女性進行的研究，但仍未有定論。

差異。而且，也還沒有研究能夠讓我們確切地說，所有女生都會出現什麼反應……因為我們就是不知道。有些女性服用後感覺變得更好，有些女性服用後卻感覺變得更糟。然而，對多數女性而言，當你抑制排卵時，也確實排除了某些在週期中感覺最好的一些時刻。」簡而言之，有些女孩的情緒也許會因為人造荷爾蒙而變得「更平穩」，然而這樣的服藥方法或許平穩了未服藥或「自然」的月經週期所帶來的情緒起伏，也讓好心情和壞心情都變得平淡了。再次強調，科學還未能證實這些推測，現在仍缺乏明確的數據佐證，在初潮幾年後抑制月經，在認知上或其他方面所帶來的影響。

莎拉也承認，的確也有些年輕人會因為持續抑制月經而受益。例如，目前的醫學指引建議，口服避孕藥或許能用於控制或管理那些常使人衰弱的子宮內膜異位症、多囊性卵巢症候群，以及疼痛或量多的經期症狀。[23]莎拉說道：「我理解，對於某些女性來說，每個月的波動可能令人難以忍受。而在那些案例上，若避孕藥物能讓那些青春期女孩的身體感受到最大程度的舒適自在，那麼讓青春期女孩服用避孕藥物或許就不是魯莽的決定。但這只在某些案例上適用，絕對不適用於每個人。」

能夠感受身體最大程度的舒適自在無疑是許多人十分嚮往的狀態，然而月經卻讓某些人比他人更難達成這種目標。值得注意的是，無論是透過持續使用藥物、荷爾蒙避孕法或長效的方式如植入荷爾蒙和裝置，都是一種常用的方法，讓一些心智及生理上有特殊需求的女孩和婦女得以抑制經期。[24,25]儘管「障礙」（disability）確實是個幫助有限的廣義術語，有許多身心障礙者和無身心障礙的人一樣，在面對月經時都能應付自如，但也有些身心障礙者會覺得經期及相關的個人衛生事務惱人或困難。一位自稱是「瘋狂酷兒自閉症障礙女子」的人，在她的部落格「殘障學者」（Crippledscholar）裡寫道，身心障礙族群的需求或許會與他們照護者的需求相互抵觸。她主張：「其中很大一部分都關乎控制，停止月經往往是為了讓照護者能夠更方便去照顧這個有月經的人。」[26]

二〇一九年時，幾位作者發表了一篇關於該主題的系統性文獻回顧，也呼應了這個理論：「當身心障礙者月經來的時候，的確可能面對許多不同層面的歧視。」他們寫道。他們也提到，月經照護廣泛地被很多心理障礙者的照護者視為棘手且具挑戰性的事。事實上，在許多隸屬照護機構、專業的照護者之中，「對住宿工作人員來說，月經照護是最不喜歡的工作內容第二名（僅次於幫忙灌腸）。這也是日間工作人員最不喜歡的工作內容（他們不需要幫忙灌腸）。」[27]這其中透露出的訊息十分明確，對於某些照護者而言，處理月經的髒亂只比處理糞便好一點。或許在這樣的環境下，對身心障礙者而言，確實擁有要不要經期的自由選項，但這又是為了讓誰舒適、讓誰受益呢？這個問題得優先確認，以確保那些早已處於弱勢狀態者的月經，是以合乎倫理的方式下被管理與支持。

無論身心是否健全，還有許多人不歡迎經期及隨之而來的認知變化，那甚至是極其不順遂的狀態。對於試著要懷孕的人，每次經血流出都讓他們悲傷及失望。對於一些跨性別男性而言，每次的經期都是一種生理上的提醒，提醒他們不願面對的指定身分。對於許多擁有子宮的人，無論帶著什麼樣的身分認同或目的，月經會帶來疼痛、沮喪、經濟困難，而且是的，還會帶來羞辱，甚至是在現在這個時代。

同樣地，對許多女性來說，每個月的經期是個令人愉快的提醒，提醒著她們子宮的存在。經血可能是令人放心的證據，證明她們躲過了任何不想要的懷孕，並證明其身體的自主權。那個時常被提及排的卵期時的性慾和創意激增，或許會受到珍視，它快樂地平衡著每個月後期常會出現的情緒低落。或許，對一些有月經的人而言，經期其實是她們「感受身體最為舒適自在」不可或缺的一部分。

無論人們如何看待子宮每個月說「你好」的問候，有件事確實越來越清楚了，那就是月經本身而言，那個被克莉絲汀．梅斯、坎蒂絲．廷根及其同行們高度重視的「排放物」，是個通往生殖健康的寶貴窗口；又或許是一張地圖，繪製著伊達．丁與數百萬名有著月經且追蹤經期的人們急於探勘調查的風景。美國國家衛生研究院近期舉行針對「月經和社會」的會議中，一篇綜述文章的作者們主張：「因為缺乏對子宮與月經生理的基礎瞭解，生殖健康尤其受到阻礙……強化我們對月經及相關疾病背後潛在現象的理解，包含月經、子宮異常出血等等，和其他月經相關的疾病的理解，能讓我們更貼近個人化照護的目標。此外，若能更深入瞭解月經機制，這個在健康個體的體內快速且不留傷疤的修復過程，或許可以更透徹地瞭解其他涉及局部和全身血管功能調節疾病的相關知識。」[28]

當你們很多人閱讀至此，或許也會和我一樣，出現了「哇！」的震撼時刻。除去我們經常加諸於這個基本生理過程之上的眾多性別與身分認同政治，我們是否應該只需要讚嘆經期是個「快速且不留傷疤的修復過程」？如果我們將每個月子宮內膜剝落視為一個自發性的傷口，而子宮內膜重新增生就像是某種持續、週期性的癒合過程，每個月無需費力或介入地自然發生，那麼月經是否真的滿了不起的？我們總是教導孩子們，海星可以重新長出任何失去的腕足這件事有多酷，我們是否將他們的欽佩引導到了錯誤的物種？我們是否應該告訴他們，有月經的子宮具有怎樣的力量？我們是否應該期待他們欽佩不已，並將雙眼睜得像小碟子一樣大？

我再次想到我的女兒們，想像著如果我試圖說服她們說，她們的月經簡直是個奇蹟，她們會怎麼訕笑我？在我們家，我們總是務實而不拘小節，從來不像那些更有宇宙意識的家庭，重視地舉行「月事」典禮和成年儀式，那不是適合我們的做法。不過，我也無法想像我的女兒們會開心地以全新又熱情的角度來看待每月一次的麻煩事。然而，如果我告訴她們，她們隱藏、沖掉或包起來的經血，也許是開啟生殖健康的鑰匙；如果我告訴她們，分析經血或許有助她們避免未來醫療上危險的延遲確診、令人不適的檢查，那麼她們或許會勉強感謝這樣的生理過程，畢竟經期在她們現階段似乎沒什麼用處。同時，對我的女兒們、對我，以及對多數有月經的人來說，經期仍是我們驚慌與矛盾的源頭。無論是用串珠的繩子或是用智慧型手機追蹤，無論是崇尚或抑制、感到害怕或備受鼓勵，每個月來自子宮存在的提醒，似乎永遠都會喚起同等程度的悲傷與驚奇。就如同古老的諺語所言：「人生只有死亡和賦稅是避免不了的。」對全球約一半的人口來說，只有一件事是肯定的，就是自第一次嬰兒時期的假性月經開始，到最後告別的更年期之前，月經會發生，並且將持續地發生。於此同時，我們所能做的最好的事，就是從月經中學習，去挖掘那一層金礦，並將它周邊的景致繪製成地圖，讓我們能夠變得更健康、更快樂，並得以感受身體最大程度的舒適自在。

③

受孕：

大男人迷思
與
藏起來的隱窩

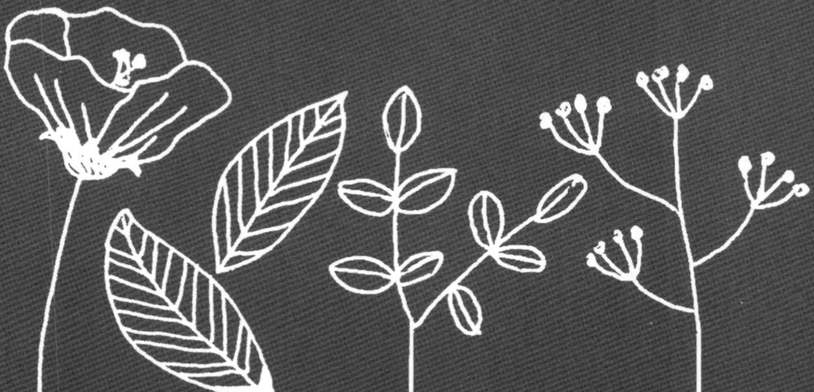

你應該知道電影《當哈利碰上莎莉》（*When Harry Met Sally*）的經典片段：由梅格・萊恩（Meg Ryan）飾演的莎莉，想展現給哈利看，對女人而言假裝性高潮有多容易。當哈利宣稱自己能辨認出差異後，莎莉緊接著模擬出一段火力全開、聲線狂野的高潮來證明她的論點：在紐約一間人潮擁擠的熟食店裡，她以泛紅的雙頰、性感的呻吟、呼天喊地的音量展現她的完美演出，原本吃著煙燻牛肉三明治的哈利整個人僵住，尷尬至極、不敢置信。同時，一位鄰桌的年長女性朝著莎莉的方向點點頭，並告訴服務生：「不管她嗑了什麼，都給我來一點。」[1]

梅格・萊恩的表現讓她在好萊塢的歷史上占了一席之地，但讓她愉悅感大爆發的並不是她那碗凱茲餐廳（Katz's）的生菜沙拉。假設她的性高潮真的如此令人詫異地逼真，那麼觀眾可能會想問，究竟是什麼樣的手法或技巧才能讓女生達到這樣極致的愉悅狂喜？現代傳播媒體會讓你認為，通往女性的性高潮之路十分具挑戰性且崎嶇險惡，就像要登上聖母峰頂峰的路途一般，而嘗試攻上激情巔峰的人得像經驗豐富老練的雪巴人一樣靈巧。「找到你的陰蒂！」、「買這個情趣玩具！」、「要放鬆！」、「要興奮起來！」、「要自己練習！」、「和你的伴侶一起做！」這些來自雜誌、網站和社群媒體的指令常常互相矛盾，而且有時候撲朔迷離。此外，隨著越來越多精密高級的情趣玩具上市，保證每次的震動、吸吮、旋轉能夠帶來愉悅，代價也就越來越昂貴。但我們是不是一直都搞錯重點了？有沒有可能，我們只要簡單地刺激那個大U（Big U），也就是子宮，就能達到大O（Big O）——性高潮呢？

或許一些早期的性學家會同意這樣的說法。在一九七〇年代，由歐文・辛格與約瑟芬・辛格

（Irving and Josephine Singer）夫妻組成的團隊，寫下一些文獻紀錄進行分析與歸類，他們認為有三種女性性高潮：外陰高潮，透過刺激陰蒂或進入抽插來達成；子宮高潮，用陰莖抽插碰撞子宮頸（子宮下半部或是「頸部」的位置）引起；混合式高潮，同時具有前兩者分別的特性。[2]後來出現了一篇針對這文獻的評論，指出歐文．辛格是「沒有實驗室研究經驗的哲學家，只是透過有限的文獻來分析對不同類型高潮的描述」。[3]

事實上，辛格對於性的迷戀似乎也隨著時間淡化，或至少說，是被學術界選擇性地忽視了。他曾是麻省理工學院哲學系的榮譽教授，當他在二〇一五年過世時，一則麻省理工學院張貼在網站上的訃聞描述他：「專注研究的主題包含愛的哲學、創意的本質、道德問題、美學，以及文學、音樂及電影中的哲學。」[4]就像一位驕傲的家長，粉飾著自己青少年孩子「令人尷尬」的時期，因為他欠缺更能被社會普遍接受的成就。訃聞中接著條列出辛格備受敬重的作品，但是完全沒有提到他那些關於人類性事的論文。至於約瑟芬．辛格，在二〇一四年為她寫的訃聞裡，僅隱晦地提及與她丈夫共同合作完成了「許多著作」，她只有一篇作品被提及文章標題：〈芬妮和天國八福〉（Fanny and the Beatitudes），那是一篇她為了北美珍奧斯汀學會（Jane Austen Society of North America）所寫的文章。[5]既然辛格那麼快就拋下了他未經證實的性愛研究，而他妻子的興趣也似乎轉移到更加嚴肅的地方，也難怪大家會認為他們子宮高潮的「發現」不可盡信。

然而，有些近期的資料指出，在那不可盡信的言論裡，的確有些是可信的內容。儘管子宮高潮存在的證據稀少，仍舊有對這樣現象癡迷的人。有篇網路文章的標題極為樂觀：〈女性高潮有八種：教你如何一次擁有全部的高潮！〉（There Are 8 Kinds Of Female Orgasms-Here's How To Have Them All），延續了辛格夫婦的論點，並將其延伸——不，不只是延伸而已，甚至還使出十八般武藝，如跳躍、側翻、後空翻——來闡述子宮高潮的概念。「子宮頸到子宮的高潮，比起G點高潮會感覺更深入、強度更高，並且會感覺更加『圓滿』。」作者解釋道：「而且將伴隨著強烈的情緒與愛、自我的合為一體、伴侶和神、狂喜與超然、淚水、哭泣等，並感覺在每個層面都深深地被滿足。」[6]一旦讀完像這種閃閃動人的背書，任何讀者都會想要和這位作者來點同樣的體驗，就如同《當哈利碰上莎莉》裡那個無表情的旁觀者一樣。然而，這篇文章雖然有騙點擊率的標題，卻沒有列出學術資料來源。而另一個重要的細節是，這篇文章的作者是位男性，因此這樣的好事，這般令人狂喜、子宮頸到子宮高潮的保證或許並不存在。

也許會有更值得信賴的資料來源朝子宮高潮的理論潑一桶冷水？也許並非如此。《我們的身體，我們自己》（*Our Bodies, Ourselves*，暫譯）原先是為了第二波女性主義浪潮所寫的一本暢銷書，現在卻成為了最主要的網路資料來源。它現在成為七〇年代、辛格全盛時期以來，那些與生俱來就是女性身體的人們有需要就會參考私密知識的資料來源。《我們的身體，我們自己》的官方網站指出：「有些女人會發現子宮頸和子宮對性高潮來說至關重要。」然而，僅止於此，並未提到任何可以透過刺激子宮頸來促成高潮的說法。「有些女性描述的性高潮，感覺『深沉』或『發生在子宮的』，其實是透過插入陰道而來。」作者寫道。[7]再次重申，就像辛格的作品一樣，這些說法都沒有提出臨床上的證據。事實上，很少有證據（假設真的有任何證據）能夠證明子宮頸是性愉悅的來源。關於這樣的觀點，來自羅格斯大學（Rutgers University）的團隊進行過一個罕見的研究，他們在二〇一二年發現，當用一個「圓頭的圓柱體」進行對子宮頸的自我刺激時，似乎會觸發大腦內的知覺反應。作者們指出，這個發現並不令人訝異，因為子宮頸內有下腹神經與迷走神經通過。然而，作者們也承認，這項實驗結果或許因某種性高潮的「交叉感染」而有所偏差：受試者們的愉悅反應也許並非單獨從子宮頸而來，而是「圓頭的圓柱體」也有間接刺激到陰蒂與／或陰道而產生愉悅反應。[8]

因此，子宮頸高潮的證據仍舊撲朔迷離，但或許這個問題本身其實沒有太大的意義。也許，無論是陰道高潮或子宮頸子宮的高潮，將插入式性行為強調為通往高潮的必要前提的說法，也許更是反映主流文化對於愉悅的慣常陳述，而不是關於女性生理與慾望的真實描寫。

無論你是否相信只是透過刺激子宮頸便能達到高潮，關於子宮在高潮中的角色與子宮本身有一項不容置疑的事實。很多資料來源都同意：不管是何處受到刺激，高潮時，子宮（包含陰道與骨盆底肌肉）都會有韻律地收縮。雖然大部分的人無法感受到這種子宮緊縮，但任何懷孕中的女性，若有注意到自己在高潮之後肚子變硬且緊繃，都可以證明這樣現象的真實性。當你的子宮膨脹變大，為了容納胎兒、胎盤以及將近一公升的羊水時，它幾乎會占盡你所有腹腔內的空間，於是那些原先沒有注意到、性交後的收縮就會變得很難忽視。

然而，這些高潮時的緊縮究竟有什麼功用呢？若我們相信，人類生理經過數十萬年演化的唯一目的就是要讓我們這個物種得以長存，那麼似乎可以合理地相信，子宮對於愉悅感的反應能夠達成某些重要的生殖目的。在瑪莉・羅曲（Mary Roach）的著作《一起搞吧！科學與性的奇異交配》（*Bonk: The Curious Coupling of Science and Sex*）裡，她描述科學家以古怪奇異、甚至經常完全就是動物學的方法展示了，子宮高潮時的動作其實是為了將精子拉向生殖道深處，進而提升成功受精的機率。[9]羅曲的「上吸編年史」（Upsuck Chronicles，她稱之為科學史上一個奇特的篇章）可以追溯到一八四〇年。當時有位德國解剖學家發現，精子會快速通過狗的陰道來到子宮，這讓他推測狗的高潮具有上吸的力量。大約近一百年之後，科學家們仍然對動物的性與精子很有興趣。在一九三九年，伊利諾州的一組研究學者團隊將兔子施予刺激至其高潮，並用染料讓牠們「受精」，接著再利用螢光透視攝影來顯示出染料後續由陰道到子宮的迅速流動。

在歷經將近快一百年的時間，進行了許多兔子、公牛、狗和猴子的實驗，「上吸」理論仍未能確切證實，或許最接近證實的，是一項由德國研究學者在一九九八年做的研究。在一個精心打造出的人類性交模擬實驗裡，科學家先將「放射性標誌的微球體」（radiolabelled microspheres）注射進志願者的陰道中，接著施打靜脈注射劑量的合成催產素，那是人體在高潮時（和分娩時）會釋放出來的「愛情」荷爾蒙（the 'love' hormone），藉以產生出那個大家迫切想要追尋的組合——那個有韻律的收縮與強烈的感覺。研究學者的技術似乎確實奏效，引發了幾乎像是高潮的收縮。科學家利用螢光透視攝影來追蹤發光假精子的旅程，發現一些相當驚人的結果：在施予催產素之後，有股「原本從子宮底朝向子宮頸的壓力梯度，反轉為從子宮頸朝向子宮底」。換句話說，在經歷了某種人工誘發的性高潮之後，子宮開始「吸入」，不易察覺卻有效地將精子往內拉向任何可能等待中的卵子。總結來說，這項研究的作者們寫道：「這些數據能夠支持這項看法，子宮和輸卵管都代表著一個功能單位，扮演了蠕動幫浦的角色。」[10]這是科學家第一次似乎確切證實了女性生殖系統組成非常協調地運作，促成精子安全通向卵子的旅程。子宮和它的管道並非只是等待中的容器，它們實際上在接近受孕的最早時刻便扮演著積極活躍的角色了。

更近期的研究使用了尖端科技來證實子宮蠕動的重要性：子宮內的平滑肌的微小週期性波動（peristalsis）。二〇一七年，一位西班牙伯納烏醫療機構（Instituto Bernabeu in Spain）的生殖醫學專科醫師貝琳．莫林內爾醫師（Dr Belén Moliner），首創使用4D超音波影像來觀察她所謂「子宮美妙的動作」。她解釋道，這些動作在子宮每個月的週期中持續地進行，讓子宮能夠褪去內膜，並在排卵期時幫助精子運送地更加順利。

她說道：「子宮蠕動在月經週期內會有不同的變化以達成其目的。首先，它在月經週期期間具有高強度及低頻率，以便排出子宮內膜……接著，它的方向性會改變，蠕動的頻率會提高，有助於精子運送到輸卵管。」當黃體素在週期後半部升高時，那個「蠕動幫浦」便會減弱。貝琳解釋，像這樣的荷爾蒙作用非常關鍵，它能夠「幫助避免胚胎流失，並協助胚胎在分泌期期間植入子宮」。她的研究仍在持續進行，也似乎證實了健康的黃體素濃度、有效的蠕動與成功受孕三者間的關係，開啟了不孕症治療與診斷的全新可能性。[11]這似乎是個無窮無盡的領域，視野正不斷地拓展中。「每一天我都會發現子宮有新的、我還無法完全理解的動作。」貝琳說道：「我們會仔細分析每支影片，試著蒐集所有可能的資訊來找出它究竟有何意義。」[12]就像你的雙眼正在掃視著書本的這一頁，貝琳也許也正掃視著她的螢幕，尋找這珍貴幫浦的細胞中是否潛藏著什麼規律與線索。

幾乎就像每次人體研究的進展一樣，每每往前邁進一步時，就會將那旖旎的視野再向遠處推展兩步。隨著子宮揭開它的祕密，那個承載著精子、潮汐不斷變化的流動，生育之謎似乎也變得更深不可測、更複雜多變，也更令人敬畏。

儘管有越來越多證據支持子宮上吸理論和蠕動幫浦等概念，但這些說法仍舊讓人感覺十分荒謬。這種觀念認為女性身體在受精過程中扮演主動的角色，徹底顛覆了傳統對這個過程的說法，也難怪我們會覺得子宮和它微弱的波動如此難以理解。艾蜜莉．馬汀提出：「無論在生殖生物學通俗或科學的描述中所見到到的卵子及精子圖像，都是依據我們文化對男性和女性定義的刻板印象繪製。」她解釋，從精子發展的最初時期，到所謂「精子競爭」以得到卵子，再到受孕本身的勝利時刻，男性配子都是主動的英雄，而女性配子則是被動的女孩。這種主流觀點「讓某些最過時陳舊的刻板印象繼續存在，將女性描述為處於困境的弱女子，而強壯的男性作為救援者」。[13]透過將精子描述為「流線型」、「強壯」且「帶有速度」地移動，而卵子是沿著子宮管道漫無目的地「漂浮著」，直到卵子達成任務「被滲透」，教科書、醫學論文和大眾文學都將父權框架疊加於這個比任何過分簡化的性別刻板印象都更複雜的生理過程上。至於子宮，你有曾經被教導過它在受孕時刻扮演著什麼角色嗎？我也沒有。在大眾的想像中，子宮僅是這戲劇化過程中的背景帷幕而已，是精子昂首展現自己的舞台。

閱讀至此，你大概猜得到接下來會出現些什麼——揭露子宮其實在生寶寶的最初重要時刻扮演著主要的角色。讀者們，你們猜得沒錯！然而，為了理解這是如何發生的，我們必須先開始一趟旅程。我們將從波蘭的一個城鎮啟程，再到以色列的一間子宮切除診所達到驚心動魄的高潮，最後結束於瑞士，在那上演一齣由猴子、蝙蝠和心懷不滿的人類學家主演的懸疑故事。當然，所有走過的道路都將引領我們通向子宮。

一九七九年，歷史從未記載過名字的二十五個女人，她們聚集在瓦茨拉夫・英斯勒（Vaclav Insler）位於特拉維夫市的實驗室裡。我們無從得知她們是年輕或年老、富有或窮困，也不知道她們是否為皮膚曬成古銅色、穿著涼鞋的吉布茲居民（Kibbutznik），從眾多吉布茲集體農場裡的其中一處搭乘公車抵達那裡。從戰後猶太人流散之後，那些吉布茲集體農場就如雨後春筍般出現。我們也不知道她們是否為當地婦女，從以色列最世俗的城市裡找一天遠離了精緻的都市生活；或者，她們是戴著頭巾、穿著長裙、虔誠的年長婦女，罕見地走出耶路撒冷古老的石灰岩磚牆。我們只知道她們有一個共同點，那就是她們都預約了子宮切除手術。這並非罕見的醫療程序，事實上這是全世界最常被執行的手術之一，然而這其中不尋常的事情是，每個女人都同意，在她們被切除子宮的幾個小時前，接受來自一位陌生人精子的受精。

是什麼樣的女人才會同意參加這樣奇怪的實驗？她們是否被承諾在偉大科學成就的歷史記載中會獲得神聖的一席之地？還是受精的部分只是被順帶提到，好像只是手術前多了一個處理程序，就像必要的陰阜除毛及過夜禁食那般尋常，因此可以輕鬆迅速地取得她們的同意？這些女人是受到慾望驅使，想要為同性別的人們獲取更大利益而貢獻，或者只是按照規範來行事？我們將永遠不會知道這些女人的名字、年紀、職業及她們的動機。然而，我們現在確實能夠知道，她們參與了這樣不尋常的試驗，是如何帶領我們通向生殖科學上最驚人且最被低估的發現；我們也知道了，究竟是怎樣的男人才會幻想出這樣的實驗。

在一篇針對他研究領域的回顧中，瓦茨拉夫．英斯勒被描述為一位「優秀的醫師與人才」。[14] 就如同許多同儕的猶太科學家，英斯勒經歷了多年困苦才得以獲得那些成就。一九二九年，他生於斯坦尼斯拉維夫（Stanis awów），一個繁榮的城鎮（當時還隸屬波蘭，現在屬於烏克蘭），那裡後來成為第二次世界大戰時最慘烈的納粹大屠殺地點之一。年輕的英斯勒為了逃離這些恐怖的事而來到了克拉科夫，然後到了匈牙利，接著再回到戰後的克拉科夫，此後便一直居住在此，直到一九五七年才移民至以色列。儘管，或者應該說，正因為他花了好幾年逃離死亡和災難，英斯勒日後在特拉維夫大學（Tel Aviv University）任職時，專注於研究創造新生命。他在一九八〇年時發表的研究既危險大膽、天馬行空，又具啟發性，這項實驗的研究發現與其非傳統的實驗方法都同樣令人訝異。

先透過將精子注滿實驗參與者的子宮，不久後便將她們的子宮移除並拿來研究，英斯勒得以展示子宮本身，或更精確地來說，是子宮頸（子宮下半部或「頸」部）似乎將精子儲存在將近超過兩萬個微小的「隱窩」（crypts）中。另外更值得注意的是，英斯勒寫道，「精液的品質似乎對精子儲存來說至關重要。當病患被用不正常的精液受精時，被精子占據的隱窩的百分比與精液濃度的比例都大幅下降。」[15]無論子宮頸是否真的選擇了最佳的精子，或許只有最優良的精子才能在儲存過程中存活下來，我們無從得知，然而英斯勒基本發現的重要性卻不容置疑。有了那二十五位志願者的協助，英斯勒觀察到了當時仍未知、但在生殖上極為關鍵的過程：子宮在受孕時根本就不是被動的容器，子宮頸會先儲存，然後緩慢地釋放出最佳且最可能成功的精子到子宮的主體。在某些案例中，這會在人工授精（insemination）發生後逾一週內進行。這樣的發現讓人質疑兩個關於生育的核心理念：第一，受孕是一場「競爭」，全都仰賴精子的活力與持久力；第二，這樣的精子競爭僅發生在「受孕窗口期」，也就是排卵前後、月經週期中間的短短幾天內。❶瓦茨拉夫．英斯勒和那二十五位匿名志願者所發現的事，照理說應該要震撼整個地中海、甚至地中海

❶審訂注：依原始論文來看，該實驗因研究所需，在手術前先行授精，是將精子以注射筒注入陰道穹窿、子宮頸周邊，而非直接注入子宮，與現今不孕症治療當中的「人工授精」療程（artificial insemination），或IUI（intrauterine insemination）是不同的。

以外的地區，並讓全球的科學界都受到餘波震盪，但這樣的發現實際上卻有如微弱的水滴就此滴入汪洋大海中。

在英斯勒揭露真相之後的數十年間，科學界鮮少提及子宮頸的隱窩及其在人類生育中可能扮演的角色。當你在網路上搜尋近期相同主題的研究時，會搜尋到一支YouTube短片，是二〇〇八年Discovery頻道探討關於出生前人類生命的紀錄片。其中有十八秒的片段，你可以看到電腦合成影像製成的精子無助地在子宮頸隱窩附近鑽動著，而那些原本應該像迷宮般的子宮頸隱窩，卻看起來更像是終極順髮梳（Tangle Teezer hairbrush）的橡膠梳齒尖端。[16]沒有明確的科學調查研究接續探討英斯勒的研究成果，也沒有大量的研究文件闡明並詳述他的發現。對於子宮頸延長受孕窗口期的功用，以及這樣的功用對那些苦於想要達成（或避免）受孕的夫妻的影響，也都沒有全新的瞭解。

英斯勒是否會對這樣的情勢演變感到失望，已將永遠是個謎。經歷漫長且多變的母胎醫學職業生涯後，他在二〇一三年過世，而記錄他生平故事的人寫道：「那些深切思念著他、由他過去不知疲倦地幫助過的數千名女性」[17]將永遠懷念他。不過，倒是有位男性對於科學界沒能重視英斯勒的研究、沒有接續探討這樣的發現，依然十分地憤怒。在那影響重大的子宮切除術後的四十一年，在特拉維夫市將近兩千英里外的地方，鮑伯・馬丁（Bob Martin）氣憤不已。他是英斯勒的頭號粉絲，更是子宮的超級頭號粉絲。在他位於蘇黎世放滿書籍的居家辦公室中，他告訴我為何他會認為科學界錯失了良機。

「只要涉及人類時，就沒有人會認真看待，但這其實有著重大的影響。」鮑伯對我說，語氣中帶著懷疑與沮喪。我正在與他視訊，在這之前我閱讀了一篇部落格文章，他在文章中主張，人們幾乎認定自己知道的關於受精的一切，都是一種「大男人迷思」（macho myth），而這是個挑戰傳統思維卻又誘人的前提假設。鮑伯，或應該尊稱他為羅伯・馬丁教授（Professor Robert Martin），他是芝加哥菲爾德自然史博物館的名譽館長（Emeritus Curator of the Field Museum of Natural History in Chicago），以及芝加哥大學（University of Chicago）與西北大學（Northwestern University）的兼任教授，花了六十年的時間研究生物人類學的領域，研究樹鼩、狐猴、黑猩猩和人類，幾乎是所有的哺乳類動物。他的人生是一段追尋知識的漫長旅程，想探究是什麼使我們這個物種獨樹一格，以及我們可以從那些毛茸茸的遠親身上學到什麼。正當他肩膀後方相片裡的兩隻猴子用好奇的目光盯著我時，他對我說了一件顯而易見的事，就是許多雌性的哺乳類物種能將精子存放在子宮頸或是子宮主體中，以便接下來的幾天或甚至幾個月內進行最理想的受精。他解釋道：「在其他哺乳類動物中已經有許多成熟（儲存精子）的案例。那在蝙蝠身上只是例行公事，並沒有任何技術上的困難。有些蝙蝠會在秋季交配，並在春天生育，但由於牠們的懷孕期很短，這樣的間隔太長了，因此蝙蝠會儲存精子，並在交配後的四個月再進行受精。」

一想到這種生理機能對人類關係可能產生的影響就讓人感到擔憂。如果你願意的話，試想一下：一位女性在公司聖誕派對上醉醺醺地與人親熱，過了四個月後，在四月的某一個雨天，發現自己驗孕棒上有兩條線，她會多震驚。也想像一下，在某個夏季中充滿了許多段的短暫浪漫關係後，要如何精準判斷腹中孩子的父親身分，這是多具挑戰性啊。

「精子能夠被存放（在蝙蝠中）於體內長達四個月，完全不成問題。」鮑伯繼續說道：「而且你知道嗎？甚至還有些關於昆蟲儲存精子的有趣故事，都是真有其事。」

許多人或許寧願不去想那些討厭的爬蟲類交配習性，就算是「有趣的」也一樣，不過鮑伯也說，在我們最親近、可愛的靈長類遠親身上也能找到儲存精子的證據。「有充分的證據顯示，恆河猴的子宮頸與子宮本體內有隱窩。在過去四十年間，在某個地方、有著恆河猴群的某些人都曾有機會能夠深入探究此事。但他們為何不進行呢？他們已經研究了其他所有的一切。那他們究竟為何不看看這個呢？」

讀者，如果你是那個人——空有一群恆河猴群，卻鬼混度日，沒有深入探究這個在交配繁殖上的突破性現象，那你真該感到羞愧呀！馬丁教授認為，對於女性身體在生殖過程中所扮演的主動角色，這是一種刻意而有潛藏危險的疏忽。他表示，英斯勒的研究沒有被擴展或許也與鮑伯的主張有關聯。「這其中有著根深蒂固的思想，男性是主動的角色，而女性是被動的角色。精子儲存並不是男性負責的事，過分強調男性可能也是人們不屑於繼續這個（研究領域）的主因。」

這種科學界的疏忽其實反映出一個更大的問題：人們對於女性生殖系統存有一種不切實際、過度簡化的觀點。鮑伯說，比起去建立一個涵蓋所有個體差異的模型、有著像精子儲存和釋放這樣變化多端的過程，直接將女性的身體想像成千篇一律的樣貌，所有排卵、受孕和懷孕方式都完全一樣，那就簡單多了。

「男性所見的一切都是美麗可預測的。」鮑伯解釋道：「我把它稱呼為女性生理週期的『卵子計時器模型』（the egg-timer model），因為人們幾乎將它視為時鐘一樣。你看所有的這些（月經週期的）圖表，顯示雌激素上升，然後你知道黃體素會在那之後接著上升。假如你拿五十名女性的月經週期來取得平均值，那就是你所得到的資訊。但是如果你將女性視為不同的個體，你就會得出一種非常不同的模式。使用這些平均數值是非常機械式的作法。」

當然，科學就是會有一堆研究學者針對明顯的疏漏和分歧的意見互相叫囂。我自己也曾有好幾年的時間坐在家庭晚餐的桌邊，聽著我爸爸，一位生物科學家，講述這位同事對他的小小冒犯或與哪位同僚結下私人恩怨，通常都是因為爭奪有限的研究資金或為了爭取學術聲望而起。當鮑伯持續長篇大論地譴責那個他認為是人類生殖領域的重大盲點時，我很快地意識到，這場運動並不只是一種普通的怨恨。他的挫折是源於自己的同理心，同理著成千上萬個奮力掙扎想要受孕的女性與她們的伴侶。正當那些黑白猴子持續地從他辦公室牆上惡狠狠地盯著我時，鮑伯似乎也覺得，若能對子宮在受孕上的角色有更深入的理解，或許就能免除許多女性重複進行試管嬰兒胚胎植入週期所帶來的痛楚，而他也對此感到同等痛苦。儘管距離第一位「試管嬰兒」的誕生已經過了四十幾年，這樣的試管嬰兒胚胎植入流程仍然只有二到三成的平均成功機率，許多夫妻踏上試管嬰兒胚胎植入週期的路途後，無數次的嘗試花費了他們身體、心靈與金錢上的大量成本。

「事實上，試管嬰兒胚胎植入、人工授精（artificial insemination）或任何輔助生殖的問題，至目前為止都沒有真正大幅度的進步。我的意思是，人們是持續有在改善技術之類的，」鮑伯說道：「他們已取得小幅度的進展。然而，我們卻仍然處於四分之三不會成功的機率之中。這告訴我們，我們對於像儲存精子或類似的情況並沒有真正地瞭解。這其實是個艱難的過程。對女性而言，要經歷試管嬰兒胚胎植入的流程相當痛苦，而且只有二十五%的成功率並不特別激勵人心。而這就是我們應該選擇投入研究的地方，來讓這件事變得更好。只有二十五%的成功率，你知道為什麼嗎？你可能會覺得不過是將一些精子和一顆卵子放在一起，這應該不會有什麼大問題，對吧？」

錯了。忽視女性身體混亂複雜的變化或許很方便，過時的父權述事可能會堅持提倡精子富有活力，如精力旺盛的「生命火花」，而女性的生殖道只是被動的容器，但這些疏忽卻對女性造成了嚴重的不公平。科學其實就在那裡，對我們說著：子宮，從它的頸部到子宮本體，以及其間的每一處，都在創造生命上扮演著重要的角色。只要我們能足夠勇敢、足夠大方地去傾聽……只要我們能找到一隻或兩隻恆河猴來加以證明就行了。

* * *

「因此呢……」那位醫師說道，她做了深吸一口氣的典型動作，那通常是準備要說出令人震撼的診斷結果，「我們需要討論一下幾件事情。」這是非常成功的醫療類影集《實習醫生》（*Grey's Anatomy*）的第七季第四集劇情，主角梅莉迪絲（Meredith）和德瑞克（Derek）正屏息準備聽聽他們近期流產的原因。接著鏡頭轉換到幾分鐘後，火冒三丈的梅莉迪絲在診所外的街道上走來走去。

「有敵意？」她怒氣沖沖地說：「她剛才真的是說我的子宮有敵意嗎？」

「你只是太執著於那個詞了。」德瑞克反駁，指出那位醫師也有提出治療的方案，但梅莉迪絲並沒有因此被安撫。

「那如果她說你有憤怒或卑鄙的陰莖，你感覺怎麼樣？」她抱怨道。

身為一名樂觀主義者，德瑞克戲謔地說出，繼續努力試著懷上寶寶不曉得會是多麼有趣的事。[18]

就像那樣，好萊塢變出了一場充滿醫學錯誤訊息的帽子戲法：一、誤導大眾子宮可以是有敵意的；二、誤導大眾「有敵意子宮」是有效的臨床診斷，且有被認可的有效治療方案；三、誤導大眾，女人只會不理性地執著於已被認定為「事實」的無關痛癢小事，而不去接受一種更被社會所接受、一種對「性」的迷戀。

讀者們，光是專注於討論神奇的子宮肌層收縮細節與子宮頸隱窩，我們就能夠針對子宮在性與受孕上扮演的角色進行一場精彩的討論。針對前者，我們能因前者的科學發現而感到自豪，也能用讓人滿足、正義的怒火來總結後者。然而，事實上，對於在最初創造生命的時刻，有許多女性對子宮奇怪又奇妙的動作知之甚少。許多女性會認為（通常是因為她們被專業醫療人員告知）自己的子宮天生有缺陷，在結構上毫無希望，甚至認為自己的子宮其實會對任何可能出現、膽敢探索子宮深處的精子極度憤怒。就像梅莉迪絲一樣，這些女性被一把巨大、無益且厭女的刷子塗上了黑漆，以一種籠統且懶惰的替代方式來取代真正的檢查或解釋。這些女性會被告知，她們只是在婦科進化的過程中抽到了較爛的下下籤，就像你滿心期望得到甜美可口的桃子，卻只得到一顆酸澀無味的檸檬，也像是拿到濕掉的鞭炮，根本無法發揮預期效果，而非一片豐饒多產的沃土。以常見的偽醫學術語來說，她們都擁有一個有敵意的子宮（hostile uterus）。

然而，如果這個術語是從一位醫師口中說出來，也難怪你會覺得這是真的！確實，就連隨便在網路上搜尋關於「嘗試懷孕」（TTC, trying to conceive）的線上科學部落格、生育網站和論壇，都會讓你誤以為所謂有敵意的子宮是造成女性不孕症最重要的原因之一。的確，某些生理結構上的異常，例如因子宮肌瘤而有傷疤、發炎性疾病，或是子宮頸黏液低於最佳的濃度或酸性，可能會讓受孕變得困難或不可能懷孕。但是每種異常狀況本身都是個別獨立的臨床診斷，並有獨特的治療方法。反之，「有敵意的子宮」並非一種被廣泛接受的症狀或疾病。在可信的期刊中進行文獻搜索，會發現這個術語很少被提及，而且主要用於動物研究的情境下。

就像《實習醫生》裡的梅莉迪絲一樣，那些被告知自己有「有敵意的子宮」的人，最初可能也會被這個術語在情感上的負面意義嚇到。畢竟子宮就是一個器官啊，不是嗎？就像心臟或是腎臟一樣，器官怎麼會有感受或意圖呢？子宮怎麼會帶著某種反覆無常的惡意，對著每個陰莖入侵者怒目而視呢？在現實生活中，記者凱瑟琳．戈爾納（Caitlyn Goerner）就曾碰到與梅莉迪絲、德瑞克相似的情境，她描述自己當時的困惑。「我根本沒有任何心理準備要面對這個消息，卻確實被這麼告知了我這輩子不曾聽過的事：『你有一個有敵意的子宮。』我茫然地發愣，接著又發出一陣瘋狂的傻笑……只因為我無法講出另一個也帶有人格特質的身體部位。我想像自己的子宮手握利刀，或以手指按壓著炸彈引爆器。大家，我的子宮是個恐怖分子。」[19]戈爾納繼續解釋，後來發現造成問題的來源是她的子宮頸黏液異常，而非她的子宮。到了真相大白的時刻，傷害卻已造成。那顆「有敵意的子宮」炸彈已被引爆，噴射出經常隨之而來的責怪與羞辱的彈片。

當我為這本書進行研究調查時，我也與其他的女性對談，她們都曾因為各種原因而被貼上「有敵意的子宮」的標籤，她們每個人最初的反應都一樣是困惑與自我懷疑。其中一位在社群網站上回覆的人說道：「在我終止懷孕之後，醫師告知我，我的子宮是有敵意的子宮，因為它後傾。然而，當我離開醫院並自行做了一些研究後，才發現我的子宮根本就沒有敵意！我的子宮其實真的沒有太大的不同。雖然我失去了那個寶寶，但被告知部分的我對懷孕抱有『敵意』，這感覺似乎不太對。」在那個例子當中，「有敵意的子宮」的用法不僅不精準，而且後傾的子宮對於是否能成功懷孕幾乎完全沒有影響。那個字詞似乎被拿來當作一根具審判性的棍子，用來打擊一位早已因為處境而變得脆弱的女性。

當然，子宮的異常在一些特例中確實是其中造成不孕的因素之一。然而，要是面臨這種情況，也應該將「有敵意的」替換為一個較不易引起強烈情緒的詞彙，或者可以採用大家在其他醫學領域中似乎都做得到的事，以更具體、精確且適宜的術語來解釋這樣的情況。畢竟就像梅莉迪絲對可憐的德瑞克所指出的，醫療專業人員何時曾將陰莖形容為是憤怒或卑鄙的，或以其他方式擬人化了呢？

因此，在此呼籲懇求，提及生育和受孕時，採用情感中立、臨床上精確的敘述用字。我們已經看過子宮如何對高潮進行回應，瞭解它如何將精子吸引、儲存並釋放精子，甚至可能指引精子到最有利的地方去尋找卵子。當這一切計畫進行地不順利時，將所有責任都怪罪在一副有敵意的子宮上只會造成不必要的痛苦，剝奪患者得到正確診斷與治療的尊嚴，並且讓某個早已身處脆弱狀態的人更為困惑及沮喪，沒錯，甚至會更有敵意。

④
懷孕：
胎盤
及
預防心碎

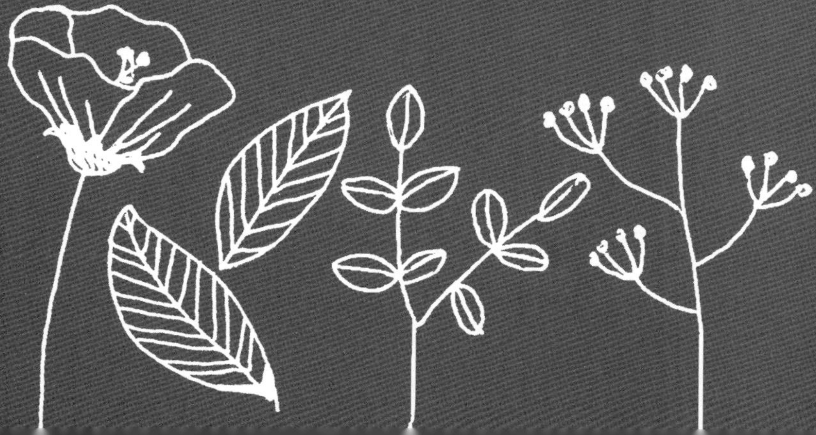

那麼，是時候來細看懷孕的子宮了，或者以醫學的學名來說是「妊娠的」（gravid）子宮。「妊娠」這個術語聽起來十分嚴肅，充滿了重量❶。我們的確需要先停下來深呼吸一口氣，才能夠將我們的眼光、雙手和思緒放在這個處於全盛時期的器官、平衡且強大的肌肉，和真正的文明搖籃之上。在我十年的助產師生涯中，我已經這樣做過無數次，而每一次，是每一次，當我拉開藍色病室布簾，並自我介紹我是誰以及我來到這裡的目的時，那個片刻都會有段陷入沉思的暫停。不過如果那名女性已經四肢著地，新生兒部分胎頭的一抹銀光在她大腿間閃閃發亮時，那個暫停的片刻也許就只是剎那之間。不論她的肚子有多大，它正在自然運作著。但如果那名女性仍舒服地休息著，或對著電話另一頭的男朋友說明該如何在醫院內的一條條走道中找到她，或還在睡覺，或在吃著炸雞（所有可能出現的情況就和我曾照料的女性一樣五花八門），那麼當下並不是那麼緊急的情況，而這個暫停的片刻就能允許我陷入沉思。

就連最新手的實習助產師都知道那個在觸診之前的檢查：要先以視覺評估大小、形狀、顏色和動作。在你伸出你的雙手碰觸之前，得先用你的眼睛來感受。那桶炸雞是否正座落在勻稱、籃球大小的隆起之上，還是，你看到的肚子又腫又大，就快要撐破未扣上扣子的褲襠與過小的T恤，而你也只能勉強從巨大的肉球後方看到那名女性的頭？當她拉起上衣，而你往病床旁靠近時，你是否足夠勇敢且善良，能夠去閱讀她皮膚上刻印的故事？她是初為人母的媽媽，帶有紅色虎紋的皮膚剛剛被延展開來；還是有著「經產婦」（multip）的銀色紋痕，是多個孩子的母親？那抹舊有的剖腹產傷疤變成已褪色的微笑、於髖部骨頭隆起處呈現優雅弧狀的海豚刺青、肚臍上閃爍著的珠寶扣環、久遠的戰爭時留下的子彈傷口，在我們甚至還未觸碰到這名女性時，我們就已得知她人生的一小部分：她背負著自己子宮經歷過的勝利和悲劇，是個寂靜無聲但又至關重要的重擔。

那麼現在，你已經足夠靠近了，能夠聞到她的氣息，那是薄荷味或瑪薩拉綜合香料味，又或是酮體帶來的梨子糖味。你的雙腿抵著靠在床邊，並開口詢問是否可以觸碰她，比起任何器具或建議，向她徵求同意永遠都更重要。最後，你手指的指尖輕輕觸摸她的腹部。現在，輕輕地觸碰才能感受到你每個拇指的螺旋指紋都接觸到她的肌膚；接著，有力地按壓以感受子宮的張力與形狀，以及子宮內乘客的不同部位。在懷孕前十二週時，子宮還很小且很隱密，躲在骨盆下做著早期該進行的工作；然而到了第十八週時，當你的手往下滑動，可以發現它就在那裡，大小和形狀就像是貓咪圓形且光滑的頭部，舒適地依偎在你掌心的弧度之中。

又或著，孕期到了比較後期，子宮已經擴張至完整尺寸，填滿了女性的軀體，從肋骨中的凹陷處到恥骨部位堅硬弧形的部位。你用一手抓握寶寶臀部形成的柔軟、膨大的隆起處，另一隻手則滑下腹部快速地沿著胎兒堅實的脊椎滑過，直到碰上熟悉的胎兒頭部，它在媽媽的骨盆邊緣輕柔地晃動，像是個等待時機到來的鐘擺一般。或許你懷疑有過多的羊水，於是輕拍那名女性肚子的一側，注意到那具有明顯特徵的「顫動」，因而證實了你的猜測；或者，她的腹部因早期宮縮

❶ 審訂注：gravid（妊娠）與gravity（重力），在印歐語系有相同的字根gwere-，表示沉重、嚴肅。

而脹大和放鬆，又或者當你意識到子宮僵硬地有如木頭一般，你心臟急得快跳出你的喉嚨，因為這無疑正是隱藏型出血的明確徵兆。在你手掌下的某處，胎盤正在悄悄地從子宮壁上剝落。你的指尖已經告訴你這個故事會怎麼開始，而你的腦袋嗡嗡作響、保持警覺，曾為了任何可能的不幸或緊急事件受過訓練，也知道這故事將會如何結束。在那一刻，你、那個子宮和那個承載著子宮的人成為一體，妊娠十分嚴肅，又充滿了重量。

不過我們再次得先暫停並倒帶一下，回到那第一次的深呼吸。就像所有認真的學生一樣，我們操之過急了。我們之後會回到帶著熱度和嘈雜聲響的分娩戲碼，也將一窺宇宙時空的破裂，一個人在時空連續體中是如何一分為二的。但我們首先必須從最初的根源開始，回到生命最初閃現之時——當卵子與精子結合成為蓬勃發展的細胞群的時候。現在要來談談在還看不到也感覺不到，比起驗孕棒上出現兩條線或母親的五臟六腑開始出現噁心想吐的感覺還要更久遠之前，子宮早已施展的它最強大的魔法。就像空中飛人在空中擺盪著，盲目信任並抓住她夥伴的手，新的受精卵（fertilised egg）向充滿血液的子宮溫床求援，而子宮也傾其擁有的一切來回報，提供血液、氧氣、養分、免疫力，也賦予了生命。

❀ ❀ ❀

受精卵（zygote，我們必須這麼稱呼精子和卵子的新結合）在數不清的世代間重複著同一趟慢動作旅程，它在子宮內漂流，直到在子宮內膜找到落腳處。在受孕後最初漂流不定的幾天，受精卵會改變成另一種型態，也有另一個名字：囊胚（blastocyst）。囊胚的內層會形成我們最終認出的嬰兒，而其外層則會轉變成胎盤和絨毛膜（胎兒發育時在「那一袋水」外面的那一層）。接下來發生的事情是自然界的驚奇之一：透過細膩協調的生物化學與免疫學信號交換，子宮允許自己被囊胚入侵，最初成為一道開放性傷口，而後演變成一個精心打造、由腺體和動脈錯綜複雜交織的營養網絡，最終會在一個器官中形成另一個全新的器官——胎盤。它負責供給胎兒營養，維持胎兒生存，直到胎兒與外面世界初次接觸後喘息的那些時刻。

常識告訴我們，任何在這個階段的計畫失敗或功能失常都可能使胚胎無法著床，導致所謂的月經不來或早期流產，這端看每個人對懷孕的定義或甚至是對生命本身的定義。然而，人們直到近年來才開始意識到，有缺陷的著床過程可能會影響到懷孕後期並導致併發症。要是科學家能夠明出一種人工的迷你子宮，那麼胚胎著床和胎盤生成的關鍵過程或許就能更輕易地進行研究。我們也就能近距離地觀察無數的細胞和物質，它們讓子宮內膜（也就是子宮內層薄膜）能欣然迎接那鑿洞尋求依附的囊胚。調節免疫細胞B細胞與T細胞，以及不幸被命名為自然殺手細胞的NK細胞，能夠允許身體產生適當程度的局部發炎反應，不多也不少；勤於工作的腺體會分泌出富含營養的子宮乳（也有術語稱為histiotrophe）；螺旋狀動脈讓子宮內膜充滿血液，並形成微小匯聚的小湖泊，相應吸收由囊胚分泌出的廢棄物。如果我們真的能施展魔法變出一個科幻版本的子宮內膜，一個完美的子宮組織微型複製品，一個在實驗室裡能表現得有如現實中的模型，那我們或許能真正照亮那些懷孕初期最陰暗未知的角落。

劍橋大學病理學系是一棟雄偉的紅磚建築，門面有著柱子和徽章裝飾。若沿著階梯往上前行，滑步通過拋光過的木質欄杆和一幅幅過往病理學家的肖像，我們就會發現自己身處一間實驗室中。透過長長的工作臺望去，有著高功率的顯微鏡、一疊疊的文件，以及貼有生物危害警告的冰箱正嗡嗡作響著，而這裡也是瑪格麗塔·圖爾科博士（Dr Margherita Turco）和她的同事正在創造婦科歷史的地方。

「我對於綿羊胚胎中不同細胞類型的分化方式非常感興趣。」瑪格麗塔告訴我。我們正坐在她實驗室隔壁的辦公室裡，仲夏早晨的奶油色陽光從瑪格麗塔身後的窗戶穿透進來。在我們談話的同時，陽光照亮著她，她彷彿帶著一個模糊的光環。她是我在這趟子宮之旅中遇到最為謙虛、說話最為柔和的一個人，我甚至擔心我的錄音機錄不到她的輕聲細語，於是一邊撥弄著音量按鈕，一邊聽瑪格麗塔告訴我這一切是如何從綿羊開始的。

「我其實是研讀獸醫生物科技的，因為我之前對利用繁殖技術來幫助瀕危動物有興趣。」她說：「但要進到那個領域真的很困難，要找到資金進行研究也不容易。然後我的伴侶剛好看到這裡的工作招募廣告，要找一位博士後研究員（完成博士學位後進行研究的崗位），要研究胎盤的幹細胞並發展出一套模型。」

她所提到的模型並非只是某種麥卡諾（Meccano）模型玩具，也不是科學家幾個世紀以來一直在研究的標準培養皿切片組織。瑪格麗塔先前試著完成的目標是創造出一個胎盤的類器官（organoid），而她現在已獲得遠遠超出她想像、最瘋狂的成功。這個胎盤類器官是個微小3D立體版本的胎盤組織，只要在適當的條件下就能無限複製，施予任何數量的荷爾蒙和藥物，並分析它的反應與行為。

「有個位於荷蘭的研究小組為腸子建立出這樣的模型系統，這個技術稱為類器官（organoids）。」瑪格麗塔說道：「這為我們研究人類組織的方式帶來了革命性的改變。不再只是於2D平面上培養單層的細胞，而是能嘗試透過建立一個3D立體的環境，讓細胞在裡面生長，以重建出組織的環境。你從一個正常或帶有疾病的切片中分離出細胞，並將它們放入這個3D立體滴液內，接著給它們正確的信號，它們大概就會自行完成所有的事。它們會自我組織、會集結在一起，並會組織出這些微小的結構。」

世界各地的研究學者都想方設法要開發許多身體系統的類器官時，瑪格麗塔卻很快地意識到，儘管胎盤生成可以說是人體最重要的生理過程之一，但要幫婦科類器官的發展找到資金和援助將會是一場非常艱辛的戰鬥。

「我進入這個領域時，就很清楚這個領域很難找到資金。」她說道：「這不像研究癌症、心臟疾病或大腦時可以輕易找到資金。胎盤？多數的人會覺得：『誰管它啊？那通常會被我們扔掉！』」

一聽見這句話，我就愧疚地想到那所有微溫的、剛剛被生下的胎盤，我曾經將它們裝袋並扔進產房沖洗室，隨意丟棄了原先可以淬煉出科學黃金的珍貴組織。

「我非常幸運能來這裡工作，在這裡他們將資金投入這種高風險的產品上，其他人根本不願意資助。」

生命中有很多事情也是如此，嘗試做越高風險的事，往往能獲得越高的報酬，而瑪格麗塔的使命也不例外。她的目標是試著辨別及理解研究學者所謂的「母體胎盤對話」（maternal-placental dialogue），那是母體宿主與令人震驚地具侵襲性的胎盤寄生體之間，極其複雜卻至關重要的訊息交流。

「那是一種對話，」瑪格麗塔解釋道：「因為子宮內膜的分泌物在某種程度上會給予胎盤刺激，而這反過來又會使胎盤向子宮內膜傳送更多信號，所以它們彼此間有種像是互相傳送信號給對方的關係，但我們還不知道那究竟是什麼。」你沒看錯，我們一無所知。資金投入於解決醫學界中更多顯然更緊迫（與在財務上更誘人）的問題同時，一個人的身體允許新生命的創造及滋養的行動卻大多被忽視，也缺乏足夠的研究資金。

人們對母體組織和胎盤間的交流對話缺乏關注會造成毀滅性的影響。在早期的訊息交換中，任何陰錯陽差都可能促成或導致一系列的問題，臨床醫師經常將這些問題稱為「偉大產科症候群」（Great Obstetrical Syndromes），而鑒於這情況來看，「偉大」這個詞的尊崇似乎不太恰當。這一系列的災難包含早產、子癇前症、流產與死產，這些狀況和事件每年都會影響各個國家、不同信仰與膚色的數百萬個家庭。有時超音波檢查、血液檢查與侵入式檢查可以檢測出危及生命的問題，並且在造成悲劇結果之前預先進行治療，但是更多時候，那些家庭和臨床醫師只能在他們最可怕的夢魘發生之後，才得以開始尋找問題的線索。在很多案例中，這些悲劇的成因都只能透過事後追溯才能找到肯定的答案，像是病理學家或許能透過檢查胎盤後指出哪裡出了差錯，又或是死產嬰兒的屍檢才能提供死亡的真相。在關鍵早期的母子對話都已結束，並過了很長一段時間，我們才去聆聽那些線索呢喃的回聲。這個過程在許多案例裡帶來的問題遠比它能解答的更多，而無從得知的感覺幾乎就和那些事件本身一樣令人痛心。

瑪格麗塔和她同事提出了理論，認為如果我們得以建造並研究胎盤的類器官，就能觀察這些3D模型如何在增生與著床時成功或失敗，就有機會在當下阻止那些「偉大」的症候群發生。我懷疑是出於典型的保守謙遜，瑪格麗塔往下瞥了一眼她的螢幕，坦承要製造出胎盤的類器官「真的非常、非常有挑戰性，真的有太多我們還不理解的事。試著要打造出一個你根本不那麼瞭解的組織模型，有點像是在黑暗中找東西」。

然而，隨著時間推移，她發展出一套成功的方法，就像某種食譜般能夠創造出這些創新的模型。[1]彷彿一種諷刺的苦甜轉折，模型的原始材料來自在第一孕期中流產的組織，由附近一間醫院的女性捐贈。這個組織由子宮內膜與早期胎盤細胞的混合物組成，隨後被施予酵素，而胎盤細胞被植入在一小滴Matrigel基質凝膠內，那是一種充滿蛋白質和生長因子的凝膠液體，可以模擬身體本身的自然環境。

「每個組織中的每個細胞都需要不同的信號才可以生長。」瑪格麗塔說道：「一旦我們辨認出正確的信號，在適當的培養條件下，你在幾週後就能看到這些微小的球狀結構逐漸形成。那些球狀結構基本上代表著胎盤絨毛（的早期分支）。你可以用滴液來量測所有類器官的產物，其中有許多非常有趣的產物被分泌到循環之中，但關於那些產物我們仍然一無所知。」再強調一次，你沒有看錯，對於早期胎盤釋放出眾多的神祕物質，我們仍然什麼也不瞭解。世人在二十一世紀擁有現代世界所有的成熟科學技術，卻還有這麼多關鍵信號無法破解、辨識，這些生物化學愛的語言不是宣告新生命的來臨，就是生命的早逝。創造這些類器官讓它們能夠被複製、無限次地研究，瑪格麗塔謙虛地說道：「這真的很令人興奮。不過身為科學家，你只會永遠思考著接下來會發生什麼事？」

接下來發生的事遠比瑪格麗塔原先預期的更令人振奮：她發現了一個製作胎盤類器官時產生的副產物，這令人驚奇又同等珍貴

「當我在開發胎盤模型時，我一直不斷看見這種其他的細胞類型在培養物中出現，然後看到它的一些細胞印記。」她回想著。「它看起來不太像滋養層細胞（trophoblast），也就是侵襲性的早期胎盤細胞。它看起來真的不太一樣。」這些看起來很奇怪的異常物質，事實上是子宮內膜的類器官，一種微小3D版本的子宮組織，在充滿營養的Matrigel基質凝膠內與它們的胎盤姐妹一起發展。[2]進一步的分析後發現，這些子宮內膜的類器官可以施加黃體素與雌激素，它們會表現得

像活體中的子宮細胞，就像在真實的生命一樣。從那些懷孕流產組織的樣本中（這種組織通常會被當作醫療廢棄物送去焚化爐，或在私密的傷心時刻被沖入馬桶），瑪格麗塔培養出了胎盤和子宮組織這兩者小小的殖株，這些殖株可以被仔細研究、施予荷爾蒙與藥劑，並一次次地被複製，被用來當作某種產科的羅塞塔石碑，就像一把能開啟對話的鑰匙，而過去這麼長一段時間以來，那段對話的真實意義一直被研究學者忽略。

瑪格麗塔告訴我，她現在的夢想，也是她暗自認定可以在我們世代被實現的夢想，就是要創造一個大規模的生物樣本庫，裡面存放各種子宮內膜與胎盤的類器官，這些類器官將來自所有年齡、種族、體型、疾病狀態的女性捐贈的組織，並且她要用這些類器官來發展治療與介入的方式，得以有機會改善生育並預防那些重大產科症候群。已經有個荷蘭的團隊成功採用患者自己的直腸活體組織切片採樣，在其類器官上測試出個人化的囊腫性纖維化（cystic fibrosis）療法。[3]瑪格麗塔告訴我，類似的客製化試管嬰兒（IVF, in vitro fertilisation，體外受精－胚胎植入術）療程，或許也有機會以這種方法在女性的子宮內膜類器官上進行試驗，以找出每個人的著床窗口期，並瞭解她們對於不同種類荷爾蒙的獨特反應。那些荷爾蒙通常會具備風險、收費昂貴，卻以統一規格的方式施予。

「我們能不能為那些女性進一步客製化荷爾蒙的使用方式，而不是給予單一的通用療程，然後就只是抱著一線希望祈求好運？」她如此問道：「這有成功的希望，實在太振奮人心了。」她說。

因為抨擊試管嬰兒療程節節高漲的價格，瑪格麗塔的聲音變得尖銳，那些脆弱無助的女性及她們的伴侶時常還得面對被推銷昂貴，卻往往未被證實效用的「附加療程」。「我覺得那真的很糟糕。就連我自己也必須考量這件事，因為我現在正懷著第二胎。」她一邊說著，一邊用掌心保護性地撫摸著她的肚子。「我第一胎生了我的男孩，他現在十歲了，但我們花了好長一段時間（才又再次懷孕）。不過你知道的，我研究的就是這件事，因此會思考第一次為何如此簡單，現在卻變得這麼困難？發生了什麼事？在當時和現在之間，子宮內膜究竟發生了什麼變化？我去年流產過一次，當時我已經幾乎要放棄。最後，我們開始考慮進行試管嬰兒療程。當我開始尋找診所時，即使作為一位科學家，我都覺得這真的太恐怖了。你知道的，就是他們提供的服務到底是什麼？有什麼支持的證據？因此我真的覺得這些事應該都該被人們確切瞭解。你知道的，一分錢一分貨，如果可以的話，你想要的就是壓力不要那麼大及最好的治療。」

我想，在另外一個平行宇宙裡，瑪格麗塔可以蒐集自己的組織，製造出自己的胎盤和子宮內膜類器官，然後詳細地在顯微鏡下進行長時間的測試及治療，直到她終於理解發生了什麼問題，而原因又是什麼。甚至，她也可以調整出最完美的人工助孕療程，施予這樣劑量的黃體素、那樣劑量的雌激素，並觀察細胞增生及分化，測量它們的分泌並計算變化的時間，直到她理解對話中到底少了哪部分。她可以填補那些空白，讓那些細胞對話先在實驗室中不斷延續，接著再複製於現實生活中。然而，在這項技術獲得能更大量的資金挹注及資源、更多的理解，並讓大眾都能取得之前，我們只有如俄羅斯輪盤般的試管嬰兒療程，而太多時候那只會換來心碎。有些女性會滿懷希望地走進我醫院的大門，卻只帶著無盡的疑問空手而回。在世界各地，有無數的浴室垃圾桶中堆滿了陰性的懷孕測試，每當有血跡出現在乾淨的棉質內褲上時，就會有眼淚流下；有為完美無暇、已完全長大的寶寶進行的屍檢；也有些助產師的小孩不明白，為什麼自己會特別被母親緊緊擁抱著，聽著髮際之間輕聲低語「就只因為……」的簡單解釋，尤其是在這些助產師母親值完某些特定的班次後。

然而，就如同瑪格麗塔所言，她的研究前景光明、充滿希望，而且那樣的希望在病理學實驗室裡的工作檯上尤其明顯。或許認定全女性的工作環境中本質上充滿關愛、溫暖且溫馨，聽來像是種刻板印象。（我在當助產師時就明白這種想法是錯誤的，助產師的工作領域也可以非常男性化、激烈競爭，就像交易市場或建築工地一樣。）然而，當瑪格麗塔帶我在她的實驗室四處逛逛時，我發現她的實驗室充滿顯而易見的善意。穿著白袍的女性研究員穩定且安靜，帶著明確的目的在顯微鏡間移動著，一張在工作檯上的便利貼紙條寫著「我愛你！」給某個未具名的收件者。一位研究研究人員溫和地引導我到她的顯微鏡前，調整了焦距讓我可以觀察玻片上微小類器官懸浮在凝膠黏液中；另外一位研究人員在說明她目前的研究項目之前，不經意地提及自己過往曾流產的經歷，「這不是什麼大不了的事情。」當我意識到幾乎快到了我該去見我女兒的時間，她正在幾條街之外等著我時（我作為母親的職責和我的工作職責總是密不可分），我說明了離開的原因，在離開之前，瑪格麗塔召集所有研究人員到我身旁拍攝了一張大合照。我與團隊成員們肩併著肩，大家緊貼在一起就像是個擁抱，雖然正值新冠肺炎的浪潮迫使大家得保持身體間的距離。一位研究學者為了她臉上「很呆」的粉紅口罩說了抱歉，我告訴她我女兒一定會很愛她的口罩；另一位研究人員告訴我她正在讀我的上一本著作，並且正看到一半，那本書是我為至今助產師生涯所寫的自傳。我說那她可以想想下一週的我，到時候我就會埋沒於繁忙的日常工作中。當我回到婦產科醫院穿上制服及圍裙，披上一層層的聚乙烯和擔憂時，我也想起了她們，那些在工作檯前穿著白袍的女性們——我現在才發現自己已經開始在腦袋裡認定那是一間「預防心碎實驗室」。我需要照顧的女性來到醫院時都已將要臨盆，她們的肚子因脂肪、蠕動的寶寶和大得像是晚餐餐盤一樣的胎盤而繃緊，而這一切都始於那些小小的細胞，它們對彼此呢喃細語、傳送祕密信號、交換豐富的深紅血液、子宮乳，以及各種神祕的訊息。這是一段我們還未能辨識的對話，而瑪格麗塔和她的同事正在仔細地聆聽著。

⑤

宮縮：

假性宮縮
與
激躁子宮

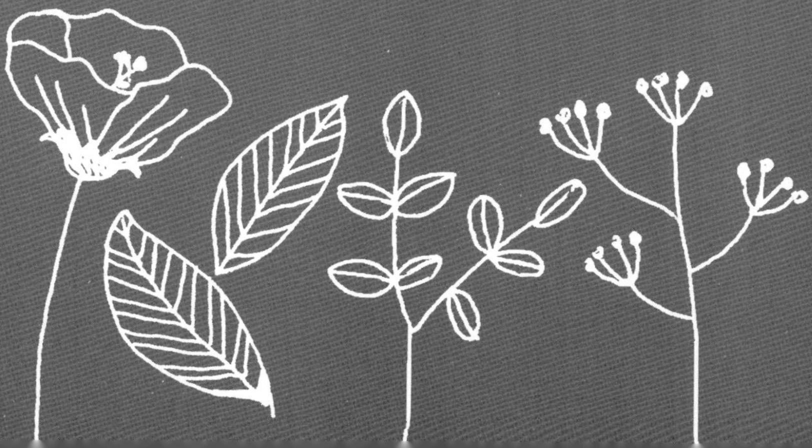

儘管在懷孕早期幾週至幾個月的階段，子宮內部的運作非比尋常，但對外部觀察者而言，卻只能觀察到一種變化：當女性腹內的子宮延展和生長時，她的肚子也跟著膨脹擴張。一位母親可能會發現，前一天明明還合身的牛仔褲，隔天就幾乎無法越過她的肚子扣上扣子；或者經常發生的是，朋友、同事或甚至陌生人可能會突然按捺不住想評論她逐漸增加的腰圍。「你在一夜之間就膨脹了耶！」這可能來自學校校門口某位家長的口中，或者原本目光呆滯、不發一語的公車司機突然點點頭又眨眨眼說：「如果是雙胞胎，我就必須收兩倍的錢喔。」人類對於懷孕中身體變化的著迷似乎是天性固有的，而且永無止境，從原始古代有著下垂的乳房和肚子的生育雕像，到現代報章雜誌中名人們，在精心安排的相片拍攝中捧著自己的「孕肚」都是如此。僅只是透過一種擴張膨脹，子宮就讓將其主人的身體從私密變成公開的面向，從性感轉變成母性。當一位母親在我們眼前發生變化之時，子宮邀請我們以個人和整個社會的身分，將我們的想法及價值觀投射在那位母親身上。當懷孕已到期滿之時，妊娠的子宮幾乎已經大得要遮住我們的視野，無論是字面上的意思或比喻上的意義而言，都會干擾我們好好看見這位女性本身。

就像一個人的身分可以擁有多重面向，「綻放中的母親」的身分也並非只有一種陳腔濫調，而子宮的膨漲也同樣是複雜且成熟的變化，非只是腰圍擴大的單純事實而已。子宮主要的肌肉層「子宮肌層」（The myometrium）具有豐富的紋理，由具有支撐性及彈性的肌肉纖維網狀編織而成，能依據時間和情況需要來生長、收縮與放鬆。子宮肌層細胞有密布的血管，被雌激素與黃體素上升的浪潮淹沒，使它可以延伸為原先長度的十五倍，讓小小的人類得以在其中長大，從一個微小的點長成完全成熟的嬰兒。當胎兒越長越大時，他的子宮家園也日益擴張：子宮會同時變得越來越薄，也越來越重，像是魔幻扭曲的哈哈鏡，反映出它曾經的樣貌。當妊娠期滿之時（懷孕的第四十週左右），子宮肌層的薄度不到兩公分，但肌肉本身大部分的重量卻可以增加多達十倍，從受孕時約一百克的重量增加至要分娩時的一公斤以上。[1]

分娩，是產科的終局之戰、妊娠的最後大結局，也是我們等待許久的一刻。我們都知道此時的子宮會做什麼，對吧？如果一切順利的話，它會收縮、擴張、用力推動並將嬰兒推出來。此外，常有另一個部分會被遺忘，就是排出胎盤和羊膜囊的混亂過程，那會經由更多的宮縮來達成，子宮會在宮縮時巧妙地夾緊內壁的血管，讓母親和助產師只見到些許的血液，並露出滿意的笑容。故事就此結束，是嗎？

如同女性生殖系統中其他的面向，實際的真相更複雜一些。分娩並不真的算是結局，也不算是開端，但若要稱它是中間的部分卻也不太公道。除此之外，宮縮並不是只發生在孕期的最後幾天或最後幾小時，出現宮縮也不代表一定即將臨盆。事實上，大部分時候都不是這樣的。你感到很困惑吧？現在一起加入眾多的薩滿、有智慧的女性長者、助產師及產科醫師的行列，一起被子宮著名又不可預測的派對戲法迷得團團轉吧！

在一張攝於一八七三年的照片中，約翰・布雷克斯頓・希克斯（John Braxton Hicks）雖然略顯古怪，但看起來仍風采翩翩。他是一位卓越的紳士、正值醫學事業巔峰的醫師。[2]他茂盛飄逸的羊排式落腮鬍在雙頰上如扇狀散開，接著於下巴匯聚，就像一條絨毛的繫帶。他向上凝視著遠處，眼神落在攝影師被遮光罩蓋住的身影之外，可能是更高更遠的某處。或許當時的他，這位與懷孕期間最惡名昭彰的狀況之一有著同樣名字的人，已經在展望自己未來傑出的成就。也許他知道，未來世界各地的女性都可能會在某天緊緊撫著自己緊縮的肚子，一邊咒罵他的名字。（或者說幾乎是他的名字啦，畢竟在我工作的醫院裡還是會接到很多女性打電話來，回報說：「我現在有那個什麼布蘭斯頓・希克斯收縮，還是布雷克斯頓・希克斯收縮啦。」）

從他在薩塞克斯郡的童年時期，直到他從醫的最後幾年，布雷克斯頓・希克斯都深受自然世界之奧妙吸引。他的職業生涯首先從事家庭醫學，後來維多利亞時代在倫敦一些著名的醫院專任產科工作。持續推進職涯生活的同時，他仍舊不停蒐集各種植物與動物，從青苔到蚯蚓都有。每一種生物，無論大或小、無論簡單美麗或複雜地令人驚嘆不已，都讓布雷克斯頓・希克斯深深著迷。欣賞述布雷克斯頓・希克斯的同事將他描述為「一位和藹可親的男人，臉上總是帶著愉快的表情及明亮敏銳的雙眼」。[3]這位好醫師同時還收藏了一系列數量可觀的英國威基伍德瓷器（Wedgewood），或許他選餐具的眼光不表示他同時擁有敏銳的產科洞察力，不過讓我們花一些時間來讚賞這個男人不拘一格的個人特質吧。

一八五八年，他在蓋伊醫院（Guy's Hospital）擔任產科助理醫師，這樣不起眼的開始直到二十五年後，他被任命為那間醫療機構的顧問醫師。布雷克斯頓．希克斯這位醫師逐漸以高產能、好奇心旺盛聞名，在當時這個相對較新的工作角色上，他熱切地拓展其界線。分娩一直被視為一個專門由女性來照護負責的領域，直到在十七及十八世紀時，所謂「男性助產師」或男性產科醫師才開始出現，參與法國及英國皇室的生產。有位男性站在自己床尾，手中可能還拿著如產鉗這種閃亮亮的新發明，成了一種身分地位及精湛技術的象徵，只有最富有、社會地位崇高的女人才有這種待遇，「產科」這個詞彙也因此誕生（「obstetrics」，如其字面上的意思，是一門「站在前方」❶的研究）。傳統民間未受專業訓練的助產師也逐漸被些有錢的菁英視為原始且不潔，但像約翰．布雷克斯頓．希克斯這樣的男性便得以迅速地握有產房內的掌控權（也掌控了產房中正在分娩的身體）。

布雷克斯頓．希克斯似乎有如流星般快速地於醫學領域崛起，他在職涯中發表了一百三十三篇論文。在這些學術研究中，或許最具影響力的一篇就屬布雷克斯頓．希克斯觀察到的現象：無痛的子宮宮縮實際上會在懷孕的每個階段持續發生，但不會真正導致子宮頸擴張。[4]儘管有人質疑，自古以來世世代代的女性就曾經歷並認知到這樣的特性，但是作為有錢的西方白人男性，布雷克斯頓．希克斯是辨認並調查出這種現象的第一人，所以他理所當然就像一位父親為自己偏愛的第一名孩子洗禮一樣，他獻上自己能給予的最高祝福：他自己的名字。「布雷克斯頓．希克斯

❶ 審訂注：該詞彙之拉丁字根obstō即意指站在前方。

收縮」❷（假性宮縮）現在已是孕期常見的術語。話雖如此，要是過去女性的生活經驗也像男性主導的學術界一樣具備同等的重要性，那麼無痛宮縮早就能輕易地以世界各地數百萬名母親中的某位來命名，因為這些母親早就清楚意識到這種宮縮的存在了。

作為男性之中第一位探討這個概念的優秀男人，布雷克斯頓．希克斯也曾碰到反對的聲音，他資深的同事抱有長期固有的意見，認定子宮只有在準備進行分娩時，才會開始突如其來且無法預料地自行收縮。布雷克斯頓．希克斯不得不提醒他的同仁，分娩不僅可以也時常於懷孕期間任何時刻發生，證明子宮因此可以於孕期的任何時刻宮縮。用這位男性自己的話來說：

「對那些年長的產科醫師來說，要向他們解釋在某個特定的時刻或者如孕期屆滿之時，原先一直很被動的子宮，為什麼會突然獲得一股全新的力量，也就是宮縮，這對他們而言非常困難。他們忘記了，早在預產期來臨的很久之前，子宮其實就有排出胎兒的力量，而且在情緒激動或受局部刺激的情況下，子宮很常試著這麼做。然而，經過我多年持續地觀察之後，我已經判定了這樣的事實——從懷孕非常早期的階段，子宮就有自發性地收縮與放鬆的力量及習慣。事實上，早在能夠辨別出一致性的差異時，差不多就是懷孕第三個月時開始……對我來說，子宮這種收縮的持續性發生，毫無疑問地表明這是懷孕的自然狀態，不受外部刺激的影響。」[5]

這些觀察在他們那個時代可能相當激進，但布雷克斯頓．希克斯的懷疑在經過多年的研究與詳細的觀察後，現今也已得到證實。我們明確知道，懷孕中的子宮早在妊娠的第六週開始就會出現有輕微、不規則的宮縮。這些事件在第二孕期、甚至第三孕期前往往不易察覺，直到懷孕的第二、第三孕期時，子宮已經膨脹大到難以忽視它的律動。許多女性對布雷克斯頓．希克斯收縮的描述是，就像一條橡皮筋或腰帶，先是綁緊，然後再放鬆，是能夠察覺的，或許也有點不舒服，但幾乎很少會強烈到感到疼痛。

布雷克斯頓．希克斯明顯深受自然界的魔力所吸引，從蚯蚓到女性之間的任何物種，他都為之著迷，而他也貢獻他的一生來研究這些奇蹟，其中之一便是孕育人類生命的器官的盈虧變化。科學仍舊無法參透，究竟能誘發子宮完全進入產程、啟動分娩的機制是什麼？或許就是某些強而有力的綜合效應，結合了胎兒成熟度和母體的信號，但那些細微的生理變化觸發真正、能使子宮頸擴張的宮縮，神奇的程度足以讓有落腮鬍的傑出男性也興奮不已。我們現在已知，子宮肌肉細胞間具有超級傳導力的間隙聯結（gap junction）在分娩發生的前幾天會增加，這種肌肉纖維的重組能在某個時刻幫助細胞與細胞之間增強電子傳導。再次重申，我們無法得知子宮究竟如何及為何會突然充滿這樣的脈衝能量，這些微小的閃電會如浪潮般一波波地席捲子宮。我們可以將這些波動稱為宮縮、陣痛、痙攣，或簡單地稱為「疼痛」，將宮縮的感覺與宮縮本身混為一談。但無論我們怎麼稱呼它們，宮縮都只有一個目的——帶來新生命。

❷ 審訂注：台灣中文常稱「布雷希氏宮縮」。

「子宮活動」是醫學教科書籍給予宮縮的冷冰冰臨床名稱。子宮活動在女性分娩階段中各異的時刻，無論看起來或感覺起來都會非常不一樣，會依據當下那一刻所需要的精準機制而進行變化，讓未出生的寶寶更接近出生的時刻。在分娩的第一階段，宮縮的波動會用來輕輕地將胎兒向下推往母親的骨盆內，同時靈巧地將寶寶調整到最佳的位置，子宮頸也會變薄、延展並被拉開到寶寶先露部位（presenting part）最低的部分（通常是寶寶頭部）。當分娩持續進行，而子宮頸也已張開到最大的可能直徑，大約是十公分左右，這時宮縮就帶有像是將東西排出般的推進力。子宮不再僅是擠壓而已，隨著每一波宮縮的波動會用力推動胎兒通過骨盆出口，然後再推出陰道。這部分的分娩通常會被稱為「推出」的階段。這時候的分娩在電影或電視上時常被描繪成一個混亂的儀式：一名躺著的女性被指導要做出一連串奇怪的倒數與呼吸法，直到身穿白袍、戴著口罩的醫護人員終於從她顫抖的雙腿間取出一個相當乾淨的小孩。然而，在真實生活中，大部分生產中的身體其實都會有效且無意識地用力推，根本不需要任何的指導。就像我照護的女性問我這個階段會有什麼感覺時，我經常會向她們提出相同的解釋，我告訴她們子宮會自己「往下吐」，大概像是胃部向上將東西嘔吐出來一樣，那是種強烈、反射性且不需要花力氣的動作。然而，我仍有無法回答的問題是那些盯著時鐘的生產者伴侶始終掛在嘴邊的話：「分娩大概會花多久的時間呢？」換句話說，從開始輕微的痙攣到令人難以置信的生產時刻，一個人需要忍受多少次宮縮呢？針對這個問題，子宮從未透露任何意見。每位生產者都是獨一無二的，而每次的生產也是如此，可能只是幾分鐘的事，也可能彷彿無止境的數日。它不受干擾，該發生的時候就會發生，它需要多久時間就會持續多久。

儘管我們仍無法預測分娩何時會發生或持續時間的長短，若是分娩這個步驟有本質上的缺陷的話，人類這個物種也不可能在三十萬年後依然存活下來。我們人類至今的存在都仰賴著女性有能力在對的時間以對的方式在她的子宮內製造出閃爍閃電般的火花，並發射出那些閃電，讓它們能穿越子宮纖維。仍有許多女性悲劇性地死於生產時刻，甚至在已開發國家最富裕的角落，這仍舊持續發生。然而，也有更多的女性在分娩時感覺到那慢慢堆疊、潮起潮落的宮縮，安全地將她們的寶寶帶到這個世上。

在布雷克斯頓．希克斯的那個時代，產科是一個新生的領域，和好幾世代的女人一同成長。如今產科更複雜、更動態，已不再只是「站在前方的科學」了。十七世紀的助產師要是見到他們的後繼者能這樣專精於診斷，以及控制那些過往幾乎會致命的症狀，從子癇前症、妊娠糖尿病甚至是最棘手又危險的胎兒胎位等，肯定會感到十分困惑震驚吧。不過隨著西方醫學和其對子宮的專精研究不斷進步的同時，人們對於子宮的反覆無常也感到越來越氣惱。至今我們仍不知道布雷克斯頓．希克斯收縮發生的原因，也許宮縮是聰明的自我調節機制，為了讓子宮準備進行生產而演化而來，但也可能有些其他不那麼顯而易見的目的。

那麼，那些提早發生的宮縮又是如何呢？為何有些可能導致早發性分娩，也有些可能連續發生好幾天，卻沒有明顯的最終結果？讓我們再花點時間來想想這些令人不便的激躁子宮（irritable uterus）[3]及擁有它們的女性，讓我們再更靠近地觀察、更仔細地聆聽。在我們匆忙地將它當成一項疾病來治療時，我們可能忽略了一個攸關生死的重要訊息。

蕾貝卡．費希拜恩（Rebecca Fischbein）坐在俄亥俄州當地一間醫院的急診室裡，試圖讓自己變得渺小，但對於已經懷孕將近二十週、身懷雙胞胎的人來說，這實在是非常艱困的任務。她的肚子撐得又大又圓，而且非常痠痛，這也是她在幾週內二次前往醫院的原因。醫師簡單地進行檢查、檢測她的尿液，然後判定應該不需要照超音波。護理師在病房內匆忙地走動著，在她聽得到範圍內，蕾貝卡知道他們正在談論她。

「我實在很討人厭。」除了嗶嗶作響的監測器外，她也聽得見那些閒言閒語，並從中如此推斷：「我知道我是位過於焦慮的媽媽，我很討人厭。」她帶著揮之不去的不安與同樣令人不滿的診斷——激躁子宮離開了產科。「激躁子宮」是指子宮沒原因地暴躁、疼痛難忍且令人困擾，這個標籤也差點讓她賠上她兩個雙胞胎寶寶的性命。

蕾貝卡去了急診室卻一無所獲，但是大約正好兩百年前，羅伯．古奇醫師（Dr Robert Gooch）卻因為創造出像這樣差點害死蕾貝卡兩個寶寶的診斷方式而聲名大噪。古奇出生在雅茅斯（Yarmouth），父親是皇家海軍的船長，他在接受各種一般家庭醫學的學徒培訓和醫療訓練之後，職業迅速發展。然而，一次個人危機卻改變了他人生和事業的軌跡：他的妻子和唯一的孩子過世了。[6]這位年輕醫師或許因此著迷於保護母親們的生命，又或許他只是希望在那個曾發生悲劇的地方做個徹底的改變，基於某個原因或這兩個原因皆具，古奇從克洛敦搬到倫敦中心，開始專攻成為男性產科醫師（accoucheur-physician）的領域。

倫敦的女性讓古奇有機會一窺五花八門的產科疾病。在古奇眼中，女性尤其因為其性別上心理和生理上的脆弱，身體才會被各種病痛折磨。一八二九年，也是古奇去世的前一年，他將自己的研究發現記錄下來，當時被視為既偉大又具開創性的文字，是「針對一些女性特有的、最重要的疾病的記述」。這篇論文在倫敦皇家內科醫師學會（the Royal College of Physician）的網站上被高度讚揚，因為它「具有卓越的實用性、男子氣概的口吻，不帶任何無用的字句和虛飾，顯現出對真理的熱愛，看不起任何自信的斷言，憎惡將知識用於獲得聲譽或利益的手段」。[7]那麼，古奇的文字記述究竟有什麼震撼世界的發現，因此被形容得如此有洞察力呢？正是兩個世紀後、好幾千英里遠的地方，蕾貝卡．費希拜恩和她令人困擾的子宮所收到的診斷——子宮痛症（hysteralgia），亦或是所謂的「激躁子宮」。

古奇發現，倫敦的女性經常被一種源自於子宮的痛楚折磨，時常會影響全身，或甚至嚴重到讓整個人虛弱失能。這種痛楚無法預測發生的時刻，也難以緩解，對女性本身甚至是女性的婚姻

❸ 審訂注：這個說法台灣臨床上不太採用。一方面這種描述沒有改變評估與處置的方向。再者，相對於美國，台灣的醫療可近性太好，超音波技術非常普及而便利（且廉價），反而不難做到積極監測。但英語國家仍常見其臨床日常使用；一般的衛教文章會描述其介於有效宮縮與假性宮縮之間。

會造成毀滅性的影響。約翰．G．S．科吉爾醫師（Dr John G. S. Coghill），一位和古奇同時代的人對這種病況做了如下的簡述：

「激躁子宮的症狀……可以簡短地描述為，子宮區域的疼痛，多少算是急性的，以子宮區域為中心發散至腰椎和骼骨區域，然後向下延伸至大腿，而且在身體的某一側（左側）特別明顯。那種痛感持續不斷，若呈現直立姿勢更嚴重，而耗費體力或心理情緒都會使之更加疼痛。」[8]

至於子宮本身，科吉爾這麼記錄著：

「在檢查時，發現子宮極度敏感，即使只以最輕微的方式施壓也難以忍受。」[9]

這只是過往歷史中許多類似的說法之一，將當代對女性特質的想法投射在子宮這個器官上，將個人及其脆弱之處與器官及其功能障礙混為一談。女人和子宮都被視為脆弱、虛弱且易怒，這種看法所遺留至今的影響仍貫穿於產科學的脈絡中。

在古奇描述的第一項研究案例中，闡述了一位想要挑戰社會一致性規範的女性會面臨怎麼樣的危險。一位「無名的年輕女人」，這位古奇的患者於二十四歲時結婚，不久後便有了第一個小孩。初為人母之時，她犯了大罪——做得太多、太過急躁。F．W．麥肯齊（F. W. Mackenzie），另一位與古奇同時代的人當時也在自己的著作中描述這位「女士」，他用文字將她描繪為一位尋求刺激的潑婦，在小孩床邊與派對間來回奔波：

「……在她初次生產後，（她）去了一個時髦的水療場所，在那裡度過了一個忙碌歡愉的冬季。她將早晨時光用於四處拜訪，夜晚則站立於擁擠的派對之中。她失去了食慾，因疲憊而受了許多苦，也開始承受著下腹處出現的刺痛。」[10]

讓她受苦的，究竟是快速的產後恢復造成的困擾？還是那些喝著咖啡的早晨或擁擠的派對導致的？我們永遠無法確切得知究竟是什麼造成她後續的病痛，但其中的訊息十分明確：她做得太過頭了，她為了高級社交場合中更迷人的虛榮而拋棄了作為母親的責任。但治療方法就和這種人格謀殺一樣毫不留情：

「由於疼痛持續加劇，再加上子宮內很漲的感覺，她施用了水蛭，過著節制的生活，好幾個星期都躺在沙發上。這段時間結束後，她理應要康復了，但接下來她的病卻嚴重復發，伴隨下腹劇烈的疼痛及敏感。從那時起，她似乎一直在受苦，並經歷了非常英勇的治療。她在一個星期內被放血了四次……並且接受汞治療，以引起唾液分泌。」[11]

然而，麥肯齊寫著，那位病患最終能夠康復既是因為她忍受了激進的治療，同時也因為她在行為上有極大的改變，他記錄著：

「一切進行過的治療方式是否真有成效，這令人十分懷疑，而她最終的康復……似乎與她整體的健康狀況有所進步，以及她過著非常謹慎小心的生活有關。」[12]

當時有其他被記載下來的案例，講述的都是相似的故事——女人在經過各種緊張與煩亂，或不良的行為後，子宮痛症便找上門來：伍德格太太（Mrs Woodger）的「不適」在她母親過世之後發生；華德太太（Mrs Ward）是位有五個小孩的媽媽（包含一名死產的小孩），自結婚以來就一直「極度焦慮」；單身的羅斯小姐（Miss Ross），她的「子宮疾病」被認定與她作為女裁縫師的工作有直接的關係：

「一個處境艱難且收入微薄的職業，需要長時間工作且久坐的生活方式。」[13]

如今這些女性對我們而言有如平面的幽靈，她們所遭受的身體痛楚和情緒創傷，只剩下一些鬼魅般的痕跡。早期的產科醫師如古奇或麥肯齊，總急於在過程中進行病理化並歸類，藉此在同行間得到聲望的榮譽，於是他們過於急切地蒐集這些各式各樣的故事，一併放入「激躁子宮」籠統的範疇之下。閱讀在他們幾世紀前就寫下的文字，我們可以推測那些女性疾病的真正根源：有些人在月經期間前後會持續疼痛，其實是患有我們現今所知的子宮內膜異位症（endometriosis），一種令人衰弱卻仍時常被誤診的病況。而其他的案例，像那位不幸的年輕社交名媛，可能在產後患有某種現今也很常見的子宮感染，這種疾病與她的社交生活或任何被他人認為是拋棄母職的作為完全無關。還有其他案例或許只是因為悲痛而備受折磨（像是失去親人的伍德格太太），或因不快樂的婚姻和幾乎不間斷的生育所積累的壓力（華德太太），又或是令人疲憊不堪的計時工作（羅斯小姐）。然而，無論是哪個案例，子宮的疾病都被歸咎於女性的錯誤過失，而這種不公正只能透過更仔細閱讀她們的故事，以及更深入地研究她們所處的社會歷史背景來修正。

儘管每則研究案例都詳細記錄著每位女性個人的獨特歷史與子宮痛症，但是將全部拼湊在一起時，卻成了一幅痛苦的馬賽克拼貼畫。不論是失去親人、工作過勞的或是不快樂的人，我們只能想像她們的痛苦，以及迫使她們進入倫敦醫院大門的那種絕望。古奇和他的同僚似乎樂見那些女性的到來，讓他們有機會實驗治療方法，但那些治療方法肯定與她們想尋求治療的症狀同樣令人絕望。對於倫敦產科醫院的男性學者來說，任由近期出現的子宮痛症不受控制地進展下去的風險，遠比使用水蛭等實驗性的治療方法帶來的危險性更高。的確，這些早期的產科醫師相信，透過治療子宮痛症，他們扮演了重要的社會角色：確保他們照護的女性能保有性方面的可用性，藉此確保她們能享有身為人母的成就。

在古奇一八九五年版本的重要著作中，羅伯·弗格森（Robert Ferguson）撰寫了序言，詳細解釋了為何當女性患有激躁子宮時，會帶來嚴重的社會威脅。在他眼中，因為子宮痛症而造成的性功能障礙，比任何其他副作用都更危險，疼痛的子宮會導致其相鄰的陰道出現問題：

「如此極度敏感，以致無法承受性交。確實在某些案例中，這種情況會導致關係破裂，而失衡的神經性力量則預示著更大的災禍，甚至導致精神失常……在多數案例中，情慾的元素全被消磨殆盡，所有的性交都令人害怕或厭惡。」[14]

弗格森描繪出了一幅驚人的畫面，這種對親密關係的厭惡會導致一組又一組家庭的分崩離析。他寫道：

「丈夫們被疏遠，孩子們被忽視，而家庭也被剝奪一切最神聖的影響力。」[15]

在這樣的背景下，產科醫師不只是男性醫療人員，他還有可能是社會的救世主，有能力治療陰道，讓女性快樂地回到婚姻的床笫之間，也因此能防止神聖不容侵犯的家庭單位瓦解。為了追尋這個不容置疑的重要目標，那些奇怪的副作用肯定也能被大家忍受吧？

從現代眼光看來，過去關於子宮痛症的觀念顯然有誤，而那些相關的治療方法，如放血或其他相似的方法，或許也會被歸類為江湖術士的旁門左道。那麼，當你得知此事肯定會感到很驚訝，歷經近兩百年的醫學和社會進展，仍有許多現代的婦產科醫師廣泛採用「激躁子宮」作為診斷，雖然欠缺任何實質證據能支持這種病症的存在。確實，這個術語的使用實在太過普遍了，就連我直到非常近期都以為那是種可信的疾病，符合所有常見的診斷與治療的規範指引。

作為助產師，我照顧過無數的女性，她們在預產期前就出現疼痛的宮縮，卻沒有隨之而來的子宮頸擴張。我站在她們的床邊，看著同樣無數醫師搔搔頭，說道：「你並沒有進入分娩階段。」那些女性通常會這麼被告知，但她的不適卻沒有任何清楚的解釋。因為醫師的話語和她身體疼痛的訊號恰恰相反，那些女性通常會十分困惑，直到她們收到一個帶有權威性的替代解釋：「你只是有激躁子宮而已。」在藍色床簾的隔間之中，那位女性的命運僅僅因為這四個字就被具有決定性知識的人們決定了：她暫時不會經歷什麼戲劇性的情況，寶寶還沒有要出生，時機未到。監測器被關上，用過的手套和窺陰器（speculums）被扔進垃圾桶，開了止痛藥，接著就請那位女性離開，就像一般常見的說法，這一切「就此結案」了。

好吧，我常會這麼想，沒問題。我已經提供醫師開立的止痛藥了，我請那位女性與她的疼痛共處，很快地就要迎接下一位病患，下一個有待貼上標籤、解決並結案的謎題。不過，至少對我而言，研究這本書揭示了產科學領域中的一個盲點，就像它那個不正當的表親敵意子宮，激躁子宮在現今的臨床文獻中幾乎未被提及。確實，世界衛生組織在其《國際疾病分類》（*International Classification of Diseases*, ICDs）中的一個子集〈其他宮縮乏力〉（Other uterine inertia）中曾簡短提及這個術語，這是一份可依健康狀況申請保險計費的條列清單，激躁子宮就列在同樣模糊且具有貶義的類別「鬆弛分娩」和「不良宮縮」之下[16]；然而，經過更廣泛的搜尋後顯示，英國或美國監管產科的機構並沒有定義或認可該術語。儘管如此，「激躁子宮」卻依然在床邊徘徊，就像古奇和他的同僚那些早期學習「站在前方」這門藝術的醫師們，宛如幽靈般模糊無形的殘影，阻礙了我們的視野，使我們無法清晰地看見我們主要關切的核心女性。

對蕾貝卡・費希拜恩而言，被診斷為激躁子宮幾乎成了致命阻礙。她現在是東北俄亥俄醫學大學家庭及社區醫學（Northeast Ohio Medical University, Family and Community Medicine）的助理教授，蕾貝卡明白，在存有隱藏偏見的醫療保健領域中，自己具備的所有特質往往會讓她受到保護，她是一名白人、健康且受良好教育。自從得知自己懷了一對雙胞胎之後，她感覺自己已經準備好要面對未來的一切事物，並自信地認為她明白自己擁有哪些選擇，在必要時也能為自己發聲。她安然無恙地度過了前面幾個月，但當她進入第二孕期時，蕾貝卡「就是覺得有哪裡不太對勁」。宮縮一開始是無痛而間歇性的，卻很快變得持續不斷且不適。

「我就是覺得有什麼地方出了問題。」她回想著。

當我們視訊時，那件事早已過了好幾年；然而，儘管已經過了好一段時間、我們之間也隔著好幾千英里，她的挫敗感仍然再清楚不過。她告訴我，她去了當地醫院的急診室，而當她說到自己被注射靜脈點滴後就被請回家時，她的聲音因為質疑而變得尖銳。得不到任何的解釋，也沒有任何討論。她告訴我，她感覺自己就像是個討厭鬼。

又過了幾週之後，蕾貝卡的疼痛變得更持久，而且痛得更難以忽視，但二度前往急診室的經歷卻比前一次更令人失望。

「我又打了一次電話，然後去了那裡。」她回憶著。「但同樣的情況再次發生。仍然沒有任何的檢測，也不為我照超音波。」起初她感覺很失望，甚至覺得自己被打發，但當她坐在自己隔間的病床上，聽著四周急診室內的喧囂時，她突然意識到她最消極的猜疑被證實，她的確被嘲弄了。她說道：「我發誓，我不小心聽見那些護士嘲笑我……她們沒有明確說我是位歇斯底里的母親，但我覺得她們差不多就是那個意思。我能聽見她們正在笑我，好像我反應過度，沒來由地發瘋一樣。」那些醫護人員對蕾貝卡的疼痛似乎也同樣十分困惑，於是她帶著「激躁子宮」的診斷被請回家，並被建議依照原先下一次的約診時間再來醫院產科報到就好。

她在之後回憶起這些事件時寫道：「我只是擁有一個激躁的子宮，卻同時激怒了我身旁的專業醫療照護人員。」[17]

蕾貝卡度過了下一次產科回診檢查前的兩週時間，每天幾乎都身處不間斷的疼痛與擔憂。她的「激躁子宮」讓她如此不適，所以她大部分時間都得坐在或躺在床上。直到她要照第二十週超音波的日子終於到來時，那位超音波技師臉上的表情證實了蕾貝卡的身體一直在告訴她的事——她的懷孕出現了很大、很大的問題。雙胞胎的其中一個胎兒被過多的羊水包圍，但另外一個小小的胎兒則不尋常地安靜，幾乎沒有羊水包圍，還「黏在」子宮壁上。

蕾貝卡回憶道：「有趣的是那名超音波技師居然跟我們說了她的想法，我想他們通常不會這麼做。我們當時覺得，現在到底發生了什麼事？到底是哪裡出了差錯？」蕾貝卡和她先生仔細地看著螢幕，他們的寶寶們（他們當下已知道是兩名女孩）在她們不對等的羊水裡浮動著，一片模糊及灰暗，那位超音波技師向他們解釋這個情況的緊急性，隨著蕾貝卡長達幾週的疼痛持續惡化，就這樣未被發現且忽視了。

「她說：『我認為這是雙胞胎輸血症候群。』接著就跑去找醫師了。」蕾貝卡現在知道了，也花了好幾年的時間研究這種病況，也為其他處於相同處境的媽媽們發聲，就如同她現在所知道的，雙胞胎輸血症候群（twin-to-twin transfusion syndrome, TTTS）發生在當雙胞胎共用的同一個胎盤血管出現異常時，會導致其中一個胎兒（即「供血者」〔donor〕）失去血液及維生養分，而另外一個為「接受者」（recipient）的胎兒則會接收過多的血液，面臨心臟負荷過重的危機。當時，蕾貝卡的兩個女兒危在旦夕，面臨嚴重疾病或甚至死亡的風險，而且已持續了好幾週的時間。雖然她感到疼痛、不斷打電話給她的醫師，也多次掛急診，卻沒有人想到要早點幫她進行掃描檢查，或許這就能避免災難發生。但似乎沒有人願意聆聽。

可想而知，當蕾貝卡得知新的診斷時十分崩潰，很害怕會失去她的雙胞胎，也因為技師提供建議的急迫性而感到震驚。她告訴我，在照完超音波之後：「他們要我們在走廊上等候。我只記得當時我放聲大哭，身旁還有許多孕婦經過。當我們終於進入診間並和醫師談話時，她就只是說：『好，你接下來的孕期都不能再繼續工作了。我們會將你轉介給處理高危險妊娠的醫師（母胎醫學專科醫師）。你們現在就得開車去那裡，大約兩天內的時間你就要南下前往辛辛那堤動手術，但（你的寶寶們）有很高的機會無法存活。』說真的，這簡直太令人傷心欲絕了。」

蕾貝卡依照她的指示進行：她重新調整工作時間，去見了那名專科醫師，然後也動了緊急手術，那場手術讓她得以繼續懷孕，最終生下兩名健康的女孩。她說，當時的她非常感激。「我的意思是，我當時實在太天真了。」她回憶道：「我就那樣接受了這件事，有點像是『好吧，我猜大概也只能這麼做吧』，因為如果不進行治療，雙胞胎輸血症候群的死亡率是百分之八十到百分之百。所以，沒錯，這算是個奇蹟了，你知道的，我的女孩們成功活下來了。」然而，隨著時間過去，當蕾貝卡回想起之前失敗的醫療照護，以及她差點變成一場災難的懷孕結果，她的感激之情便消沉變了味。她說道：「我當時真的好生氣。我的意思是，這所有的診斷錯誤……我之前也一再抱怨過了。他們明明就有好多次機會，只要做一個簡單的超音波檢查就可以更早地發現（雙胞胎輸血症候群）。我花了很長一段時間才平息那股怒火。」

如同許多因懷孕和生產留下創傷的母親一樣，蕾貝卡將她的憤怒化為行動，投入多年的研究來瞭解那些遇上雙胞胎輸血症候群的女性經驗，並在曾讓她大失所望的醫療體系內幫助指引其他人找到方向。針對患有雙胞胎輸血症候群的三百六十七位女性的一項主要研究中，蕾貝卡和她的合著者發現：有超過一半的媽媽們也曾有症狀出現，並告知她們的醫療照護單位，卻覺得自己的抱怨被忽視了。

她說道：「我研究的重點在於患者的聲音至關重要。我們必須為自己發聲。女性最瞭解自己的身體。如果一位女性感覺哪裡不對勁，那或許真的有什麼問題。患者與醫療提供者之間存有非常懸殊的權力不對等，而我們往往只是接受他們的說法，比如，『好吧，他們是專家，他們才懂。』然而，你必須堅持奮鬥下去。」

確實，並非所有被誤診「激躁子宮」的女性都會面臨攸關生死的疾病。有些可能比胃部不適或泌尿道感染還無關緊要，前述兩種症狀都是已知會在懷孕期間造成痙攣的情況。的確，也有些人在未發現原因的「結案」之後，也沒受到什麼嚴重後果的影響。然而，蕾貝卡的故事闡明了，接受像「激躁子宮」這種術語並將其放入產科常見用語中，可能存在著危險性。這種由男性創造出來的術語，是他們急於在新興專業領域中留下自己的印記，最初被用來作為一系列身心症狀的統稱，但這個術語及其應用的範圍，已經超出古奇和他同時代的人們所無法想像的程度。由於欠缺清楚的定義，而其治療方案經常得依靠猜測，因此「激躁子宮」是個危險的誤稱。這個術語忽視了讓孕婦疼痛的根本原因，也削弱了她們身體內在知識的價值。

像蕾貝卡這樣的許多女性，如華德太太、伍德格太太，或是那位「度過了一個忙碌歡愉的冬季」便使她衰弱的不知名社交名媛，長久以來都被人們忽視。我們可能認為我們這個時代早已大步跨過十九世紀產科醫院，以及院內工作者陳舊過時的觀念，但是若我們持續將女性和她的子宮混為一談，將其看作是一套麻煩的組合，又激躁（irritable）又惹人厭（irritating），那麼我們根本就沒有比我們的前人進步多少。我們希望子宮以特定的方式按部就班、符合工業便利的方式運作；我們寫下不少篇幅、條款繁多的指導方針，然後在這些狹窄的目標中內行事。我們「站在前方」，像是產科這個字原本指涉的涵義；然而，就如同蕾貝卡．費希拜恩的故事所闡述的重點，有時候我們會停止看見或聽見那些真正重要的事。

⑥

分娩：

催產素
與
符合金髮女孩原則的精準宮縮

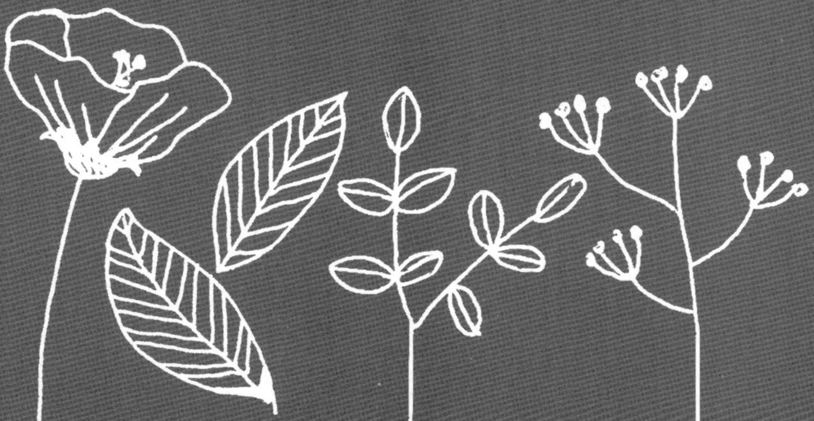

時值二〇一一年，當時我在產房擔任實習助產師。在我面前躺在床上的婦女，正和她的伴侶吵得不可開交，因為他沒幫她將她要的那件內衣放入她的待產包裡。然而，他們的爭吵卻逐漸褪去化作白噪音。我唯一聽見的聲音，也是此刻對我來說最重要的聲音，來自我的導師貝蒂（Betty）。[1]她是位態度直率的資深助產師，對於我能力不足的容忍度已逐漸降低。在歷經幾週針對我技術與毅力的評估之後，今晚貝蒂要向我展示如何操作一項現代產科領域最重要的任務之一。我要學習的不是如何接住寶寶，這件事我在去年第一次輪班後的幾分鐘就已經歷過了，當時我的雙手拚命緊抓著速度驚人有如子彈的嬰兒，滑溜溜又飛快朝我衝來。我要學習的也不是如何縫補撕裂傷，那是我之後才會學的事，一想到要將一根鉤針輕鬆穿過另一個人嬌嫩柔軟的肉體，我內心就充滿驚愕與緊張。都不是的，就在今夜，就在女巫們施展法術的清晨四點，那個疲憊將使每個動作都顯得寫實又虛幻的時刻，我要學習如何施展一項最特別又最祕密的巫術——引產。

躺在床上的女人看起來比我還要疲倦，她的寶寶超過了預產期近兩週都還沒有出來，她已經在待產室中走來走去好幾天了，腹部痙攣不斷，只能等待著天時地利人和的完美機緣，人員配置及床位安排都到位，進而預告她即將進入產房。終於，在她不安寧地打盹片刻後，她感覺到有隻手晃了晃她的肩膀，有個聲音告訴她：「他們可以帶你去了。」現在，她揉揉睡眼惺忪的雙眼，套著一件無數小字印有「醫院財產」的輕薄棉質長袍，她就在這裡。貝蒂以不帶情感、假裝莊嚴的口吻宣告，她總算「走到這一步」了。而我，被賦予了得要讓「它」發生的任務。

就像廚師們為精心製作的大餐進行準備一樣，我和我的導師將所需的材料從產房四周的櫥櫃、抽屜和冰箱取出，再小心地將它們擺放成堆，放置在房間內的金屬手推車上。有一包半公升的電解液、即將插入女性靜脈的導管，以及將二者連接起來的彎曲塑膠管子。裝在色彩鮮豔的塑膠包裝中的針和注射器看起來就像糖果，我們將用它們來抽取和注入放在推車邊緣的藥物，而藥物裝在大小不超過我拇指指尖的小玻璃瓶中。

「私釀烈酒。」貝蒂說道。她高舉小玻璃瓶，在順著金屬支架從天花板延伸下來的檢查燈下，在冷色光線下檢視著。小小的瓶子內只有一毫升的液體。我的導師將其前後傾斜，並沿著玻璃瓶身繞圈搖晃著液體，就像位驕傲的侍酒師。「這是好東西啊。」她宣告著，將上面的標籤展示給我看。「Syntocinon注射液，一毫升內含十國際單位。」下一秒，我便感受到了意念的轉變，她的下巴稍微緊繃，房內有著微不可察的變化。她用指甲輕彈瓶頸處的一個白色小點，一下、兩下、三下，接著以拇指和食指抓住瓶口頂端，將瓶口俐落地拔掉。貝蒂靜止了一會兒，讓瓶身碎裂的聲響在房內迴盪著，接著動作又變得十分迅速，這一切都嫻熟而有目的。

當她將Syntocinon注射液抽入一支針筒中，接著注射到更大的輸液袋的連接處時，我應該要全神貫注地仔細看才對。她正說著關於換針頭的事，還有得將袋子平放並從某個特定角度刺穿，才不會刺傷自己。這件事很重要，我知道，在控制另外一具身體時，我們也得讓自己的身體保持完好無損。然而，我心裡只想著她手掌細紋中那些微塵般的玻璃粉末。在這個介於黑夜和白晝、孕育和誕生之間的過度時刻，貝蒂是一位暗夜女王，在她繼續進行她的鍊金術時，閃爍著仙子般的彩虹光芒。我瞪大雙眼、口乾舌燥地站在她身邊。我們即將要讓某件事發生了，而在未來多年的日子裡，我也將會為了成千上萬的女性一次又一次地重複同樣的過程。我將會努力勸誘動作遲緩的子宮，直到它們強烈地、快速地、用力地收縮。我將使她們進入產程。在未來的許多年內，我仍不斷地想著，這樣的事情究竟是魔法還是瘋狂？每當我手中的玻璃瓶碎裂聲響起，這個問題就會隨其迴盪不去。

羅伯．古奇、布雷克斯頓．希克斯和蕾貝卡．費希拜恩，他們都讓我們見識到了在懷孕期數未滿之前，子宮會緊縮和陣痛，如此危險又特異詭譎，有時又十分正常的特性。儘管如此，那麼懷孕甚至已遠超過預產期，還硬是要緩慢登場的宮縮又是如何呢？它們讓待產中的媽媽感到挫敗，也讓照顧她的護理師變成看著時鐘等下班的人。甚至，那些在看似順利的分娩過程中突然減緩或停止的宮縮又是如何呢？長久以來，醫學界都用一種產科的雙步驟來回應這些斷斷續續的停滯與假裝的開始——倘若出現挫敗，就要迅速地介入其中。

從維多利亞時期倫敦的產科醫院到現今現代化的分娩產房，醫師和助產師們都像在追尋聖杯一樣，用上各種器械和藥物的方法來尋找那個符合金髮女孩（Goldilocks）原則的精準宮縮，亦即不會太慢也不會太快的宮縮速度，時機既不會太早，也不會太晚。就像童話故事裡那三隻熊的最後一碗粥一樣，符合金髮女孩原則的宮縮就是「恰到好處」。這種宮縮的存在既能確保母親和孩子的安全，同時也能配合現代產科單位工業化的時程表。這種精準宮縮既符合產婦的需求，也與她分娩時的環境相符。

身為一名在忙碌都市醫院工作的助產師，我也被告知必須追尋這種目標。高風險懷孕及有著複雜醫療史的產婦會來尋求我們的協助。然而，時常發生的是，那些標準又健康符合產科越來越狹窄的「正常」定義的人們，一旦踏入診間的門檻內，很快就會被捲入醫療介入的海嘯中。雖然我一開始接受培訓時，也是對分娩身體的力量和智慧堅信不移的虔誠信徒，現今我內心深處仍對這些價值抱持著熱情的信念，但環境和文化的壓力卻讓我成為同謀，時常徒勞無功地一起尋找這「完美」的宮縮。

在貝蒂和其他數不清的導師及同事的指導下，他們大多都立意良善，卻也都得在這嚴格、需要迴避風險且規模宏大的體系之中工作，我曾以數百萬種不同的方式仔細檢查、監測、歡迎和咒罵過反覆無常的子宮。我曾用手輕觸過我們冷冰冰地稱呼著的「子宮活動」，將我的手放在被硬膜外麻醉麻痺的腹部上，感受那股緊繃的壓力；我曾看著病床旁監測器螢幕上幽靈般綠色的數值起起落落。我曾看過當女人的表情從微笑變成痛苦的扭曲，在身體被數百萬條纖維一起繃緊抓住時；我曾聽過分娩中的人們大聲呼喊著，同時讚美著上帝卻又要咒罵著自己的身體和丈夫；我也曾聆聽著那預告著要開始用力推、如呻吟的嘆息聲。我曾因為這些畫面與聲音之美而驚嘆不已，但我也要承認，很多時候我也曾對我眼前的子宮失去信心。儘管我一直抱持著良善的意圖，總是祈求著能有快速、平安且喜悅的生產，但我也必須承認，隨著時間推移，我也受到身邊的人影響，會輕聲地說「她情況不太好」，又或是有「她現在遇上了困難」等想法。我知道，雖然只有一小步，卻是令人懼怕的一個飛躍，這是某位產科醫師曾對我一位助產師朋友說過的話。「有些女人的子宮就是太爛了。」那位產科醫師曾如此說道，他這句話的本意是為了安慰，當時在某一次的分娩，大家都盡了最大努力卻遲遲沒有進展。然而，這種話語會造成無可避免的傷害，或如有些人會說的，難以原諒。

❀ ❀ ❀

因此，為了誘導那些子宮做出行動，無論是想讓產婦和胎兒能有最佳的結果，或是想要符合醫療體系的時程表，又或是模糊地參雜著兩個目的，我們打開了那罐魔法瓶，並啟動了引產的程序。每一天，在世界各地的醫院都有著數以千計像我和貝蒂的助產師們進行著準備：汲取一針管的合成催產素，將其注射至一袋液體內，再用注射泵將強而有力的荷爾蒙脈衝發送出去。最初一小時只會送出幾滴到產婦身體的血流之中，然後接著就越來越多、越來越多。催產素常被稱為「愛的荷爾蒙」，在親密關係體現的時刻的確會被分泌出來，包含迷戀及性高潮時。然而，催產素最重要的作用或許是負責啟動及維持子宮的宮縮，以排出胎兒和胎盤。而在生產後最初的時間內，催產素也會被大量的釋放，促成一段重要且強烈的親子連結時光，現在常被助產師稱作是「黃金時刻」。

要進行引產的理由幾乎快要和那些進行引產的身體一樣多。在很多的案例中會提供這樣的療程，原因是寶寶已經延遲出生或所謂「過了預產期」，然而預產期本身其實並不是準確的科學，而胎兒成熟的臨界點也是出於主觀的評估❶。有些研究顯示，當孕期接近或已超過預估的預產期兩週時，會增加胎盤功能不全的風險，從母體到胎兒的血液、氧氣與養分的供給量會危險地減少。基於這些數據也衍伸出了各種不同的引產流程，有些國家會採用固定的流程，在孕期的第三十九週（預產期的前一週）就進行引產程序，顯然希望能避免過期妊娠的任何風險。也有很多醫師會等到第四十、四十一、四十二週，甚至更長一段時間，無論是為了想多給自然生產一些機會，還是想要多空出一些醫院病床，或者兩者兼而有之。在任何讓胎兒出來比待在產婦肚子裡面好的情況下，也都會建議引產。例如，如果有證據顯示寶寶的成長速度已經逐漸趨緩，或是相反地，寶寶似乎已經長得太大了，要是再繼續等待自然生產可能會有傷害產婦與孩子的風險，便會建議引產。胎動減少也是另一個引產的常見原因，因為寶寶比較少踢或翻滾，可能代表有胎兒健康狀況出現問題；羊水液減少同樣是另一個進行引產的原因。

近幾年來，引產的理由似乎又更多樣了。除了上述常見卻相反的兩個原因，也就是「寶寶太

❶ 審訂注：以胎兒肺部的成熟度來說，歷史上是有一些相對客觀的評估方式，或許具侵入性（抽羊水檢測），或許需要特定影像技術（例如定量超音波或磁振造影）。但近年越來越少進行這個評估，因為若需要提早生產，多半是母胎有其他更顯著的風險，時間許可則會施打促進肺泡成熟的類固醇。

小」或「寶寶過大」之外，引產也可能會被例行性地提供給某些孕婦：譬如是透過輔助受孕技術促成的懷孕，或是孕婦超過某個特定年齡（那個年齡數字通常被任意決定且會不斷改變），或孕婦患有糖尿病，又或是出現某種特定情況，像是嚴重的骨盆疼痛，痛得難以承受而無法等到懷孕期滿等。此外，也有越來越多的「社會性」或選擇性引產，出於新生兒父母的喜好（和醫療服務的供應情況）來決定將要進行分娩的日期。

隨著引產被廣泛接受的原因變得越來越多，也越來越有創意，因此接受該流程的產婦數量也出現指數型的激增。從二〇二〇到二一年，在美國和英國有將近三分之一出生登記的寶寶是透過引產生出來的。[2,3]除此之外，值得注意的是，這些數字並不包括那些最初是自然生產，但後來使用合成催產素「增強」或加速生產流程的案例，這種加強流程通常發生在宮縮變得緩慢或停滯時，尤其會發生在分娩比較後期的階段。在全球各地針對這種醫療介入的統計數字似乎並不完整，或許這也反映了採用該方式來「幫助」分娩已是確實常見的事實，常見到不值得一提或是特別被記錄下來。不論進行引產或催生的原因是什麼，作用的機制基本上都一樣：合成催產素，那個負責啟動宮縮的荷爾蒙，以不斷增加❷的劑量被注射至靜脈當中。無論準備好了沒，那個蟄伏不動或動作緩慢的子宮都會被喚醒。首先會有點不太舒服，接著是疼痛和抽搐，然後是劇烈陣痛和猛烈的收縮，最後是數十億的肌肉纖維齊心協力，朝著生產爆發性的結局推進。

即使將藥物引發的和輔助加強的生育都納入考量，（在產程中有）接受合成催產素的女性，實際人數仍無疑比統計人數高出許多。合成催產素這個藥品不只被廣泛地使用在分娩階段，也幾乎被普遍用在已開發或開發中國家，來使產婦加速胎盤娩出，或使產後出血的風險最小化。在沒有使用藥物的情況下，生孩子的第三階段和最後階段時，子宮在排出胎兒之後會啟動一連串複雜卻又有用的發展，子宮肌肉會持續地收縮，但以一種能促使子宮內膜中的血管有效地自行閉合的方式進行。這些常被稱作是「綁紮血管，自然止血」（living ligatures）的作用，能促使胎盤從原本位置脫落，並產生生理上能夠承受的血液流失（通常大約是五百毫升或更少）。若過程進行順利，通常會在一個小時內結束，只靠著「母親的力量」來幫忙，那是一股自發的壓力感，鼓勵女性往下用力推，將懷孕最後的殘留物排出體外。

然而，隨著合成催產素的出現，也出現了全新的流程，而該流程現今於生育界幾乎已蔚為主流。差不多是在寶寶出生時或那之後，合成催產素便會被以肌肉注射的方式施予產婦，臍帶會被夾住，然後以穩定而有力的力量拉動臍帶，讓胎盤和胎膜脫落，過程大約五到十分鐘左右。[4] 這個執行方式被稱作分娩第三階段和最後階段的「主動管理」，這種方式似乎也已被廣泛使用，成為例行性的醫療介入，因此在國家官方的系統文獻中也沒有留下紀錄。然而，一份在英國針對超過四千位生育專業醫療人員進行的調查報告顯示，九十三%的產科醫師與七十三%的助產師回覆「總是或經常」會使用這種主動管理的方式。[5]

❷ 審訂注：一般來說是Taylor to effect，調整至最小有效劑量。

雖然逐一查閱生育普查數據可能會讓人感到非常枯燥，但我在此附上這些數據，僅是為了證明合成荷爾蒙在分娩過程中的使用已是如此普遍。讓我們簡單地以子宮的角度來詮釋這個數據：在西方國家的世界中，大約有三十％的子宮是被合成催產素推向分娩的；當分娩開始後，有更多未知數量的子宮被施予這個荷爾蒙以促進更長、更強勁且更頻繁的宮縮；另外，還有一些數字未確定、但幾乎能肯定數量更多的子宮被施予催產素，以確保胎盤與它的胎膜能更快、更乾淨（在某些情況，但不是所有的情況下）也更安全地排出。簡單地說，如果你是身處二十一世紀的產婦，在你分娩的開始、中間和結束時的某個時刻，你會有非常高的機率被告知你的子宮表現得不夠好，你子宮的力量太微弱、太不規律或太危險。就像俗語所說的：「行動太少，時間太遲。」

我們是怎麼走到這個地步的呢？這趟旅程從好幾年前就已開始，由無數的短跑者和慢跑者相繼接力，每個人都將產科學的接力棒交給下一個人，而其中某些人又比他人更靈巧熟練。幾千年來，不論是要加速分娩或是進行墮胎，助產師和醫療人員都不斷推著子宮往終點線前進。而自從古代文明有記載以來，進行墮胎的流程就一直是生殖健康和自我保健不可或缺的元素。在古埃及、中國與羅馬文明的文字紀錄中就有關於墮胎藥的描述，因而佐證這種人類的基本需求：管控自身的生育能力，並終止不想要或危及生命的身孕。[6]西元前一世紀的希臘內科醫師與外科手術醫師迪奧斯克里德斯（Dioscorides）就曾經讚揚仙客來（cyclamen）植物帶來的收縮反應，根據後人翻譯他的著作，內容寫道：「人們說，如果一個身懷六甲的女人走過這植物的根，就會導致流產；若把這根植物綁在她身上，則會加速分娩。」[7]在接下來的幾千年中，人們使用當時方便取得且有效的天然材料，來「加速」分娩和促使流產。《歐洲藥典》（*The European pharmacopoeia*）中記載著唇萼薄荷（pennyroyal）、芸香（rue）、蒿屬（wormwood）及鼠尾草（sage），而受奴役的非裔及北美原住民女性也使用數種草藥，包含從棉根皮（cotton root）[8]與紅蝴蝶花（the peacock flower）種子提煉的藥品[9]；在那些原先無法控制的情況下，誘導並掌控她們的子宮。艾蜜莉．韋斯特（Emily West）是雷丁大學（University of Reading）的歷史教授，她將墮胎草藥的使用框定為在身體、道德和商業上抵抗的手段：「有些女性會控制自己不要生育更多可能受奴役的小孩，藉此來抵抗奴隸制度。新手母親都會面臨最終要與孩子分離的風險，而且要是她們生了女兒的話，她們深知自己曾經歷過的性暴力也可能會變成女兒的親身經歷。因此女性利用這種抵抗手段來對抗奴隸主對於她們身體的掌控，並保護她們未來的子女免於受到奴役的恐懼。」[10]

這個主題累積的豐富專業知識的深度和廣度不容小覷，在每一塊大陸、每一個世紀，甚至在面對想像不到的壓迫時，懷孕的人與其照護者會創造並分享這些配方，藉此引發並維持子宮宮縮。在許多情況下，這些酊劑和藥水的期望效果也伴隨著令人不愉快，甚至相當危險的副作用，尤其在麥角菌（ergot）的案例中更是如此。麥角菌的特性於中世紀在不幸的意外中被發現，後來被精煉成為現代其中廣泛使用的子宮收縮劑之一。

麥角菌是一種生長在一捆捆裸麥上的真菌，這種物質能大量供應，具有潛在毀滅性的毒性。最初是有人吃了用被麥角菌感染的裸麥麵粉做成的麵包，才因此發現了誤食麥角菌對身體的影響：先是出現靜脈收縮，接著很快地會引發手腳抽搐、痙攣和劇烈灼熱感。麥角中毒因此常被稱為「聖安東尼之火」（St Anthony's Fire）[11]。在十五與十六世紀男性內科醫師手抄的文獻中記載著，發現麥角菌有如此強大的收縮特性之後，助產師很快便開始使用它來觸發或加強產程，以幫助生產及流產。當時有三位德國學者描述了麥角菌在產科疾病上的廣泛使用，人們會準備酊劑和藥粉來治療子宮疼痛，也用於處理產後出血。[12,13,14]到了十八世紀，法國也廣泛流傳著悉心準備麥角菌的做法。在一七七四年時，一封來自法國助產師杜皮耶女士（Madame Dupille）的信件，描述了使用極少量經過稀釋的麥角菌進行催生[15]；讓－巴蒂斯特・戴斯格朗傑醫師（Jean-Baptiste Desgranges）也發現，里昂的助產師會使用麥角菌粉末來達到相同的目的。[16]

點燃了聖安東尼之火的強而有力的真菌，很快也點亮了美洲的醫藥世界。一八〇七年，紐約內科醫師約翰・斯特恩斯（John Stearns）寫了一封信給他的同行，描述麥角菌強大的效力，帶有一種迫切的熱情，像是一位現代藥廠業務代表。斯特恩斯是受過耶魯大學教育的醫師，立志貢獻於清楚明確、以證據為主的醫學界，那也促使他共同創辦了一個專門反對江湖醫術的社群。然而，他卻承認他是從一名「愚昧的蘇格蘭助產師」身上認識了麥角菌。先不論他的職業稱號為何，他對於這個物質的讚賞顯而易見：

> 「它加速了漫長的分娩過程，節省產科醫師們的許多時間，也不會對病患造成任何不良反應。我發現這種粉末有用的一般情況是：當疼痛長時間持續或已經完全消褪，又或是無論如何都無法推出胎兒時……由它引發的疼痛感會格外強烈……在很多案例中，你會很驚訝它的作用突如其來。也因此，在你施予這樣的藥物時得要先完全做好準備，不然在接下來的緊急疼痛下，你只會剩下極少的時間。自從我開始使用這樣的粉末之後，我已經鮮少碰到會需要花上我超過三小時的案例……」[17]

有趣的是，儘管斯特恩斯如此貶損那名助產師，卻立即採用了對方的療法，並將其放入自己的產科技法當中。事實上，從蘇格蘭古老修道院醫院原址「蘇特拉走廊」（Soutra Aisle）考古挖掘並尋得的證據顯示，該國使用麥角菌的歷史可久遠地追溯至十二世紀。[18]根據《發炎：深度醫學與解剖不正義》（*Inflamed: Deep Medicine and the Anatomy of Injustice*，暫譯）的作者魯帕．瑪麗亞醫師（Dr Rupa Marya）與拉傑．帕特爾（Raj Patel）所言，這在西方醫學歷史中是個不斷反覆出現的主題：女性的智慧被男性醫療人員嘲弄貶低，卻同時又要借鑒挪用，讓他們在職涯路途扶搖直上。兩位作者寫道：「女性的醫療知識被竊取，而且女性也一直被當作統治的實驗室。」[19]尤其在尋求控制子宮本身與掌控子宮在生育上的行為時，更能夠深刻地觀察到這樣的現象。

對斯特恩斯而言，子宮就得接受統治，而且越快受到控制越好。他似乎深受麥角菌吸引，因為它有讓生產變得比過往更迅速且更有效率的潛力，他特別大力讚賞那三個小時的時限，將其變成一項獨特的賣點。女性對於這種全新的「具強制性的」、「突如其來的」、「緊急的」分娩的感受是如何，人們只能夠猜想，因為在那位醫師的信件中，她們的意見（以及那位「愚昧」的蘇格蘭助產師可能提及使用麥角菌的好處）顯然不值得一提。至於斯特恩斯為何特別鍾情於麥角菌，勝過其他已在美國盛行的子宮收縮劑和流產藥方，例如美國南方被奴役的黑人女性所使用的棉根皮，也仍然是未解之謎。或許麥角菌在當地蔚為主流也有其在文化上的象徵意義：白人父權主義對於女性體現的智慧幾乎沒有一絲尊重，特別是對有色人種女性。在這種歷史背景之下，現代引產方法也因此誕生。斯特恩斯在一八〇八年發表了《醫學寶典期刊》（*Medical Repository*）[20]，其中記錄的文字中提及他所謂的「*pulvis parturiens*」，也就是「分娩粉末」。在發表之後，分娩方式從此改變，從美國開始，最終擴及全世界。對於子宮這個最不穩定且難以預料的器官，醫師不再手下留情。斯特恩斯與他的同僚迎來產科新世代的曙光，而這個新世代也延續至今。這個新世代以速度和效率為優先，在分娩的生理過程中，耐心、舒適與尊重則不再被重視。「漫長的分娩」似乎就像是個問題，而這樣的問題終於有了解方。符合金髮女孩原則的精準宮縮——時間既不太早也不太晚，速度既不太快也不太慢，這樣的精準宮縮就近在咫尺。

不幸的是，因為任意及過量使用麥角菌，接受這種全新產科「照護」方式的女性很快就開始承受不良反應的折磨。有些醫師太過急躁地想施用這種藥品，違背了謹慎且無疑更安全的「極少量」（thimbleful，如頂針所能承裝的）使用方式，儘管歐洲的助產師歷經先前幾個世紀的臨床實務經驗，在麥角菌的用法上已經更臻細緻。醫師開始發現麥角菌不甚理想的副作用，包含嘔吐、高血壓到高張性子宮收縮，那是一種子宮強力的痙攣，可能導致產婦和胎兒受傷或死亡。與斯特恩斯同時代的大衛・霍薩克（David Hossack）是紐約首間產科醫院的創辦人，面對藥物的反作用，他首當其衝。當他觀察到麥角菌會導致驚人的死產率增加時，霍薩克半開玩笑地說，那個藥物應該更適合被命名為「*pulvis ad mortem*」，即「死亡粉末」。[21]

當麥角菌出現越來越多負面評價，被視為是一種粗暴而有時造成危害的工具，有越來越多的臨床醫師開始尋求其他替代性的引產方法，儘管那些方法也不完全確保安全或絕對成功。奎寧、蓖麻油、陰道灌洗和灌腸等方法在不同圈子中逐漸受到青睞，而採用機械式擴張子宮頸的方法也受到歡迎。有些醫療人員喜歡使用能放入子宮內的充氣袋或導管，也有些人喜歡使用可以擴張的工具，像詹姆斯・辛普森醫師（Dr James Simpson）的「海草擴張器」（Sea-Tangle Tent）❸，拿一根乾的海草插入子宮頸，當它吸收周圍組織的濕氣後，便會緩慢地撐開子宮頸。[22]

醫師們持續使用這些簡陋湊合且往往具風險性的技術，直到一九三五年，倫敦大學學院醫院（London's University College Hospital）有了一項驚人的發明。產科醫師約翰・沙薩・莫伊爾（John Chassar Moir）與生物化學家哈羅德・瓦德・達德利（Harold Ward Dudley）分離出麥角菌中的活性成分，並將其製作成一種相對安全的形式，以靜脈注射或肌肉注射的方式施予。這種全

❸審訂注：又稱為*Laminaria*（海帶屬的學名），台灣俗稱為「海草棒」。現代有將海草莖以無菌製程製造的醫療產品，也有以合成纖維模仿其滲透壓原理製成的產品。相較於其他快速的機械性的擴張器，海草棒較不會造成子宮頸的裂傷。

新藥物被他們稱為「麥角新鹼」（Ergometrine），於生產後的第一週時給予產婦們，預期盡可能減低或防止產後出血的情況發生。產後出血是一種常見但可能致命的情況，若子宮收縮不足，會導致子宮充滿血管的內膜在生產後的幾個小時、幾天甚至幾週後，發生災難性的大量出血。

莫伊爾和達德利寫道，若謹慎施用麥角新鹼，似乎能引發強烈且規律的子宮宮縮，不會出現使用其他成分較不純粹之麥角菌時產生的不良影響：

「然而（其他製劑）在給予足夠劑量以對子宮產生明確作用時，會使病患感到憂鬱、頭痛、噁心，甚至嘔吐，但這種新物質在臨床施以有用的劑量時，顯然不會產生這些副作用。時常看見病患於施用這樣的測試劑量後，還能夠吃下一大份午餐或安然入睡，這也因此能被驗證。」[23]

你可以想像，莫伊爾與達德利得意洋洋地站在病房前方，眼前是打鼾的女性們，上漿熨燙的床單蓋住她們的肚子，裡頭裝滿了蒸布丁和麥角新鹼。這樣被動且平靜的身體景象似乎讓作者充滿了父權的自豪，病房內小憩的女性像是種成就的展現，幾乎跟預防產後大出血一樣傲人。又出現了一個父權主義征服生產領域的例子，讓人不禁唏噓。然而，麥角新鹼的出現卻有一個苦甜的轉折。莫伊爾無私地不尋求這項發現中的專利或利得，堅持麥角新鹼的配方應該自由且公開地提供給世界各地的女性，讓她們得以受益，而達德利也在研究發表當天去世。

當莫伊爾和達德利忙著馴服倫敦女性的子宮時，一位名為文森特．迪維尼奧（Vincent du

Vigneaud）或簡稱「文迪維」（VdV）的年輕科學家，在美國正要掀起一陣橫跨大西洋的巨大浪潮。文森特・迪維尼奧在芝加哥出生，日後同事們稱呼他為「文迪維」，早年便顯現他在發明及效率上的才華。他在高中時就是一位多產的發明家，利用向當地藥劑師買到的材料製作出手工炸藥。高三的那個夏天，年輕的文迪維參加了一項戰時計畫，到城市外的眾多農場之一工作。在農場工作時，他發現自己有天生的才能，可以在一個工作時段內手擠二十頭牛隻的牛乳。之後，他也做了一些像是調製汽水、摘蘋果的工作，以賺取自己就讀化學學位的費用。就這樣，文迪維開始在該領域中穩定地向前邁進，先是拿到了博士學位，接著成為康萊爾大學（Cornell University）的系主任，最終因為研究含各種硫化合物而名揚四海，包含了胰島素及催產素，即愛與分娩的荷爾蒙。[24]

在迪維尼奧出生的前幾年，這種特殊荷爾蒙的存在早已被發現了。一九〇九年，英國生理學家與藥理學家亨利・戴爾爵士（Sir Henry Dale）發現，從腦下腺後葉提煉出的萃取物可以使懷孕中的貓引發子宮收縮。[25]戴爾將這種物質命名為「oxytocin」（催產素），希臘文的意思是「快速生產」。後來，在大西洋的兩端有許多後續的實驗證實這種荷爾蒙具有導致收縮的效用。豚鼠、貓、兔子和狗是最先被以催產素進行引產的幾種動物；接著，有些研究人員開始試驗性地將這種新方法用在女性身上。一九四二年，格拉斯哥大學（University of Glasgow）醫學院學生喬治・霍華德・貝爾（George Howard Bell）在他的博士論文中表示遺憾，因為要將催產素的動物實驗成功轉換到人體遇到了種種困難：

「或許這可以被稱作是一項學術性的研究，但在進行過程中時，我有時候要在盛夏的雨中與被引入牛棚的、頑固的牛群進行搏鬥；而在其他時候，我則要在現代產科醫院一片驚人的潔白中聆聽胎兒的心跳。」[26]

後者的環境與醫院中的病患為他們帶來獨特的挑戰，儘管「頑固的牛群」最終仍會在一陣纏鬥後屈服，但那些通常在未止痛情況下接受荷爾蒙實驗的人類女性，卻要經驗著那些副作用，像是暈厥、噁心、疼痛，甚至在一九四〇年的一次試驗中，曾有過的「一股窒息的感覺」[27]。催產素確實能使奇妙的事發生，然而要分離出催產素卻十分困難，要完善地使用於不同物種也非常具有挑戰性。要人工合成催產素並讓它成為能大量製造的形式，在當時仍舊是遙不可及的夢想。

此時，牛群愛好者兼敏銳的科學家文森特．迪維尼奧登場了。文迪維或許沒有特別熱衷於生孩子的複雜細節，對產後黃金時刻的感性時刻也不特別感興趣，但他卻著迷於這些現象背後的荷爾蒙。一九五五年，他獲頒諾貝爾化學獎，因為他成功分離出催產素，確認了其化學結構，並首次合成出這種荷爾蒙，奠定了現代產科醫學的一個重要里程碑，得以讓合成催產素大量生產，在藥理學上被廣泛應用，商業專利很快也隨之而來。

對迪維尼奧而言，他的發現恰巧適逢於樂觀的戰後世界時代，人們渴望擁抱任何帶有未來承諾的新技術或發明。經歷多年的困苦和奮鬥後，一九五〇年代帶來了一個充滿喜悅和探索的時代。家庭團聚在第一批彩色電視機前，穿著短襪的青少年隨著密紋唱片播放的音樂跳著舞，蘇聯也發射了他們的人造衛星「斯普特尼克號」（Sputnik）。夢想都成了現實，而那些不可能都成真了。醫學也難免受到太空時代的進展所吸引：如果俄羅斯人都能發射火箭繞行地球周圍，那麼在人體「內部太空」的疆域上也能實現類似的奇蹟嗎？

在一波極速進步的浪潮中，這種前進的速度之快，可能連當時仍在調製汽水的年輕文迪維都會為之震驚。世界各地的產科醫師紛紛把握合成催產素，認為它能將產科醫學推向一條更高且更快的全新軌道。在他於一九五三年發表初始研究結果的幾個月內，甚至該藥物在美國及其他國家獲得使用許可之前，醫療人員早已開始測試合成催產素用在子宮上的效果了。在賓夕凡尼亞大學醫院（University of Pennsylvania Hospital），產科醫師愛德華·比夏（Edward Bishop）忙著試驗一種令人興奮、被稱作是「選擇性引產」（elective induction of labour）的新流程。在流程中，他使用了各種不同序列變化的催產素施用與人工破水（人工方式使胎兒羊膜破裂、羊水流出）來啟動與加速分娩。在實施了一千次這樣的引產之後，比夏判定四個小時為「最佳」的分娩持續時間[28]，這也呼應了約翰·斯特恩斯所謂的三小時病床拜訪時間。而那四小時的最佳分娩時間，對於任何觀察過自發性、未施藥的生產，知道平均生產時數更長的人們而言，或許也會感到詫異❹。就如同在斯特恩斯的時代，分娩被重新設定為一個有待解決的問題，不過這次在景仰太空年代的一九五〇年代，人們重新將子宮想像成一台可供操縱的機器，在嚴格的參數控制下便能展現效率並符合期待。

為了強化這個模型，比夏甚至創造出了一種評分機制，根據女性身體的各種條件來為女人的身體「打分數」，項目包括子宮頸的成熟度。甚至到了今日，這個被稱為「比夏計分」（Bishop Score）的評分系統仍被廣泛使用，用來判定分娩開始時那個子宮有多「不錯」（favourable）。同年，來自紐約的產科醫師伊曼紐・傅利曼（Emanuel Friedman）利用一項針對五百位女性的研究（其中部分女性被施予合成催產素），來判定子宮頸擴張的平均速率。[29]其研究結果所繪製出的圖表稱作傅利曼曲線（Friedman's Curve）❺，就像比夏計分一樣，至今在世界各地的現代生產環境仍用來作為指導管理協議及指引。這些指仍被廣泛地視為產科的信仰，儘管這些指南最初的研究樣本數量都相對較小，但後續如雨後春筍般出現的研究也驗證了，子宮頸在分娩時擴張的速率可能有極大的個體差異，卻依然能迎來安全且成功的生產（就像產婦們和助產師長久以來早就知道的一樣）。

在這個全新的機械化模型之中，顯而易見且持續貫穿的主題正是文迪維的那個神奇藥物：合成催產素。對這種物質授權許可的急切程度，幾乎就像是要趕著加速引產一樣。從一九五五到五六年之間，這種人造荷爾蒙首先在美國被派克－戴維斯藥廠（Parke-Davis）以「Pitocin」之名取得藥物授權許可，接著歐洲的山德士（Sandoz）公司以「Syntocinon」之名取得授權許可，這兩個名牌名稱的藥物至今仍為人所知。數以千計的小玻璃安瓿承裝著迪維尼奧的珍貴液體，快速地從組裝生產線量產出來到產科醫師手中，接著流入世界各地分娩產婦的靜脈及子宮。各家藥廠熱切地推銷這種藥物，而這個最先進尖端的解方也受到醫療人員的熱烈歡迎，因為它解決了自古以來生產中的身體的「問題」，包含孕婦的身體總難以預測，而有時候生產的進展又相當遲緩，且還需要持續照護和注意等。

一九四九年，英國產科醫師D・J・麥克雷（D. J. Macrae）編寫並主演了一部教育影片，將化學誘發引產的方式呈現為一種乾淨、臨床且幾乎無需接觸的流程。麥克雷以「姐妹」的身分進行旁白解說，那位姐妹是一位穿戴著上漿的硬挺帽子和圍裙的漂亮護士，正在照顧她的「病患」，一位緊緊包裹在床單裡的女性，沒有露出身體，只看得見她完美梳理的頭部，突兀地躺在清爽潔白的枕頭之上。那位護士姐妹調整了女性身旁玻璃瓶中流出的荷爾蒙滴劑，然後拉開床單，露出另一個最近的發明「聲波檢測儀」（sonoscope），或者說是一個綁在女性腹部並連接到隔壁房間擴音器的麥克風。「護士姐妹讓那位病患感覺舒適。」麥克雷以標準英語發音及清晰平穩的語調地說著：「她回到她的辦公室繼續完成她的圖表工作，然後打開了心音儀（那個擴音器），持續不斷且令人安心地觀測著胎兒的心跳、胎動及子宮宮縮。」[30]

❹ 審訂注：當代女性的生產，在科技的崇拜之下，以及現代生活型態的轉變，身體的使用越來越脫離本能、與自然演化上的設計，女性身體的智慧更受到漠視。在《催眠生產》（暫譯，Marie Mongan, HypnoBirthing, the Mongan method, 4th ed. 2015）一書中引述Helen Wessle的著作《The Joy of Natural Childbirth》，有相關史料記載在耶穌的時代，希伯來女性自然健康的生產通常僅需要三個小時。相關的考據指出，舊約中提到「生育的痛苦」，其實是希伯來文翻譯上的誤會，原意包含了受孕的焦慮到分娩的艱苦，尤其指心理及精神層面的辛苦。即使是現代的統計，也會發現女性生產的平均時間越來越長。

❺ 審訂注：二〇一〇年代以後的研究與統計發現，由於各種原因，包括人口老化和體重增加以及不同的醫療照護措施，現今的分娩持續時間已經比傅利曼的時代要來得長，評估產程異常的標準也有所不同。若只考量子宮收縮與子宮頸擴張，會過度簡化影響產程進展的其他相關複雜因素，例如子宮頸順應性、胎頭異常位置或骨盆大小和形狀等等。隨著演算技術的進步，更加複雜與客製化的模型已在開發與研究中，以期有助於在臨床上判斷何時需要介入。

在這種高科技又去個人化的照護模式中，各項分娩過程的指標都是被遠端監控，分娩助產人員更能專注於行政任務上，而非專注於混亂、炙熱且血腥的生產身體本身，這種照護模式是很多現代助產師（包括我自己）都很熟悉的作業。那位「姐妹」遠端監測分娩的場景，設定了當今工業化產科單位的藍圖，醫護人員會從中央屏幕監視胎兒心跳和子宮活動的數值。在這些場景中，子宮成了一個遙遠而抽象的東西，可以被控制、可以被量化且衛生乾淨。

文森特・迪維尼奧應該不會料想到自己的發明竟對生育世界有如此的影響力。當引產從僅是實驗室理論，演變成為一種普及便利且付得起的療程時，Syntocinon的福音也快速傳播於全世界。一九五九年山德士藥廠就有一則廣告宣告著：「首次工業化實現合成催產素。」一旁還附上一張圖片，是一瓶安瓿指向一副脫離身體的子宮[31]。這則廣告要傳遞的訊息再清楚不過了：化學物質可以對子宮做到自然無法達成的效果。

這種方法似乎成功描繪出了產科的集體想像：在短短幾年內，合成催產素就被廣泛應用，普及程度甚至讓一些醫療人員在提及該藥物時簡單稱之為「生理食鹽水」。（事實上，生理食鹽水根本是一種完全不同、且本質上無害的淡鹽水溶液，用於補充身體水分。）到了一九七〇年代，一篇來自巴西的論文提及了一般普遍常見的觀點。在巴西，引產有個有些嚇人卻又精確的名稱：「毒品加速」（narco-acceleration）❻。那篇論文認為「現今產科醫師在分娩時的醫療介入，被當作是一種義務，或甚至是一種職責。生孩子不能夠、也不應該在沒有產科醫師的指導下進行，應該要由產科醫師試著減緩疼痛、縮短分娩時間、修正任何異常，並提供分娩中的產婦支持與心理上的援助」。[32]

幾十年之後，這種方法依然普遍盛行，將產科醫師定義為英勇的救世主，騎著白馬來拯救女性，讓女性免於被自己恣意妄為、反覆無常的子宮所挾持。澳洲助產師瑞秋・利德（Rachel Reed）主張，這種毒品加速的模式在最好的情況下只是不準確，但在最壞的情況下卻可能十分危險。「唯一能夠準確判斷宮縮模式是否有效的指標就是寶寶的出生。」她在她的宣言《將生產重塑為生命階段的儀式》（*Reclaiming childbirth as a rite of passage*，暫譯）中如此寫道。「認為宮縮必須符合特定標準才能算是有效宮縮的概念，與女性們具有獨特宮縮模式的現實，是相互牴觸的。我曾親眼見證過，許多女性雖然有非常不規律且間隔長的宮縮模式，仍然可以順利生下寶寶。根據既定的標準，那些女性根本不曾進入『真正的分娩階段』（established labour）。」[33]愛爾蘭的助產師伊莉莎白・紐海姆（Elizabeth Newnham）將這些「不規律」的分娩行為與產科醫師主導的體系進行了對比。在產科醫師主導的體系中，「機構性動能」（institutional momentum）是政策和規定的關鍵推動因素❼。在一篇二〇一七年的民族誌研究中，紐海姆和她的合著者描述了分娩照護的特徵就是充滿焦慮且不斷盯著時間看，機構性動能驅使著該研究的受訪者（即那些助產師與醫師）去質疑生理上的差異，並引起頻繁的醫療介入。作者們認為：「醫療機構將外部

❻ 審訂注：這是巴西在一九五〇年代的用語，但仍指出了當今臨床常見的情形：使用催產素加速產程當中，免不了要加上麻醉藥物來緩解疼痛，以至於引起了一連串的醫療介入。

化且人為的時程表，強加在個體及其獨特的體驗過程上。」[34]此外，在研究當中，Syntocinon也頻繁地被助產師提及引用，倘若生產偏離時程表時，那就會是萬靈丹。無論是好是壞，引產和催生都讓機構性動能得以持續運行。

然而，若主張機構性動能是醫療機構惡意的產物也不太恰當。紐海姆和她的合著者都同意，像這樣想要加速或介入分娩的動力，其實都出自於最小化或降低風險的願望。作為一名在這種迴避風險機構中任職的助產師，我可以證實，要能安全且即時地讓健康寶寶誕生而造成的焦慮，就是到目前為止使用合成催產素的最主要原因，無論這種焦慮是合理的亦或是被誤導的。許多女性可能會理所當然地感激這種藥物的存在，因為它有助於順利誕下寶寶；若沒有藥物幫助，寶寶可能會因為留在子宮內而受害。對許多懷孕的情況來說，引產或許無疑是最安全的策略；然而，在其他多數懷孕的情況下，其風險與益處的精確平衡卻仍不清楚。在一項二〇二〇年的綜述分析中，涵蓋了三十四組隨機對照試驗，包括超過兩萬一千名「具低併發症風險」的孕婦及其嬰兒，其研究發現，相較於「期待性處理」（expectant management，意指等待自然分娩，或在引產開始前先等待更多時間），在懷孕第三十七週當週或之後進行引產，似乎與嬰兒在出生時的死亡率較低有關。值得注意的是，相對於這樣大量的樣本數而言，每組的總體死亡數字仍然很少（在引產組當中，有四位於產期前後死亡，相較在期待處理之下，有二十五位於產期前後死亡）。[35]然而，更近期的一項二〇二一年的研究，針對四十七萬四千六百五十二例生產進行研究，發現引產出生的寶寶更容易出現出生創傷，更可能需要接受新生兒復甦術，甚至直到十六歲之前，更可能因為呼吸系統問題而需要入院治療。對於因非醫學原因進行的生產（約有顯著的六萬九千三百九十七例生產，大約占整體的十五％），母體和新生兒的不良事件發生率更高。[36]因此，目前還無法下定論。或許引產能拯救某些嬰兒免於即將到來的危險或死亡，但一開始往往無法得知哪些嬰兒可能因此受益，也無法得知幫助他們最好的方法是什麼。仍需要更進一步的研究，更細微地去分析相互矛盾的證據，才能夠決定為什麼、如何以及什麼時候應該介入分娩。

有些批評者指出，引產的進行可說是不成比例地普遍，新生兒的健康結果不應該是評估該流程優劣的最終標準。儘管安全生下健康孩子固然至關重要，許多產婦及她們的支持者卻認為這並不是「良好」生產的唯一指標。在許多女性的生命裡，分娩和生產代表著形塑個人的關鍵時刻，也因此這些時刻對於她們身體和心理健康都會產生長遠影響，而這些影響也應該要與孩子的健康一同仔細權衡。

有些醫療照護提供者會認為，光是生下健康的寶寶就是進行引產不容置疑的理由。或許在許多案例中確實如此，例如新聞記者珍妮．阿格（Jennie Agg）就描述自己過去幾年曾歷經四次流產後，對引產可能性抱持的開放態度：「我當時很害怕我的寶寶會死掉，沒有比那更讓我害怕的事

❼ 審訂注：機動性動能是民族誌研究的描述，而非臨床醫療或醫療管理的用詞。根據本段提到伊莉莎白．紐海姆於二〇一七年的研究，是在批判醫學人類學（CMA）、傅柯和女性主義理論的理論架構下，以民族誌方法探討醫療化與機構化的產科現象。論文說明了機構監視如何導致了一種機構性動能，這種動能在試圖保護女性安全的過程中，實際上卻引入了新的風險領域，這個現象在該篇論文中稱之為機構悖論。

了。所以呢？在那些條件下，什麼才能夠算是良好的生產呢？」[37]對她而言，引產曾在過去被她視為是一件「你不應該會想要的事」，但在令她情感上筋疲力竭的孕期尾聲，引產卻給予她一個能夠擁有活生生嬰兒的希望。然而，其他的女性則講述了她們曾毫無疑問地同意引產，最終卻發現這種經歷讓她們留下了長久的疏離感，甚至創傷。

新聞記者艾莉克斯・貝爾德（Alex Beard）生過兩名健康的小孩，一次透過引產，一次則是自然生產，她深知自己與身體的連結以及信任自己身體的能力，這些都同等重要。艾莉克斯在她臨時的錄製工作室（一個堆滿了她家人的外套及長袖上衣的櫥櫃中）與我進行視訊談話，她回憶起第一個孩子出生後在情感上帶給她的負面影響。當時她羊水已經破了，卻沒有任何隨之而來的宮縮，因此面臨了需要進行引產流程的可能。她描述隨著時間漸漸過去卻仍沒有任何明顯的分娩跡象，使她的焦慮漸漸升高。「我當時有種預感，覺得（宮縮）將會如期發生。」她告訴我：「我的宮縮**應該**要來了，但我每天醒來卻沒有任何事發生。我覺得自己滿失敗的，就在我感覺自己失敗的僅僅四十八小時之後，引產就步步靠近。」最終，在醫生警告她感染機率雖然很低，但隨著一天天過去，風險會持續升高後，艾莉克斯還是去了醫院準備進行引產。然而，就連當時助產師已經掛上「一袋又一袋」的Syntocinon混合液時，她仍焦慮地等待著自己的身體如預期發揮表現。

她回憶道：「那是整整一天的過程。我知道我體內有那個『強效藥物』。」她說道：「所以我感覺自己像是朝著懸崖的邊緣急速奔馳，一旦到達那一刻，我就會失去所有控制。那差不多就是我所處的情況。」

在接下來的幾個小時內，艾莉克斯都在等待那個荷爾蒙刺激她的身體產生自然宮縮，就像她被告知會發生的那樣，不過現實情況卻遠非如此簡單。

「只要滴液一結束，宮縮就會跟著停止。在分娩的過程中，我的身體沒有任何一刻在進行自然的宮縮，那些藥物也未啟動它應該要做到的機制。當時就只有一袋接著一袋的藥物滴液。」她回憶道。直到突然間，就像我照顧過那些產婦所說的那樣，宮縮倏地就開始了。宮縮的狂暴和頻率讓艾莉克斯根本毫無準備。

「那就像是『砰！一切就發生了』的狀況。」她回憶著。「我想著，嗯，這宮縮來得這麼強勁又這麼快，那麼我的子宮頸應該要開了吧。接著我永遠不會忘記那個前來為我進行內診的女士對我說：『你已經（開）兩公分了。』聽完我整個心一沉，因為我想這樣我們還要再等好幾個小時才會有結果。」

「我當時已經累得半死了。」艾莉克斯告訴我，要她回憶起這一天看似無窮無盡的疼痛及挫折，顯然十分艱難。光是聽她說著這樣的故事，都已倍感艱難。「宮縮不斷強勁又快速地到來，」她說道：「但我的子宮頸卻沒有明顯地擴張，所以他們只能持續地掛上藥物滴液，一袋用完再接著掛上一袋……那一切就像是我正在推著一顆圓球上山坡，感覺不像是我正在做我身體想要我做的事。那像是一場戰鬥，至始至終都是一場戰鬥。」

儘管經過漫長且艱辛的引產之後，最終迎來她兒子的誕生，她兒子現在也六歲了，但當艾莉克斯告訴我這個體驗如何動搖她對自己身體的信心，讓她不確定自己的身體是否有能力執行這個

「自然」的任務時，她仍然顯得非常沮喪。她說道：「我感覺超級失望。我當時相當憤怒，我想我至今仍然懷著那些憤怒。我的身體讓我感覺非常低落，身為非常習慣控制一切的人，我感覺失去控制。我本來非常期待分娩，我那時處理面對的方式有點像是我練習馬拉松的方法，認為這一切將會很困難，但我一定熬得過去，我當時覺得自己有幸來做這件事。我完全沒有想過身體竟然會不按要求地放棄配合……我大多的憤怒都是針對我自己的身體。」

相較之下，兩年之後艾莉克斯進行第二次分娩，自然而然地發生了，而且過程迅速地驚人。在她準備要前往醫院時，因為宮縮的進度太快，以至於她最終是在一群混亂聚集的助產師與緊急醫療人員協助下，在家中廚房地板上生下她的女兒。回想起那次的經歷，艾莉克斯描述了一種與她身體的連結，那不曾出現在她的第一次生產，是一種直覺的感受。「那之中混合著其他的荷爾蒙，我感覺自己更**身處其中**……更有意識、更加專注。這感覺就像是，不論我當時正在經歷著怎麼樣的痛苦，我的身體都在說：『來！這給你！你也要試試一些這個，因為你會需要**那個**，來抵抗另外**那個**。』不像是第一次生產，那次感覺就像有人拿著汽車引擎啟動線要啟動引擎，你試著讓它發動，它卻毫無反應。這次反而像是引擎早已啟動了，所有的機油也都到了對的地方。我完全明白該怎麼做。」

在艾莉克絲強烈的回憶中，身處工業機械化的生產模式中，生產中的身體被視為一台機器，需要靠人造荷爾蒙來「啟動」，相對之下的是一種更原始、深藏體內的直覺與本能。而她感覺到身體在給予她「試試一點那個」的過程，是一種能對抗宮縮疼痛、賦予力量及活力的生物化學解藥，事實上這有強而有力的科學證據支持：在無施用藥物的自然分娩過程中，身體會釋放出自己的天然腦內啡來應對。大腦對子宮的作用進行補償，因而啟動了生物性反饋的循環，促使更多令人感覺愉悅的腦內啡產生，讓產婦能應對不斷加劇的子宮收縮，如此反覆進行，直到寶寶出生（甚至延續到生產之後）。相反地，合成催產素無法突破血腦障壁（the blood/brain barrier）；因此，雖然它或許能影響子宮進而達到預期效果，卻無法如天然產生的催產素一樣，能啟動大腦獎勵與愉悅的中樞。引產或許能轉動生產機器的齒輪，慢慢地刺激謹慎的子宮開始運作，卻無法用天然的腦內啡幫機器上潤滑油。

儘管合成催產素或許不像古老過時、以麥角菌為基底製作的「分娩粉末」一樣，有那麼多讓人擔憂的副作用，但退休的助產師莫妮卡・托羅法利（Monica Tolofari）和琳恩・薛佛德（Linn Shepherd）利用過去幾年的時間試圖讓大眾提高警覺，注意使用這些現代『強效藥物』可能帶來的其他非預期後果。[38]莫妮卡在英國國民保健服務系統（NHS）任職超過三十五年，從助理助產師一路晉升到公共衛生及醫療衛生服務委託部門（Public Health and Commissioning）的顧問助產師，她注意到使用高濃度劑量Syntocinon進行引產的數量增加，似乎與產後出血案例增加有關。莫妮卡在她位於伯明罕附近的家中與我通話，越過她肩頭後方對我微笑的是整齊擺放著的一張張家庭相片。當我們談話時，莫妮卡的溫暖與自豪當中夾雜著她職涯晚年戰鬥的時光，因而流露出一絲悲傷。

「二〇一四年時，我回到我接受培訓的國民保健服務單位工作。」她說道：「而我發現，我們漸漸將（產後）失血視為正常。你知道的，在幾年前，要是你遇上產後失血，約莫流失一千毫升左右的血量，你就會非常、非常、非常的苦惱沮喪了。但當我回到那醫療機構工作之後，失血量大概三千毫升左右都成了司空見慣的事。」若要帶入更廣泛的情境中來說明，每位成人女性的平均循環血量約為五千毫升（五公升），因此要將生孩子後會失去人體內血液六十％的事視為正常，即使是最糟糕的想像也完全無法理解。這樣產後的大量出血將可能導致嚴重的貧血，伴隨著包括暈眩、心悸及疲勞等症狀，嚴重時可能讓人虛弱到得進行輸血。這些問題也可能會讓產後生理與心理的復原比平常更有挑戰性，也需要耗費更長時間。無法控制的產後出血可能也會需要採取極端的措施處理，如進行子宮切除手術，在一些悲劇的案例中，出血的狀況無法止住。世界衛生組織、美國疾病管制與預防中心（Centers for Disease Control），以及英國的母嬰審計和保密查詢降低風險組織（MBRRACE-UK）提出的相關孕產婦死亡報告中，一致地將產後出血列為造成孕產婦死亡的主要原因之一。

莫妮卡下定決心，要在她工作的醫療機構內找出產後出血率飆升的原因，她確信這些出血絕對不只是因為當地不尋常地出現一堆異常的子宮而已。於是，莫妮卡向愛丁堡大學實驗生理學系（Experimental Physiology）的葛瑞斯．梁博士（Dr Gareth Leng）尋求協助。

「我與梁教授進行了談話。」莫妮卡回憶道：「他告訴我，如果你施予過多的（合成）催產素，會使子宮的受體停止運作，這足以解釋出血的原因。因此，當你給予越多的合成催產素，情況就會變得越糟。」換句話說，儘管藥物進行人工引產可以使子宮產生足夠的收縮，觸發及維持分娩，但在一些案例中，子宮最終可能停止接收這些藥理上的收縮訊號。這肌肉發達的器官本體會因此變得鬆弛或「收縮不良」，在鬆弛緩慢的狀態下，就更容易會在嬰兒誕生到排出胎盤和胎膜之間的最終階段出血。

莫妮卡也將產後失血發生率的升高歸因於三項現代產房的關鍵特徵：一、希望儘快將女性們從負擔過重、資源不足的體系移出；二、採用電子化、泵驅動的靜脈滴液，相較於自然分娩時，身體通常會產生的微小荷爾蒙脈動，靜脈滴液使荷爾蒙更持續地釋放到血液中；三、施用藥物時，通常會用上比製藥廠商許可授權的更高劑量、高濃度的催產素。

「那就像是在鞭打一隻（死）馬一樣。」莫妮卡談到那些強力泵驅動的輸液時說道：「最終那些女性會出血，而這一切都只是為了讓她們進入產房。」

當莫妮卡意識到這個問題的存在時，也開始思考，其他醫院的助產師不曉得是否也已經發現這些強效又未經許可的藥劑施用方式所帶來的影響。

「我開始去查其他醫療機構的資料，然後想著，嗯，或許我們就是個特例。」莫妮卡回想。「也許我們是唯一的少數。接著，我依據《資訊自由法》（*Freedom of Information*）提出申請，然後我發現並非所有（醫療信託機構），但大多數也差不多有九成都依循著這種（使用較高劑量和濃度）的指引。當時的我想著，這是發生什麼事了？這一切是從什麼時候開始的？」

莫妮卡接著向她的朋友，也是她的前同事琳恩請求協助。琳恩自己進行調查並提出《資訊自由法》申請後發現，在某些英國醫療機構中，發生產後出血的比率竟高達所有生育總數的百分之五十，遠遠高於她與莫妮卡在八〇年代職涯早期時百分之三到五的比率數字。琳恩加入了我們的通話，她輕快的聲音透過電話那頭傳來，她的口音聽不出來她在蘇格蘭長大，並曾在格拉斯哥惡名昭彰的羅滕羅婦產醫院（Rottenrow Maternity Hospital）接受早期的培訓；然而，她柔和的聲音中帶著憤怒，告訴我她在職業生涯中目睹了越來越多她認為是濫用合成催產素的情況。

「選用許可的稀釋液以及許可的劑量範圍是有其充分理由的。在某些胎頭骨盆不對稱（cephalopelvic disproportion）的情況中（寶寶的頭和媽媽的骨盆尺寸不相符），以及分娩進展緩慢時，在缺乏其他明顯原因的情況下，你能以此改善已經減弱的宮縮。」❽琳恩解釋道，並接著補充：「會授權許可這些藥物是基於能夠改善這些產科照護的情況。然而，醫師們卻開始把這藥物當成糖果來使用，態度就像是：『喔，再來一點吧！喔，我們加倍用這個吧。』」回顧那些遍及英國及愛爾蘭、由主治醫師主導的產房中，使用越來越高劑量荷爾蒙已成趨勢，而這樣的趨勢還急遽上升，琳恩說道：「他們只是想著：『我們就這麼做吧！』」

對於這些較新、較高劑量的藥物施用方式，莫妮卡與琳恩的憤怒不僅基於臨床上的責任感，也來自她們對引產和生產後大量出血的女性長期創傷經歷的覺察。

當莫妮卡在社區型診所工作一段時間後，她說：「當我聽到曾歷經產後出血的女性的故事後，一切就像拼圖般湊在一起了。我相當震驚，那竟會如此深遠且長久地影響著那些女性。我先前並沒有想到那對哺育母乳的影響、對女性會產生的影響、對下一次懷孕會產生的影響、對家庭會產生什麼影響，以及對還沒小孩卻想要生育的姐妹們會有什麼影響。這一切都環環相扣，且非常、非常令人震驚。」

因此，一場活動也就應運而生，鼓勵醫院放棄他們各種差異極大的引產規則，並回歸到由製藥廠商許可授權、較為溫和的劑量。

莫妮卡去了她所屬的醫療信託機構，但她表示：「他們只是將我拒之門外……我嘗試（提供）個別的照護，但機構對像是我進行了嚴厲的打壓，因為你必須完全按照大家遵循的指引規定行事。」

於是，她和琳恩將她們的擔憂告知了藥品和醫療產品監管署（Medicines and Health Regulatory Agency）、皇家婦產科學院，以及皇家助產師學院（the Royal College of Midwives）。

「我們用盡一切可能的選項，」莫妮卡說道：「但他們並沒有讓我們參與其中，也沒有積極處理，他們就只是……改動了指引，讓指引更符合他們早已在做的事。」她承認，美國的反應稍微好一點。在美國高壓且訴訟頻繁的產科照護體系下，高劑量的藥物施用已是司空見慣的事。「以美國的情況來說，律師都開始關注起這個問題了。」莫妮卡說。「他們的動作比我們還快，先去查看那些藥物的施用治療方案，並確實詢問那些女性是否有意提告。」

儘管莫妮卡和琳恩都接受了這樣的事實：要讓大家再回到溫和使用、受許可劑量的合成催

❽ 審訂注：已知為絕對的ＣＰＤ時（例如侚僂症併有顯著骨盆狹窄，或胎兒水腦等），應避免催產素的使用；然而相對的ＣＰＤ（例如胎兒先露部位不正），可能可以藉由給予催產素來維持子宮收縮、但觀察到產程進展仍然緩慢，而做出輔助診斷，轉而改採剖腹產術生產。

產素是一場漫長、艱難且最終不會成功的戰鬥，但她們仍急於想要強調她們最深切的願望，希望女性和產婦在接受使用未經許可的荷爾蒙施用方式進行引產前，至少都事先知情並做出明確的選擇。數據顯示，在英國和美國約有八成左右的女性在她們生育年齡結束前成為母親[39,40]。倘若這些女性有接近三成左右的人使用合成催產素進行引產或催生，而且甚至還有更多但無法得知比例的人被施用了這種荷爾蒙來加速排出胎盤，也就是說有十幾萬名的女性和她們的子宮在沒有獲得該藥物受許可、未經許可使用的完整解釋、也不知道藥物施用方式及相應風險與益處的情況下，就被施予了藥物。確實，誠如琳恩與莫妮卡所主張，如果合成催產素是最常見用來改變子宮作用的藥物，那麼擁有子宮的這個人難道不該自主做出知情的選擇，並決定接受或拒絕該藥物的非許可劑量嗎？

「我樂觀地認為，假如女性都清楚一切的情況，她們也會希望使用許可的劑量。」琳恩說道：「有研究顯示，使用更多催產素來縮短分娩時間，取得的平均值也只是縮短兩個小時。所以我的論點是，假設你不濫用合成催產素來搞砸一切，那麼分娩時程也許會額外延長兩小時，但你就不會發生不必要的（醫療介入）或是產後出血，幾乎可以完整地保護你未來的產科健康，產後期間也盡可能地減少併發症的風險。」迄今為止，儘管她的活動面臨許多阻礙，她仍樂觀地認為，一旦產婦們得知濫用催產素及其後果的一切情況，產婦們終將能獲得勝利。「我確信，最終的變革將來自女性。」她說：「因為女性正是力量的所在。」

仍有些風潮他成功地限制、消除了其他有潛在危害的婦科醫療作法，顯示從一般群眾發起、草根性的變革確實有希望，只是往往曠日費時且十分艱辛。骨盆底人工網膜重建手術最初被許多醫師擁戴，視為可有效治療某些特定子宮脫垂及尿失禁的方法，如今因為此類醫療方式而遭受嚴重傷害的人們激烈抗議，現在骨盆底人工網膜重建手術有著更嚴格的限制。近來，英國發起了一項活動，主要訴求是進行子宮鏡檢查時需要減痛措施（或至少提供減痛藥物的選項）。子宮鏡檢查是一種侵入性的檢查，有些人不需藥物便能忍受，但也有些人會覺得無比疼痛並造成創傷。[41] 就像脫垂重建手術和子宮鏡檢查一樣，人們已廣泛接受合成催產素的使用，它被視是臨床醫療手段的一部分，但現在或許在病患和醫師們發聲推動下，需要受到更謹慎的審查。也許正是時候進行謹慎的重新評估，取代那個琳恩・薛佛德所描述的「我們就這麼做吧！」的那種雀躍熱情。

在新冠流行的疫情時代，我們每次的視訊談話都以必要的閒聊劃上總結的句點，就在此時，琳恩發射了臨別前的最後一槍。她承認，為了保護她朋友的職涯，她截至目前為止都壓抑著一股衝動，不發起高調的媒體運動來揭露催產素的濫用。

「因為（當時）莫妮卡仍受僱於國民保健服務系統，所以我決定不要採取行動，不然我真的要直接衝去電台了。現在我仍做足了準備，我一直是那個不斷挑戰現有體制以揭示問題的人。」

若要重新改寫那句古老格言：「一個被蔑視的女人，她的怒火比地獄之火更可怕。」（Hell hath no fury like a woman scorned.）我會說，相較於一位懷有心結的退休助產師，很少有人能比她懷抱更多憤怒、決心以及深刻的智慧。當你在閱讀這本書時，碰巧聽見廣播中傳來一種荊棘般的蘇格蘭口音，那麼很可能琳恩決定現在正是時候要來挑戰現有體制、陳述她的訴求，為那些母親、那些父親、那些家庭，以及那些子宮來修復改善一切。

於此同時，人們仍然持續追尋著精準宮縮那難以捉摸的浪潮，肌肉纖維完美地同步，在精準的時間以精準的方式發射，而世界各地的研究學者不斷尋找著魔法靈藥，希望能「解決」自古以來子宮的問題和它變化莫測的方式。自從女性發現麥角菌讓子宮收縮的效用，小心斟酌地以精確分量配藥，調製成顆粒及極少量藥劑的形式，已經這麼實行了一千年之久。然而，與其具同等效用，現代且表面上更臻成熟的泵式人造荷爾蒙，卻依然存在著重大的風險。二〇二〇年，田納西州范德比大學（Vanderbilt University）的醫科學生發表了一篇針對這些問題進行分析的綜述文章。文章指出，對於懷孕女性人口來說，她們越來越難以接受像是高血壓和心律不整等藥物副作用，這些人特別是原先就有心臟、肺部和循環系統有疾病狀況的女性。[42]考量這個原因，該篇研究的作者表示，科學界應該要專心研發新一代的「分娩粉末」和「強效藥物」，即專門針對子宮肌層（子宮充滿肌肉的牆壁）細胞作用的藥物。也有其他人提出，可以從已知對子宮有收縮影響的十五種植物科中尋找創新的治療方法。這些新的治療方法或許不僅能夠找到比合成催產素更安全的替代藥物，其製程或許更符合經濟與環境永續發展，為充滿寶貴自然資源的開發中國家帶來新的收入來源。[43]

如同許多關於女性健康的領域一樣（事實上真的太多了，下面這句箴言或許應該要被印在這本書的每一頁上方）：一切都還需要更多的研究。直到更新、更安全、能夠替代麥角新鹼與合成催產素的藥物被開發出來之前，也直到大家達成引產最安全的時機與最安全方式的共識之前，產科的醫學專業人員都會持續站在分娩中子宮的病床旁，搔著頭，希望子宮能收縮得再少一點或再多一點，再快一點或再慢一點，或就只是收縮得再「好」一點。繼承著古奇、斯特恩斯、戴爾爵士和莫伊爾的貢獻的那些醫師，持續開出Pitocin和Syntocinon那些合成催產素常見別名的處方箋，有時能帶來璀璨輝煌且拯救性命的效用，有時則會導致複雜且麻煩的後果。像我一樣的助產師則持續弄破那些玻璃安瓿，操作那些注射泵，並焦慮地盯著產房牆上的時鐘，一隻手輕輕放在膨脹起伏的緊實腹部上，另一隻手則準備按下緊急呼叫鈴，召喚穿著藍色工作服的「團隊」。

然而，在我們迫不及待地開立處方、滴定測量，而現在要重新評估合成催產素的同時，我們根本都搞錯重點了。或許將子宮視為需要受管控和操縱的問題，比起一一檢視影響產程啟動與進展的其他因素，讓子宮成為代罪羔羊要來得簡單許多。如同瑞秋・利德的文字所提及的，在現今工業化的產科體系內，「要是出現任何併發症，人們都會認定是女性身體功能失常造成的結果，而非環境與醫療介入所導致。」[44]或許，直接斷定子宮（那坨頑固、狡詐、胡鬧的肌肉）是阻礙自己通往成功的敵人，比起質疑那個預期子宮該如何運作的體系來得更加輕鬆。

催產素常被稱為一種「害羞」的荷爾蒙是其來有自，因為身體在感覺安全、親密與私密的情況下，會最自由地產生這種荷爾蒙，無論在性高潮或是生產時。很遺憾地，在典型的產房中（以及前往醫院的路途上），鮮少會讓人產生那樣的感受：要先經過一連串塞車、顛簸的車程與停車，接著到一個忙碌的檢測區域，然後再進到一個可能會充滿臨床醫療器材、明亮光線以及陌生人探詢眼光和雙手的房間，結果子宮被要求在這一連串的經歷下發揮它極佳的表現。如果說，讓生產環境變得更溫暖和朦朧[9]，就能省下每一毫升的Syntocinon和Pitocin，這或許確實有些太樂觀了，但若要假裝生產環境、生產照護人員對於子宮收縮能力完全沒有影響，那也一樣過度天真。醫院裡再明顯不過的濃烈消毒水、血液氣味、可拋棄式紙製床簾的沙沙聲響、窺陰器與腳蹬冰冷的鋼鐵、肉眼不可見卻能感受得到的機構性動能壓力，這一切的事物都足以讓子宮、女性，沒錯，甚至是助產師，都感覺不只是一點點的焦慮。

所幸，每當有一位助產師緊握著手中的催產素安瓿時，就有一位女性的身體乘載著過往許多媽媽前輩們的智慧，她們將那道聖火傳承給她，現在換她接受考驗了。在最理想的情況下，子宮會進行它千年演變以來所做的事，會有一道道微小的閃電在細胞和細胞之間穿梭，直到強大的肌肉竭盡全力地誕下一名滑溜溜的嬰兒，一邊尖叫著一邊來到這個世界。

❾審訂注：舒適和熟悉的環境可以促進安全感、自信和自我意識。根據二〇一二年的考柯藍（Cochrane）系統回顧資料庫分析，以人為本、重視感官經驗的產房環境，比起一般醫療導向的產房，不只帶來較好的生產經驗，也減少了分娩期間的醫療介入，並且不會增加母親或嬰兒的風險。二〇二〇年丹麥發表的Snoezelen產房及二〇二二年瑞典發表的Room4Birth研究看到，在以促進生理性生產為出發、以產家為中心的環境設計，以及一對一的助產照護下，雖然催產素的使用量差異不大，但減少了剖腹產率與硬脊膜外止痛的使用，在產婦與伴侶的心理支持和身體舒適層面都帶來積極正面的影響，尤其在產後三個月及十二個月顯著可見。

⑦

逝去：

片刻的沉寂

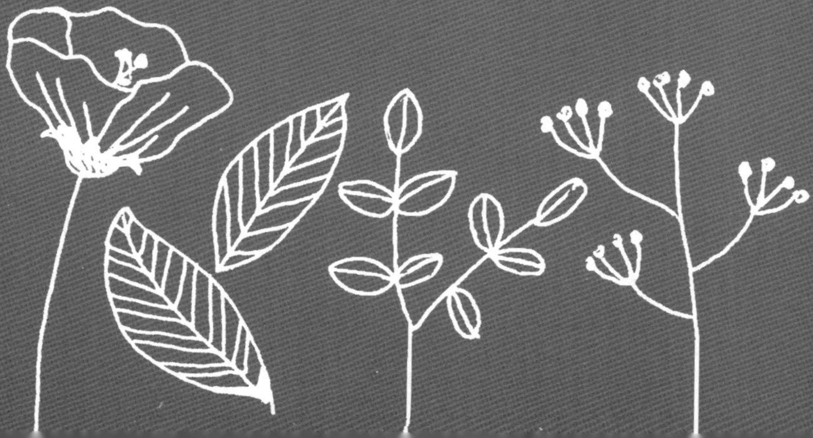

稍等片刻就好。如果你願意，在我們繼續下去之前，請先暫停片刻。這並不是那種震驚全國的悲劇事件發生後會進行的一分鐘默哀形式：旗幟降至一半，在辦公室或購物中心的人們先是低聲議論，然後矯揉造作地鞠躬致意，讀著報紙的人臉上面露嚴肅莊重。不是的。只需片刻，請讓我們為了那私人的悲傷暫停片刻。那是屬於個人的悲劇，難以形容的喪子之痛。這樣的沉寂讓一切變得更加痛苦，因為這種寂靜與原本產房內應該出現的喧囂，如寶寶宏亮的第一口氣息和產婦歡欣與寬慰的呼喊聲，形成了強烈的對比。

有時候，子宮確實會出錯。如同你可能已經猜到的，我是這個器官的倡導擁戴者，我為它能做到的一切歡欣慶祝，然而我見過它失靈的次數也多到讓我不願回顧。若要假裝事實並非如此，那就太不真誠了。儘管如此，去質問最壞的情況為何會發生其實也沒有關係，甚至相當重要。質疑是哀傷的一部分，而問題的答案以及我們用來描述它們的語言都是治癒的一部分。

✿ ✿ ✿

蘇菲・馬丁（Sophie Martin）搭公車通勤上班的途中被告知了她的身體機能不全（incompetent）。就在十一個星期之前，她才經歷了人生能體驗到最折磨生理及心理的事件：她失去了她非常渴望且早已深愛著的兩個雙胞胎兒子，塞西爾（Cecil）和威弗雷德（Wilfred），當時懷著他們的妊娠僅二十一週又一天。

那一切的發生如同許多致命或無害的事件一樣，都從輕微的出血開始。蘇菲本身也是一名助產師，對於各種懷孕照護方式瞭若指掌，當時她到醫院進行了原先她以為不會太複雜的檢查。那時她已經習慣例行性的私密檢查，而那些檢查通常都是侵入性的。她透過試管嬰兒胚胎植入療程得到這對雙胞胎寶寶，而試管嬰兒胚胎植入療程要成功，就必須幾乎不間斷地進行監測。然而，與預期的順利結果不同，就在醫師窺陰器冰冷的按壓後，她並沒有得到又一次的「一切安好」，而是意外地震驚發現，她的子宮頸毫無預警地已經開始擴張了。先前並沒有任何的宮縮（沒有出現金髮姑娘的精準宮縮或任何其他的收縮），蘇菲也無從得知究竟發生了什麼事。幾個小時之後，她便成為了醫院的財產：被貼上名牌、插管、流著血並接受監控。就在短短幾天內，陣陣的疼痛開始了。

就算難以置信，但在這一刻卻成了無可避免的事，並且很快就發生。蘇菲和她的丈夫用了好幾個小時緊抱著、關愛著兩個兒子，但因為出生得太早，兩個孩子只存活了非常短的時間。馬丁夫婦僅帶著以墨水拓印兒子們腳印的卡片，以及塞西爾和威弗雷德被包在潔白鬆軟的毯子內互相倚著的照片，雙手空空地離開了醫院。

將近三個月後，蘇菲除了心理上乘載著喪子的悲痛，生理上也因遺留的胎盤組織造成感染而導致疼痛，一切更加難以承受。蘇菲請醫療團隊協助她進行子宮鏡檢查。子宮鏡檢查是一種以纖細的內視鏡設備伸入子宮腔，來檢查是否有留下任何永久的瘢痕。所幸沒有發現任何造成長期損傷的跡象，但檢查之後卻有其他令人訝異的發現：蘇菲的子宮頸（那個在子宮下方厚實的肌肉管道，本來應該要保持深長且閉合的狀態）就連在沒有懷孕的狀態下，長度都異常短小。身為助產師，蘇菲馬上就知道這種子宮頸的異常就算不是主因，也一定與雙胞胎寶寶極端地早產有關。

「當時我正要從我的診所搭公車離開。」在喪子過後將近三年，她在我們的談話中回憶著：「我寄了一封電子郵件給我任職醫院的主治醫師，信裡寫道：『尼克，我的子宮頸只有兩公分（長）。』而他的回覆是『是喔』。他早已知道發生了什麼事，回覆我：『你有閉鎖不全的子宮頸（incompetent cervix）。』」

在多數流產的案例中，無論是死產或是早期胎兒流產，子宮通常都不是罪魁禍首。每一百個相關的胎兒死亡案例中，大概只有一次是子宮的錯，雖然那個數字也很難定義。事實上，子宮很少是危急情況的根源，因此不免讓人在讚美子宮及其能力的頌歌中省略不提這些事件。流產的主因包含胎兒的染色體異常、孕婦受感染、凝血不良，和一些醫學疾病的併發症，如高血壓或糖尿病等。[1]儘管如此，有時候子宮，或更明確地說，它的「頸部」：子宮頸，那個和陰道相連的部位，會在胎兒達到可存活的胎齡（大約孕期的第二十四週）之前，就無痛地擴張並導致流產。就像深邃黑暗的瞳孔在黑暗中安靜地擴張以尋找光明一樣，子宮頸在這些情況下會變得柔軟然後張開，剛開始只有一兩公分，然後漸漸擴張地越來越大。你或許不會太訝異，這種現象被冠上了一個鄙夷這個器官與女性的名稱：失能的子宮頸（incompetent cervix，醫學上稱為子宮頸閉鎖不全）。

「子宮頸閉鎖不全」這個術語確切的由來已不可考，但這個症狀最初是被一位十七世紀的醫師拉扎爾・里維埃（Lazarus Riverius）描述為一種狀態，這個狀態下的「子宮洞口太鬆了，無法正確地收縮並將胎兒保存其中」。[2]接下來的幾百年間，產科醫師（無疑也有許多助產師）不斷觀察到這種現象。在我撰寫這本書的當下，該現象被皇家婦產科學院定義為：「在第二孕期時，子宮頸無痛性擴張及變短，導致懷孕流產或早產。」[3]皇家婦產科學院也指出，這通常是回溯性的診斷，必須先檢查並排除其他可能造成流產的原因。儘管現在已知有些危險因素會讓女性有更高機率出現子宮頸閉鎖不全（或像現今有時會用稍微溫和一點，但仍然帶有批判意味的術語：子宮頸機能不足〔cervical insufficiency〕）。某些締結組織疾病，像是鬆筋症（hypermobility）或鬆皮症（Ehlers-Danlos Syndrome）❶等，可能會影響子宮頸的膠原蛋白含量及組織彈性。先前若做過手術治療，也可能增加風險，例如子宮頸切片檢查、以雷射切除子宮頸的癌前異常細胞或癌細胞❷，或進行過緊急剖腹產等，都被認為有較高風險可能發生未足月子宮頸無痛性擴張。[4]加州一份針對超過三萬四千位女性的研究調查顯示，種族也可能是風險因子之一。相較於白人女性，黑人女性有三倍左右的機率會出現子宮頸機能不足的現象。就如同醫療照護中的其他種族差異一

❶審訂注：Ehlers-Danlos症候群（Ehlers-Danlos Syndrome, EDS），俗稱鬆皮症，又稱橡皮人症候群（rubber man syndrome），為一種先天結締組織遺傳病，大多因第I型或第III型膠原蛋白生成缺陷所致。其特徵是皮膚彈力過度，皮膚和血管脆弱，傷口癒合慢，明顯關節活動度增加。發生率約為1/150,000。

❷審訂注：子宮頸若透過抹片或切片發現細胞癌前病變，可能會接受子宮頸錐狀切除術（cervical conization）。可以是冷刀切除（cold-knife）、雷射切除（Laser）、也可以是高頻電圈（電環）切除（LEEP, Loop electrosurgical excision procedure）。一般情況下，台灣最常使用的是LEEP。

樣，出現這樣差異的原因仍然缺乏研究，而我們對此瞭解甚少。[5]

對任何女性，以及蘇菲．馬丁而言，被貼上子宮頸閉鎖不全的標籤都是晴天霹靂的痛苦。這種診斷不僅完全出乎意料，而且這術語的負面涵義更讓悲慘的傷痛外又蒙上侮辱，暗示產婦的身體先天有缺陷（「閉鎖不全」）或不夠好（「機能不足」）。就連偶爾使用的替代性術語「脆弱子宮頸」都意味著缺乏力量或決心，而這樣的意涵只會深深刺痛竭盡所能保住身孕的女性。英國一個慈善組織Tommy's致力於研究並防範胎兒流產，他們的網站上寫著：「女性們向我們訴說，當她們因為子宮頸閉鎖不全而經歷懷孕後期流產或早產後，她們深受罪惡感及自我厭惡的情緒所苦。」接著，網站以非常保守的措辭寫道：「有些女性並不喜歡『子宮頸閉鎖不全』這樣的詞彙，但它卻被用來作為一個醫學術語。這樣的詞彙並不是在描述你，或你的身體。」[6]但是，問題就出在這裡：「子宮頸閉鎖不全」這個術語**確實**就是在描述女性的身體，而且廣義地來說是描述女性本身。若要假裝那不是在描述女性就是在維持虛偽的安慰，並且淡化這些被貼上標籤的女性所遭受的真實痛苦。❸

當我詢問蘇菲．馬丁在那趟命運攸關的公車之旅中收到她的診斷時，她的感覺如何？她回覆我，至少在最初的時候心情是十分矛盾的。

她回想著說道：「在某種程度上我鬆了一口氣。你會像是覺得，喔，感謝老天，我現在知道問題究竟出在哪裡了。」頂著助產師的身分，她向我解釋著，面對如此莫名其妙的事件，得以知道緣由是什麼就是最好的了，以她的話來說：「那我們就可以處理了。」然而，當我們持續進行談話時，她的鎮定逐漸消退，流露出身為悲傷母親的原始脆弱情感。我問蘇菲，像「子宮頸閉鎖不全」這樣的術語，以語言本身而言，在她失去兒子之後，是否造成任何揮之不去的自責感或羞愧感？這次她的答案十分明確。

「的確非常多。」她說道：「感覺像是，這一路上的每個階段，我的身體都讓我備感失望。我先是無法懷孕，懷上後卻無法保住身孕，接著還將胎盤留在體內整整十一個星期。感覺像是自己連簡單的事都做不好。我感覺既難過又憤怒，因為我做錯的事還不只一件，我竟然讓所有事都出錯了。」

蘇菲後續又進行了試管嬰兒胚胎植入技術，並再度懷上寶寶，但這種缺乏自信的危機持續折磨著她。有了先前毫無預警、沒發生宮縮，但子宮頸就先擴張的經驗後，她對第二次懷孕分娩的前景感到焦慮，尤其擔心意外早產的可能，心情就像等待著一把即將落下的斧頭。

蘇菲詳細地說：「整個孕期中，我就一直在等待進入分娩。那實在太令人害怕了。身為助產師，我一向認為分娩是非常美好又極其正面的事，但就我個人經驗來說，分娩卻意味著將會有生

❸ 審訂注：醫學本就需要術語來描述其所見。我們確實要盡可能地屏除偏見與框架來進行中性的事實描述，不只在性別與種族上，更要辨識出互動中認知與權力的不對等。在此提供一個不同的觀點：這些描述身體變化的術語，並不是在描述一個人的人格。慈善組織的這句話不僅沒有企圖淡化女性的痛苦，反而給出了空間，讓受苦的女性知道，她們的人格與自我並不因這個身體上的醫學診斷而有所貶損。他只是還沒有發展出新詞彙並且為之倡議罷了。不可否認，對於隨著疾病與診斷而來的這些痛苦，當代醫學的臨床場域中，能即時提供心理層次的照護是缺少的。尤其醫療領域是人照顧人的領域，當醫療人員的養成過程中，缺乏整體環境在心理層次的涵納與敏感度時，或許重新建立支持性的、以及創傷知情的工作場域，是每個人都需要的。

命死去。你知道的，我之前進入了分娩階段，就得面對我寶寶們的死亡。」將她的身體描述為不全或甚至以稍微較不冒犯的形容「機能不足」或「弱的」，也只是加深她對子宮的恐懼，讓她害怕子宮可能隨時背叛她及她未出世的孩子。

有足月前子宮頸無痛性擴張病史的部分女性，醫師會提供治療選項，例如採用子宮托（pessary，用以維持子宮頸閉合的一種環狀器具）或黃體素陰道塞劑，又或者同時採用兩者。另外，雖然過時，卻可以說是會直覺聯想到避免早產的方式：臥床。然而，這個方式的有效性卻也未被證實，正因如此，現今臥床的建議不如過往廣受推薦。在蘇菲的例子中，她認為一種名為「經腹部子宮頸環紮術」（transabdominal cerclage）或TAC的手術治療會為她爭取最佳機會，幫助她達到更好的結果，達到可存活胎齡時產下一名活生生的寶寶。這種手術通常會在第一孕期期末或第二孕期期初進行：首先切開腹部，然後環繞著子宮頸放置一條強力的細繩，顯然是為了讓子宮頸保持閉合並防止任何擴張。因為子宮頸已被紮緊閉合，後續就得透過剖腹產的方式誕下胎兒。其他形式的環紮術又被稱作是「拯救式縫法」（rescue stitch）或「拯救式縫合」（rescue suture），可以透過陰道放置縫線，並在懷孕後期拆線，讓產婦能透過陰道生產。儘管這些手術不能保證完全不會發生早產，但這些醫療介入方式通常被形容有八十％至九十％的成功率。

雖然蘇菲很感謝有機會在第二次懷孕時進行環紮術，但她同時感受到憤恨不平也無可厚非，因為要是更早一點在她第一次懷孕時就事先檢查出她的子宮頸長度並進行處置，說不定就能避免她雙胞胎孩子的死亡。

「我覺得這真的是太遺憾了。」她說道：「就像是，要是我先進行了手術，這一切是不是就都不會發生了？」

她聽了很多也被貼上「子宮頸閉鎖不全」標籤的女性說，其實一般很少會做這種子宮頸的測量，而且就算被檢查出有長度較短的子宮頸，無論是在例行的超音波檢查中意外發現或在其他情況下看到，有些醫師也會不會主動採取介入治療，而她認為那是非常危險的疏忽。

「子宮頸閉鎖不全的治療方式真的讓我很生氣。」她說道：「因為有太多的醫師只想『等待並觀察看看』。他們只會想（再）測量你的子宮頸長度，或者說：『吃點黃體素吧。』這對某些人或許有用，但也可能讓肚子裡的寶寶無法活著回家。有多少女性聽著醫師對她們說：『只要觀察就好，再看看情況。』因此接連發生第二或第三孕期的流產……我只是覺得，這真的是太遺憾了。」對蘇菲而言，這種不正義的感受與可以輕易防範的悲劇，都塑造成為了她個人戰鬥的原因。「我去找了另外一位醫師進行檢查，她卻說：『嗯，你為什麼要做經腹部子宮頸環紮術？❹你只有一次的流產經驗呢。』我馬上轉身過來回覆說：『喔，死了兩個寶寶還不夠嗎？』」

凱蒂．莫里斯醫師（Dr Katie Morris）承認，子宮頸機能不足的診斷的確會導致「許多的不確定與擔憂」；但她也提出，儘管已經有越來越多關於這症狀的研究，但要建立出一個清楚且

❹ 審訂注：環紮術並不是沒有風險。有些證據表明它可能會延長懷孕時間，但也有可能引起感染、造成早期破水（二．五％）或對母親子宮頸造成損害及出血（二．三％），反而加速分娩。

有效的管理途徑，仍然具有挑戰性。她說道：「由於第二孕期的流產是複雜的多因素過程，我們尚未建立出一套可靠的測試方式，無法確定誰會受益於各種的醫療介入手段。」凱蒂現在的目標就是要建立出這個「測試」，以辨認及治療有風險的女性。身為伯明罕大學（University of Birmingham）產科及母胎醫學學系的教授、伯明罕婦女及兒童醫院（Birmingham Women's and Children's Hospital）該科系的榮譽顧問醫師，凱蒂現在正主導著名為C-STICH2的研究，這是一項隨機對照的試驗，旨在透過拯救式環紮術來防止流產及早產的情況。[7]

她目前表示：「要獲得精準的復發風險相關資訊相當困難，而且我們能夠支持女性的孕前諮詢途徑也十分有限。」[8]希望等到為期八年的試驗完成並分析後，會有更清楚、更有同理心的替代方式出現，可以取代那個蘇菲和她的同行認定不適當且非常危險的「等待和觀察看看」策略。

於此同時，像蘇菲這樣的故事顯現了少數由子宮自身機制所導致的胎兒死亡案例中，當前的管理方式未能應對產婦身體的複雜性，也無法因應家長的情感需求，他們可能還在經歷先前失去孩子的悲痛，還得一直活在擔心再次喪子的恐懼之中。要是能將子宮頸長度檢查納入其他孕期時固定進行的例行性檢查，會不會比較簡單呢？這是否就能辨認出一些女性面臨的風險，同時也讓其他人更加安心？醫療照護提供者是否可以更重視女性對於可能再次失去寶寶風險的感受，並更加積極主動地管控這些風險？毫無疑問，這些問題的答案都是肯定的。

然而，也許最容易回答的問題是，我們能否以較不負面且批判的語言來形容這種非自願性的生理事件。我們就算不是語言學專家，也能夠想出更合宜、不那麼傷害人的術語。在本章節中，我有幾次選用「足月前子宮頸無痛性擴張」（painless preterm dilatation）這樣的詞彙，甚至用簡單的縮寫PPD來代稱（天曉得醫學界有多愛用縮寫！）。這些字詞不但能確切描述也相當中性，它不會批判身體，也不歸咎於任何人，更不會在刺痛的傷口上灑鹽。現在在世界各地就可以立即採用這些術語或相似的詞彙，不必付出什麼代價、費用，但是對產婦的心理健康卻潛藏著巨大的益處。

至於蘇菲，在女性最脆弱的時刻，儘管她的女性子宮被貶低、面臨不當處置，她因而感到憤怒；然而，她高聲呼籲這種改革的同時，也多了最甜美可愛的咯咯笑聲、咕嚕聲和吱吱聲的點綴。在我們視訊鏡頭之外，有個名叫波西（Percy）的七週大男寶寶，他是蘇菲的孩子，是如此完美。蘇菲哺育兒子母乳，同時以愛、怒火及鋼鐵般的意志紀念著他的哥哥們，這畫面也深深地觸動人心。這一次，憑藉著謹慎的醫療手段介入、帶著幾近絕望的希望，蘇菲的子宮做到了一切它應該做、也做得到的事情。

❀ ❀ ❀

我曾經握過太多雙像蘇菲這樣的女性的手，為她們擦去淚水；我曾陪同參與一些原先應該只是例行性檢查的過程，而我見過醫師看著應該要閉合的子宮頸卻意外擴張時的不寒而慄，而我站在一旁，臉上維持著長久練習的中立表情，我的心卻在胸腔中猛烈地跳動，而那些醫師們宣告著我們都知道即將來臨的消息：

「子宮頸已經開了。」、「是的，開得太早了。」、「沒辦法，我們什麼都做不了。」

「不能，我很抱歉。到了這個階段，你的寶寶已經無法活下來了。」

如果這些聽起來有些殘忍，那是因為這一切的確相當殘忍，而這也是我們所學到的應對方式。關於如何傳達壞消息的規定、課程及線上教材有許多，而每一種都告誡著照護者要有同理心，卻也要說得清楚明確，絕對不能給予任何無謂的希望或模稜兩可。準確無誤地傳達訊息非常重要。

不過，其實還有另一則通常不會被說出口的訊息，雖然它一樣重要。無論是在第二十一週、第二十四週還是第二十八週，又或是任何懷孕的時刻失去了寶寶，都並不表示那個子宮、那個身體或是那個人是不全、不足或脆弱的。這一切都只表示那個人是個活生生的人類，而人類生命本來就有盡頭，生命過程本來就是眾所皆知地不可預測又瘋狂。

因此，為了那些在子宮裡面的生命都還沒準備好之前，就低頭屈服的子宮、為了那些在沉寂之中誕下的嬰兒，以及為了那些急於填補空虛而說出的傷害性言語，我們先暫停片刻吧。

暫停片刻，再繼續讀下去。

⑧

剖腹產：

子宮
與
手術刀

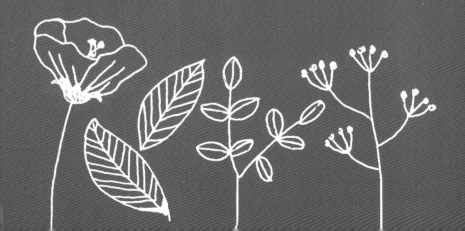

一八八八年四月十日的早晨，凱瑟琳．科爾奎考恩（Catherine Colquhoun）站在北波特蘭街（North Portland Street）的街尾，思考著眼前她即將踏上的路途。後代的格拉斯哥女性將這陡峭的上坡路稱為「引產之坡」（Induction Brae）。當地有個古老的傳說：「如果你在山腳下時還未進入分娩狀態，當你沿著山丘一路往上爬，步行到矗立在山頂那個雄偉堂皇的格拉斯哥產科醫院（the Glasgow Maternity Hospital）時，你就會開始分娩了，醫院彷彿矗立在山丘像穿了砂岩質材的裙子上。」然而，二十七歲的凱瑟琳當時已進入她首次分娩的早期階段了，當她在雨中溼滑的鵝卵石上每走上幾步路，肚子就會又脹大幾分。要是可以，她大概希望那些疼痛能夠減緩或完全停止。她的身高只有四英尺多，她的骨盆則因為肆虐城市各貧民窟的佝僂病（rickets）❶而嚴重變窄。凱瑟琳明白，要誕下這個仍在她體內蠕動和翻滾的孩子，可能會輕易導致她自己的死亡。不同於大多數格拉斯哥女性會在家待產，熟悉自家的景物和氣味而感到安心、由當地的「產婆」（howdie）接生，並接受手足和鄰居的祝賀，在家生產並不是凱瑟琳的選項。當凱瑟琳終於登上引產之坡的山頂時，她在醫院的廊柱前停了一會兒，最後一次俯瞰著眼前的城市風光，整個城市像一條在她腳下開展的灰暗披肩。她是格拉斯哥的女兒，但她的孩子將會以與眾不同的方式誕生——凱瑟琳並未選擇與家人們一同窩在自家溫暖的爐火旁，而是讓自己準備好迎接那些陌生的聲音和好奇的雙手。

當凱瑟琳進入醫院建築物內時，她就不再只是一位頂著清晨細雨、緊緊包裹著羊毛外套的「小女生」了。她全身被脫光，接受仔細的檢查與評斷，她的身體雖然又小又扭曲變形，但對於那位負責照護她的人來說，卻帶來了創新和名望的機會。默多赫・卡麥隆教授（Professor Murdoch Cameron）是這家醫院產科的一名主任醫師，他替凱瑟琳進行檢查後，在他的筆記中描述她為「一名嬌小的女性，有些纖弱，她的外觀完全就是名佝僂病患者，身體因佝僂病而嚴重扭曲變形」。[1]在為她進行內診之後，卡麥隆判定凱瑟琳的骨盆內部直徑大小不超過一英吋半，試圖以任何透過陰道生產的方式都會失敗，且產婦和胎兒都會無可避免地面臨死亡。於是，他召集他的同事前來，包括史隆醫師（Dr Sloan）、萊德醫師（Dr Reid）、奧利芬醫師（Dr Oliphant）和布萊克醫師（Dr Black），他們每一位輪流為她執行相同的私密處評估，一雙雙陌生的手一次又一次地進入私密處，而在每一次的評估後都得出了相同的結論。雖然凱瑟琳面對這樣屈辱的反應並沒有被記錄下來，但任何在生產過程中曾感受過陌生醫護人員觸摸的人，都可以想像經歷五次這種檢查所帶來令人麻木的恐懼。此時早已過了幾個小時，凱瑟琳的疼痛仍持續不斷，醫師們才達成了他們的共識：剖腹產是唯一合理的行動方案。

到了下午四點三十分，如同卡麥隆在後來所寫下的紀錄，凱瑟琳同意了「任何醫師可能建議進行的手術」之後，便被協助移至醫院手術室的手術檯上，她的口鼻覆蓋著塗上橡膠的面罩。在進入斷斷續續的氯仿睡眠前的最後一刻，凱瑟琳看見卡麥隆透過閃爍的煤氣燈專注地凝視著她，

❶ 審訂注：是一種會在兒童時期發生的人類疾病，原因是維生素D的攝取不足。常現於窮困地區，如非洲，起因多為營養不足。軟骨症是類似的疾病，發生在成人。

他戴著金屬框眼鏡，眼神集中，而在那名外科醫師的身後則是其他男性模糊的身影，他們曾檢查過她的身體，並宣稱她的身體存有明顯的缺陷，而且在那些男人背後還有一排排坐滿了學生的木椅，他們被匆忙地召喚至此觀察這場開創性的手術流程。

事實上，剖腹產在過往就已行之有年了，類似的生產方式在古希臘、古埃及、古印度及中國古代文字中都有所描述。這個手術的別名為帝王切開術（Caesarean section），這個名稱經常被認為在呼應凱撒（Julius Caesar）是剖腹生產的傳說，然而這個別名更可能與那位帝王頒布的法令有關，他曾頒布法令規定，只要在產婦在生產時有看似無可避免的死亡可能時，就得採用那種方式取出寶寶。數個世紀以來，感染和失血使得這種手術極為危險，只有在萬不得已的情況下才會使用。也正是為了因應那些萬不得已的情況，世界各地的文化都演變出某種形式的剖腹產，隨著外科技術的改善，偶爾也會出現產婦和胎兒都存活的報告。十九世紀關於剖腹產的記載文字中，說明了盧安達和烏干達原住民執行剖腹產，會採用草本植物作為止痛藥，謹慎注意衛生條件，並以當地可得的材料來縫合傷口。一八二〇年在開普敦，英國軍事外科醫師詹姆士・貝瑞（James Barry）也曾執行剖腹產，同時拯救了母親和孩子兩人的性命。[2]（在貝瑞過世之後，他被偶然發現實為生理女性，究竟是不是在他探索性別的旅程中讓他對女性的磨難產生了獨特的興趣，亦或是因此產生同情，這些我們都只能猜想了。）然而，基於好幾年不斷出現的悲劇性結果，外科醫師在多數情況下仍對剖腹產抱持著謹慎的態度。一八六二年，亞伯丁大學助產系所（Midwifery at the University of Aberdeen）的教授羅博・戴斯（Robert Dyce），描寫了關於一次試圖用剖腹產的方式誕下一名死產嬰兒。回想起因為手術結果而死亡的那名病患，一位像凱瑟琳．科爾奎考恩一樣身材矮小的女性，戴斯痛惜地說：「那張臨盆女性手術失敗的哀傷清單上又增添了一筆案例。」[3]直到凱瑟琳．科爾奎考恩抵達引產之坡的山頂之前，剖腹產的前景一直黯淡無光。然而，隨著她狹窄扭曲骨盆中的子宮一次次地緊縮，也一步步地靠近變革了。

曾在附近的格拉斯哥皇家醫院（Glasgow Royal Infirmary）接受醫療消毒技術創始人約瑟夫．萊斯特（Joseph Lister）的訓練，默多赫．卡麥隆相信，剖腹產現在已經可以在最低的感染風險下進行，先前這些感染風險曾禍害英國各家醫院，每年持續造成成千上萬的醫院病患死亡，從女性到因戰爭而受傷的病患都有。產婦和嬰兒的生命取決於外科手術傷口中常潛伏及繁殖的細菌是否死亡。萊斯特在一般家庭醫學的研究工作顯現了在產科中應該也能夠贏得這場戰鬥的勝利，而卡麥隆已準備好發射戰鬥的第一槍。

仰賴著運氣和科學，凱瑟琳的剖腹產完全順利地照計畫進行。卡麥隆使用器具與「第三號中國纏繞絲質紮線」來剖開及縫合腹部，那些器具和紮線都浸泡過萊斯特反覆嘗試及測試過的石炭酸溶液。事實上，卡麥隆非常致力於外科手術消毒，甚至手術室中的一瓶醚起火時，教授也毫不動搖地繼續工作，堅持認為火焰只會有助於環境消毒。他在《英國醫學期刊》（*British Medical Journal*）的報告中寫道，病患承受麻醉藥物「表現良好且沒有不適的嘔吐反應」，也只有最少量的出血。在注射麥角菌萃取物後，一名六英磅又十二盎司的男寶寶便安全地誕生了，因此還被適切地命名為凱薩．卡麥隆．科爾奎考恩（Caesar Cameron Colquhoun）。在術後康復區，護士照料凱瑟琳的一切需求，在她身體四周擺放了裝有熱水的「熱鍋」來為她保溫，每小時餵她好幾匙的冰牛奶及蘇打飲料。到了第四天，她被允許可以攝取更多營養，食用「雞湯、魚、蛋和牛肉湯」，而她的體溫、脈搏、腸胃活動及出血也被仔細地加以記錄，直到她五月十六日時出院離開，當時小凱薩的體重也又增加了兩磅。凱瑟琳出院時被拍下了一張照片，她看起來像是有著豐滿胸部與新傷口的年輕女性，就像任何現代產婦在術後復原的早期階段一樣。她很健康，雖然眼眶凹陷，但富有光澤的黑色秀髮被編成髮辮並在頭上盤成一圈髮髻。

儘管凱瑟琳．科爾奎考恩身形矮小，但作為病患A的她，在卡麥隆的外科手術實驗中參與了消毒式剖腹產的手術，對現代產科醫學具有重大貢獻。默多赫．卡麥隆接著又執行了至少十二次類似的手術，其中兩次的手術病患是如他所稱的「有佝僂病的侏儒」，她們的身體情況與凱薩琳相似，而其他手術則是針對分娩原先狀況可能失敗或致命的女性。到了一九〇一年，卡麥隆獲得的成功讓他得以自信地宣稱：「我認為，現在已經到了面對相似情況時，母親與孩子的性命都能得救的時候了。」[4]相較於歷史上將剖腹產當成最後手段，只用在母嬰其中一人或兩者瀕臨死亡時，這樣的說法形成了強烈對比。在這麼一個時常因其貧民窟的骯髒、貧苦居民的悲慘而備受譏諷的城市，格拉斯哥產科醫院成為一個以清潔、安全的外科手術生產聞名的開創性中心，這般光榮仍延續至今。

剖腹產已經十分普及，在英國和美國，每三位女性就有一位女性是透過剖腹產生出小孩。其他某些國家比例甚至高出許多，如埃及和巴西，比例甚至超過所有出生數的百分之五十。[5]在全球各地，剖腹產，或以更合適的醫學名稱「子宮下半段剖腹產」來說，是世界上執行頻率最高的手術之一，它甚至可說是最常見的手術，但由於許多國家會將產科手術的數據排除在由國家蒐集的外科數據之外，所以很難有確切的數字。然而，先不論任何統計上的數字差異，有件事實特別清楚：如果你生活於已開發世界中，你擁有一個子宮，也以自己的子宮來懷孕，那麼你的子宮會在其生育職涯結束前，有非常高的機會歷經一次剖腹產手術。

剖腹產在二十一世紀是如此普及，在產科學中引領著生育世界。然而，自從小凱薩・科爾奎考恩從媽媽子宮裡取出之後，剖腹產手術的過程本身就再也沒有什麼劇烈的改變了。無菌手術室、明亮炫目的手術燈，以及拋棄式的綠色外科覆蓋巾，或許取代了卡麥隆時代的煤氣燈與上漿的亞麻布，但手術室裡上演的戲碼卻仍舊相同。

一旦完成了麻醉，不論是腰部以下麻醉（採用脊椎或硬脊膜外麻醉）或完全沉睡（採用全身麻醉），病患都會被小心地安置在手術檯上。手術室可能會充滿安靜的緊迫感，每位參與手術的人都扮演著自己的角色：產科醫師作為外科主刀醫師，一位較為資淺的醫生或許會負責幫忙並在一旁學習，還有麻醉醫師以及各種不同的助手及輔助人員，也會有一名護士或助產師進行手術前「刷手消毒」（scrub）❷或監督手術準備及遞交器械，一名助產師將照顧出生之後的寶寶，有

❷ 審訂注：平常簡稱「刷手」，是用消毒液及無菌刷來刷洗指甲縫、手指縫、關節、及至手肘，以盡可能達到無菌狀態，來進行特定需要無菌的手術。

可能也還會有一名兒科人員參與其中。在許多的目光關注之下，通常還伴隨著時鐘滴滴答答的聲響，因為手術時的每分鐘都得被記錄及計算，產婦已經被準備好進行手術。

她們的皮膚會先被消毒液清潔，接著腹部的皮膚會被切開。在過往，傳統的縱向切口（classical vertical cut）會從肚臍開到恥骨線；然而，現在較常採用橫向切口，在下腹部的一端到另一端，切開一道細小的微笑縫隙。在手術過程中，負責記錄的人（手術時一定要有某個人負責記錄每個手術動作，通常是一名助產師）[3]就會寫下那精簡而強大的標準臺詞：「劃刀。」

接著，切口會進行「鈍性擴張」（blunt extension）。這是個委婉的說法，實際上卻是相當原始且粗暴的行為。在過程中，主刀醫師及其助手會用戴上手套的手拉開切口的邊緣，使其遠離中心，暴露出下面的肌肉層。用「拉開」或許算是委婉的說法，因為要能撕開於此之前如此整齊且完美地組合在骨盆內的組織，得要紮實且穩定地用力拉扯。在手術之前，病患通常都會被愉快地保證，她們只會感受到一種「像有人在手提包裡翻找東西，或是有人在清洗你的肚子一樣」的感覺。這些關於購物、做家事等帶有女性性別刻板印象的譬喻，都只是輕描淡寫地美化了手術階段中所使用的那股力量。

手術時的節奏隨著外科醫師接下來的流程改變了：當腹壁在被小心剪裁時，會有一些較為安靜的瞬間，像是進行精細手工藝一樣，然後再次切換至手術流程中粗魯的機械步驟，醫師會利用類似鑷子形狀的巨大擴張器，讓膀胱往下方偏移遠離子宮。粉嫩又閃耀的子宮顯露了出來，像是一顆腫脹的珍珠。

接著，手術刀熟練地劃切子宮和羊水膜，然後，就在那裡了，如俄羅斯娃娃的最小內殼一樣，胎兒就躺在那裡，無聲且灰暗，直到被高高舉起。

當外科醫師將孩子舉起讓媽媽和伴侶能夠看見時，時間彷彿靜止了片刻。在一瞥那剛剛才泛紅的四肢，或許能聽見怯生生、咕嚕嚕的哭聲後，手術中的穩健節奏又再次穩定進行了。

臍帶被夾住並剪斷，寶寶被交給護理人員進行一切必要的協助與初步檢查，而外科醫師則回到子宮與它無聲且大張的開口處面前。胎盤的取出，結合了施予藥劑（我們的老朋友合成催產素），以及牽引的方式（用力且穩定的拉動），任何殘留的血液則會在源頭以燒灼方式止住或被抽取吸走，至於子宮現在已經縮小至懷孕時尺寸的一小部分，一層層地以絞縫法縫合。當我還是個眼界大開的實習助產師時，我感到特別吃驚的是——子宮有時甚至會以「外露」的形式進行修復，換句話說，有些外科醫師實際上會將這個器官從腹腔中露出，將它輕輕地放在產婦肚子上，就像是「親愛的讓我這樣好好地看看你」的姿態，接著持續進行工作，直到子宮像是個大大的粉紅色甜點，被整齊地壓出皺摺並閉合，醫師才將它再次放回骨盆內的正確位置。

對一名新手觀察者而言，子宮在這些暴露的時刻看起來令人震驚地脆弱。對我來說，在炙熱

❸ 審訂注：在西歐，女性助產師的制度化起源於十五世紀。男性助產師以及產科醫師的出現，則要到十八世紀、尤其醫療機構化之後。英國及許多歐洲國家，仍延續著由助產師照護產婦的模式。在台灣，因為歷史的脈絡而出現助產師的斷層，以至於參與剖腹產術的助產師並不常見。詳細資訊可參閱書籍《生產，本該無傷》（陳鈺萍醫師著，時報出版），以及台大社會系吳佳苓教授的科普文章〈我媽是怎麼生下我的？母親節的社會學提問〉。

的手術燈光線下，看到如此赤裸裸又血淋淋的子宮，仍舊感覺難以理解地不協調。這提醒了我，儘管我在我工作時抱持著客觀冷靜，但我自己肚子裡留著傷疤的子宮也屬於那三分之一，而我的皮膚上也仍留著我第一個女兒出生時縫合的銀色痕跡。所幸，在這些時刻，身為一名助產師，我還有其他的工作能夠轉移我的注意力：寶寶通常要被醫護人員評估、秤重、以包巾包裹起來，並交到父母手中；於此同時，醫師會繼續剛才被短暫中斷但較為複雜的腹部內層縫合作業。進到手術室的幾分鐘之內，孩子的出生往往就會完成了，但誠如一位母親常聽見的說法：「要讓你自己恢復原狀其實才是最困難的部分。」

❀ ❀ ❀

每一天，成千上萬個女性仰躺著看著天花板，同時她們身體內部正在被整齊地更換與修復；每一天，這些女性也會以臥姿與她們的寶寶見面，她們心頭湧上澎湃情緒，但腰部以下的身體卻麻木沒有知覺。如今，現代的媽媽們最後進入手術室的原因很少和凱瑟琳・科爾奎考恩一樣，現在多數產婦的身材都比他們的祖先更高大一些，真正的胎頭骨盆不對稱（母親骨盆的尺寸和她寶寶的頭不合理地不相稱）的案例十分稀少，而佝僂病又更為罕見。然而，自從手術流程能以工業化規模進行以來，進行引產的原因已大幅增加，而剖腹產也是，從卡麥隆和科爾奎考恩時代以來，剖腹產的適應症種類也變得五花八門。現今，緊急剖腹產（當產婦與寶寶或兩者之一有立即危險時而執行）會因各種分娩中的困難或延遲而進行，而選擇性（計畫性）剖腹產則基於許多不同原因而被建議執行，有些原因迫在眉睫（如胎盤位置較低，可能導致分娩時災難地大出血），也有些較主觀的原因（產婦因先前分娩的創傷經驗而偏好剖腹）。長期下來的觀察也顯示，剖腹產最常見的原因之一實際上就是剖腹產本身：就統計學結果而言，若一名女性曾以外科手術的方式誕下寶寶，她下一次生產時就有較高機會有類似的結果。剖了一次，就可能再剖第二次。隨著全球剖腹產率的上升，在一定程度上也成為一個自我延續的循環，因此，儘管世界衛生組織建議這個比例應該保持越低才越安全，但女性「剖腹生產」的比例卻急速增長。二〇一五年，世界衛生組織在他們的一項聲明中提及這個議題，並指出：「剖腹產可有效挽救產婦與嬰兒性命，但前提是有醫學指證的確切原因。就人口層面上來說，當剖腹產率高於百分之十時，它便與母嬰死亡率的降低無關。」[6]

親愛的讀者，讀到這裡時，我希望你們可以想像一下細針刮過唱片時那種刺耳且不協調的聲音。對，你沒有看錯。全球健康領域的最高權威剛剛告訴你：十位新生兒之中若超過一位是剖腹產時，就沒有任何證據顯示剖腹產對媽媽或小孩有益處，**完全沒有**任何益處。考量到剖腹產占所有出生總數約百分之三十，即十個中就有三個是剖腹產，這個聲明就格外引人議論。全球許多國家都是如此，從已開發國家到開發中國家都是，包括英國、美國、德國、中國，到委內瑞拉、越南、泰國和突尼西亞等。在一些人口統計的群體之中，這比例甚至更高。舉例而言，從二〇二〇至二一年，在英國超過四十歲後生育的人中，剖腹產便占了總育數的四十九％。[7]現實相當嚴峻，如果你通常屬於健康人口中的一員，那麼你大約有一半機率是經陰道自然生產。

真的有這麼多女性身體有如此嚴重的缺陷嗎？或者，真的有那麼多懷孕面臨嚴重的威脅，以至於外科手術成了最安全的選擇嗎？為何建議與現實之間存有如此巨大的差異呢？所有其他的手術、在手術室裡花費的時間與金錢、帶著和我相同傷疤的女性、被打開又被闔上如手提包般被翻找的子宮，這一切又是為了什麼呢？人們可能會猜想，一定是有什麼非常、非常好的合理理由才會進行那數百萬次的手術吧？一定是那樣，如果不是的話，那代表世界衛生組織的聲明是錯的。

如同人們可能預料的那樣，媒體時常提出自己陳腐過時的理由，來解釋這些明顯不必要的剖腹產為何急遽增加：都是女性錯了，世界衛生組織沒有錯。根據那些文章標題所述，她們都錯了、她們眼界狹隘，那些女性基於自身的荒謬衝動而要求進行那些不必要的手術。在千禧年之際，英國媒體衍伸出「太過時髦，不願使勁推」（too posh to push）這種說法，來回應選擇性剖腹產的孕婦需求大增的情況。女性受到各式各樣的指責，包括太過害怕分娩、急著砸錢在私立產科醫院、過於渴望效仿名人，以及太想保護自身陰道的完整性，或是孩子的頭部形狀（又或者綜合以上所有原因）[8]。然而，後續研究發現，女性要求進行選擇性剖腹產的原因，其實遠比媒體經常報導的更加複雜、更合乎情理[9]，而美國與英國的國家指引也從這時開始改變，指引建議醫療照護者，如果在全面且公開地討論所有相關風險及利益後[10,11]，孕婦仍選擇繼續進行，那麼就應該尊重孕婦對剖腹產的要求；近期英國的醫院也被建議完全放棄使用剖腹產率作為「產科服務的指標」[12]。有些人可能會認為，這些建議是顯現危機的證據，因為醫療的介入行為被正常化；也有其他人可能認為，這反映了在手術生產問題上的辯論越來越細微且具建設性。

現在這個問題似乎得以解決，至少在英國和美國已經獲得了專業的批准，媒體的鎂光燈也因此轉向了巴西，全球孕婦要求剖腹產的重要據點。在一九九六至二〇一一年間，該國總體剖腹產比例從四十%上升至五十五%，甚至有些資料來源估計，在巴西許多私立醫院中，剖腹產的比例更可能高達八十四%。[13]國際媒體關於巴西生育文化的文章開始如雪片般飛來，但媒體並未聚焦該國貧民窟中難以獲得安全醫療資源的眾多貧困女性，而是將焦點放在私立醫院裡的富裕女性身上，剖腹生產在這些私立醫院裡已演變成精心策劃的社交慶祝活動。根據一篇報導，聖保羅的聖路易斯醫院（São Luiz hospital）會為剖腹產做好準備，不但設有手術前宴會室，裡頭擺滿了放在水晶花瓶裡的玫瑰、放有巧克力的銀色托盤。即將臨盆的媽媽也可以付費於手術前的最後一刻完成髮型與妝容，而朋友和家人可以從隔壁套房觀看整場手術，套房內也附設陽台和迷你酒吧。[14]

這篇報導邀請讀者一同窺視這些虛榮的社交名媛與她們的親屬，儘管文中未明確提及「太過時髦，不願使勁推」這句話，但這種說法縈繞在字裡行間。然而，反觀一項針對超過一千名巴西女性所進行的訪談研究卻顯示，手術生產增加的趨勢並非主要是因為那些富有媽媽眼界狹隘的一時衝動，更多是受到真切且合理的擔憂所驅使，擔心在分娩過程中會有不必要的醫療介入。[15]在一篇《大西洋雜誌》的採訪中，一位聖保羅大學（University of São Paulo）母嬰健康學系的副教授西蒙·迪尼茲（Simone Diniz）就描述了一個充斥著大男人主義、厭女主義的體系，在這樣的體系內，若是過度使用引產、會陰切開術及電子胎兒監測，就會面臨漠不關心的醫護人員的言語暴力：「有種觀念認為，生小孩的經歷就應該備受羞辱……當女性在分娩階段時，有些醫師會說：『當你之前在做的時候，你又沒抱怨，但你現在在這裡了，才在那邊哭。』」[16]

這種行為或許看起來難以置信地殘忍，但很不幸地，大量研究指出這種言語暴力在巴西相當尋常，也並非只發生在巴西。在二〇一九年「讓母親發聲」（Giving Voice to Mothers）的調查報告發現，在兩千一百三十八位美國女性當中，有百分之二十八．一的女性在醫院生小孩時，曾遭受一種或多種的不正當對待，「例如失去自主權、遭受咆哮、責罵或威脅、被忽視、尋求協助時被拒絕或未收到回應。」[17]有色人種女性、有黑人伴侶的女性和「那些有社會、經濟及健康上困難的人」都顯現遭受不正當對待的比例較高，這令人沮喪地顯示了在最富裕且最「先進」的國家中對於被邊緣化及弱勢的族群的態度。臨床醫師和學者已經識別出了這種系統性的傷害，並將其視為更廣泛的「產科暴力」（obstetric violence）現象的一部分：這個術語最早於二〇一〇年由委內瑞拉的研究人員創造，用來描述醫療提供者在女性懷孕和生產期間，對女性進行的去人性化、虐待和病態化的行為。[18]儘管這種行為受到多重的複雜因素所驅使，包含父權、種族主義及階級主義的態度，以及醫療機構制度化的護理標準，優先考量體系需求，而非產婦的需求，但這一現象本身卻無所不在，各種形式的產科暴力都存在於世界的每個角落。[19,20]在這種情況下，或許我們不應該感到訝異，有些女性，特別是比例特別高的巴西女性，會把選擇性剖腹產視為一種手段，以避免潛在具創傷性和高度醫療化的分娩過程。這也許不是剖腹產早期先驅者預料或計劃的選擇，但仍舊是個有效的選擇，並且不像某些特定媒體宣稱的那樣輕浮或不合理。那些手術室旁的觀眾席、隨叫隨到的髮型師都是醜陋真相的華麗附屬品，因為我們就活在這樣的世界裡，在這個世界裡，對一些即將當媽媽的人們來說，比起在產房中的潛在危險，進行重大的腹部手術似乎更具有吸引力。

隨著剖腹產率持續攀升，已遠超過世界衛生組織所建議的百分之十，世界各地女性和她們的醫療照護者也持續在尋找讓手術過程更安全的新方式，甚至讓這件事更令人愉悅和賦權。對於來自斯旺西的婦科及產科主治醫師伊哈布・阿巴西醫師（Dr Ihab Abbasi）而言，決定嘗試一種全新、具有潛在爭議性的剖腹產方式其實是源自於他一個非常簡單的願望：他想讓他的女朋友留下深刻印象。

在他醫院辦公室的一個安靜時刻，伊哈布告訴我：「真實的故事是這樣的，我遇見了某個人，而她現在是我的妻子。她是一名顧問，早在那之前，她曾是受過訓練的助產師。她負責處理生育創傷，而她自己也曾剖腹產過一次。我們當時討論過一個叫『溫柔剖腹產』（gentle Caesarean）的東西，然後她說：『你為何從來沒試過呢？』我當時覺得那太荒謬了，但我還是決定試試看。當時是二〇一八年一月，我操作剖腹產已有十年經驗了，所以那天當我進到手術室時，我心想著，這真是我能做出最荒謬的事了。但是當我出了手術室之後，我卻想著這是我做過最美妙的事，我過去十年都錯過了什麼啊？當時那位媽媽在哭，那位爸爸也哭了，醫護人員也都在哭。我當時就知道，這是往後要努力的方向了。從此之後，我再也沒有沒有做過任何其他類型的剖腹產了。」

雖然這句話聽起來像是當天伊哈布在手術室裡施展了某種醫學魔法咒語，但其實他在執醫時所進行的改變特別簡單。

「那並不是新的手術方法，也不是什麼花俏的手法。」他解釋道：「那只是一種心態上的轉變，讓生產焦點集中於母親身上，而非聚焦在手術醫師本身，讓這一切從一場手術轉變成一次真正的生產經驗，就像我們面對陰道生產時會做的事一樣。」

在實務的層面上，溫柔剖腹產，又稱自然剖腹產，或以女性為主體的剖腹產（woman-centred Caesarean），如同它多變的稱呼，溫柔剖腹產是由一系列簡單的微調組合而成，最初由倫敦夏洛特皇后醫院（Queen Charlotte Hospital）的產科醫師尼可拉斯・費斯克（Dr Nicholas Fisk）、麻醉師費莉絲蒂・普拉特醫師（Dr Felicity Plaat）與助產師珍妮・史密斯（Jane Smith）共同創建。在他們二〇〇八年關於此新生產方式的報告中，這個團隊描述他們是如何讓寶寶緩慢且溫柔地從產婦剖開的肚子中出現，寶寶的身體會像在陰道生產一樣逐漸被輕輕推出。他們鼓勵家長觀賞整段生產過程，視線也不會被一般手術的覆蓋巾擋住；他們也鼓勵在寶寶誕生後的時刻即進行母嬰的肌膚接觸，透過昏暗的燈光與柔和的音樂營造出一種舒緩的氛圍，盡可能不將心電圖探針、血壓計袖帶和靜脈注射針放在顯眼的地方。[21]

如今，針對每一位選擇性剖腹產的病患，伊哈布．阿巴西醫師都提供溫柔剖腹產的標準選項。他強調這種生產方式並沒有僵化的規定，靈活彈性反而是它的魅力之一。

「我就只是根據產婦想要的來進行調整。」他說道：「像昨天有位女士不想要有任何音樂，沒問題。也有人不想要進行母嬰的肌膚接觸。這是她們的生產經驗，並沒有固定的標準方式，每個步驟都能進行設計與調整，讓一切更友善且更專注於產婦的願望。」伊哈布主張，這樣給予更多選擇權的方式有一種強大的效果：「在我得到的回饋中，『療癒』這個詞多次出現。女性會談到那讓她們感覺自己是參與生產過程的一部分，不像她們過往眾多的經驗，只是仰躺盯著天花板，聽著各種噪音，接著便聽見寶寶的哭聲，又過了幾分鐘後，她們會看到助產師為寶寶穿衣、包裹，接著……她們就有了一個寶寶。」

妮基．席維瑞特（Nikki Syvret）是一名助產師與三個小孩的媽媽，也是先前經歷了創傷性生產後才選擇溫柔剖腹產方式的女性之一。在她的案例之中，她先是經歷了有嚴重撕裂傷的產鉗分娩，而且產後復原過程艱難。第二次分娩時間拖得很長，在與一名代理醫師多次協商之後才進行剖腹產手術，妮基描述那位醫師「既嘲弄又譏諷」。她在自己諾丁罕的家與我談話，她的小孩時不時進出房間找尋零食和娛樂，妮基訴說著她為了她第三次、也是最後一次的生產挑選了選擇性溫柔剖腹產的心路歷程。

她說道：「我不斷閱讀許多關於生產的輔助文本，它們讓我真正意識到手術室環境是多麼醫療化，和正常生產經驗有多麼脫節，以及其中又剝奪了多少的控制權。這根本完全是脫節的狀況。你根本感覺不到自己的身體，眼前有一個實體隔板，所以即使你能感覺到正在發生的事，但你也只能猜測實際在發生的狀況。當然，醫護人員會以安全和常規為指引，他們特別專注於任務本身，但這也應該是一趟充滿神奇、靈性及情感的旅程。」

她找到了一名主治醫師，醫師能理解她希望獲得更加以女性為中心的體驗，包括所有相應的臨床和環境調整。最終，妮基的剖腹產經驗就像她所期望的一樣「充滿神奇、靈性」。正如同費斯克、普拉特與史密斯所提出的，妮基的醫療照護人員在手術室裡創造出了一個沉靜且親密的氛圍，她和她的丈夫驚奇地觀賞著寶寶緩慢且溫柔地從她的身體出現。醫師將寶寶的頭從子宮的切口舉起之後，便讓妮基用自己微弱的宮縮（因手術引起的刺激作用）讓寶寶其餘的身體部分抬起並出來。

「劃開切口後，她的頭就出來了。」妮基回想著說：「她臉上帶著怪表情，並稍微地擺動著。有人移動了她的一隻手臂，當她的手臂出來之後，她就開始輕輕地移動、翻滾，並伸長她的雙腿用力推。因此，這是個自然的、幾乎沒有干擾的出生過程，而且我能親眼見到這些發生在我身上的事，這一切沒有那麼地脫節。我看著自己的身體和我的寶寶一同完成分娩發生的過程。這一切都令人相當敬佩。」

恰好此時，妮基的一個孩子打斷了我們的談話，說她弄倒了一堆衣物，即使是這樣對身為人母、平凡日常生活的提醒，都無法削弱妮基在回憶她第三次，也可說是最圓滿的生產經歷時的明顯喜悅。

「我感覺欣喜若狂。」她說。

回到斯旺西，伊哈布告訴我，這種剖腹產方式不僅對產婦更加友善，也對子宮更加溫柔的原因。提及採用此方式生產的女性們，他說：「她們幾乎不太會出血。」這是因為寶寶更緩慢、更受控地從腹部誕生。夏洛特皇后醫院的團隊也將這種切開子宮的方式形容為「填塞式」的，如同伊哈布的解釋：「寶寶的身體塞住了切口，因此那些女性並不會從子宮邊緣流血。」換句話說，就像大家可能藉由對新的傷口施壓止血一樣，寶寶的身體壓住了剖腹產切口的邊緣，產生了類似的效果。伊哈布補充說：「胎盤被停留於原處的時間更久，因此比起直接拉出胎盤並快速縫合子宮，這樣絕對會有較少的出血。」

儘管他有些同事表明自己不情願在手術檯上花上額外時間，伊哈布主張那其實是錯誤節省時間的想法。「我實在找不到為什麼不能等這五分鐘的理由。我的意思是，這不過就是五分鐘。當有另外一名主治醫師告訴我，他沒辦法等那五分鐘時，我說：『當你進手術室時，你有計時嗎？你會說，如果我二十分鐘沒有出來的話，就找別人來嗎？還是當你進手術室時，你會預計就花上二十分鐘至一小時的時間？』這些都只是我們說出來的藉口，只因為我們不想改變。」面對這個不斷發展的方式，為了讓大家抱持更正向的態度，伊哈布表示，他也正在向他部門裡一些更年輕的醫師傳播這樣的理念。他說：「我已經先從我的實習醫師們開始了。當你播下種子時，就能有更順利進展的結果。」

在現有的研究中，儘管將溫柔剖腹產與傳統手術方式結果進行比較的研究寥寥可數，但仍有少數證據顯示，在臨床上適合且沒有緊急情況時，溫柔剖腹產的選項其實是安全的。在某些案例中，就一些可測量的結果而言，甚至能有所改善，例如純母乳哺育率、產後感染率與產後康復的時間長度等。[22,23,24,25]

另外有個較不正式卻十分重要的臨床結果，就是溫柔剖腹產似乎會有效增加產婦的滿意程度。[26]這並不是指傳統剖腹產就一定令人不滿意或不受歡迎，事實上，儘管這個領域上已有大量研究，但似乎沒有明確的證據表明分娩方式對產後心理健康有明確的好壞影響。然而，有越來越多的研究顯示，生產時感覺失去控制或與期待不符，無論是透過手術或自然生產，都可能有更高機會引發一些症狀，如產後憂鬱或壓力後創傷症候群（post-traumatic stress disorder）等。[27,28]

在我擔任助產師的期間，也確實見過類似的現象：對某人的「良好」生產，對另外一個人而言卻是創傷。在文字紀錄上看似清楚明瞭的事，例如沒有任何醫療介入的快速分娩，對某些人而言卻可能是難以想像的痛苦，她們或許難以承受那樣的宮縮速度與強度。舉例來說，可能看似更具挑戰性的生產經驗，如一場先是耗時很長的分娩，接著又進行緊急剖腹產手術的過程，對某些人或許反倒像是一場勝利，因為她們只是單純想要將自己渴望已久的寶寶擁入懷中。或許，對需要剖腹產的準家長而言，較為「溫柔」版本的手術流程提供了令人滿意的組合：細心的計畫，加上以產婦為主體且具同理心的照護。當條件合適，並在可能抗拒的醫療人員願意改變的同意之下，溫柔剖腹產確實可能是對產婦和子宮最為友善溫和的開刀方式。

有些批評者主張，將剖腹產重新定義為「溫柔」或「自然」，可能是對早已過度醫療化的產科體系，又進一步推向標準化手術生產的危險邁進。而其他人則認為，鑒於剖腹產率勢不可擋地上升，推廣這樣新型手術是務實的做法，也是對數百萬可能選擇以這種方式分娩的女性的一種賦權。[29,30]回顧發表溫柔剖腹產報告的十年之後，珍妮．史密斯和費莉絲蒂．普拉特醫師寫道：「我們相信，由這個名稱引發的辯論是正面積極之事。因為它要求我們思考，如果我們的目標是將女性置於照護的核心，那麼為了接受剖腹產的女性們優化分娩體驗，又為何不是一個值得嘗試的選擇呢？」[31]

無論是剖腹產或是自然生產，顯然都需要一種更全面的方式。在我、妮基以及先前與新聞記者艾莉克斯的談話當中，多次且反覆出現了「脫節／疏離」（disconnect）這個詞彙。雖然每位女性的生產經歷都和其他人的經歷明顯不同，但這兩位女性都覺得，現代由產科主導的環境和其中執行的例行公事，都導致她們與自己更深層、更原始的一部分產生了脫節感，而或許那部分在實際情況及比喻意義上，都存於她們的子宮裡面。艾莉克斯描述自己被不斷注射無情的人造荷爾蒙時，那種啟動她體內「引擎」的劇烈不適；而妮基回憶起在第一次剖腹產時，不論是生理上或情感上，她都對自己手術帷幕之外的身體感到麻木。每位女性都有獨一無二的經歷，但我於職業生涯中觀察了成千上萬次生產之後，我可以說，對於建立連結的直覺渴望，以及當連結丟失時會產生的悲傷感受是普遍存在的。當科學不斷努力地追求那種「完美」的生產，追尋聽話的子宮和符合金髮女孩原則的精準宮縮時，最重要的是，不要失去對這個最奇妙器官以及在它最強大時刻所能做的一切的驚奇感受。

「我對這個器官和女人的身體真的是充滿感謝及敬意，無論它是如何實現這一切的。」艾莉克斯說道，回想著那些她朋友圈裡大家分享的生育故事。「當它正常運作時，它表現得極為出色。任何經歷分娩的人都能夠經歷這樣的過程，然後走出來，而且我有朋友在剖腹產後，人被這麼大切了一刀，還能直接抱起嬰兒，好像這件事完全正常一樣，這一切真的令我驚嘆不已。」

瑞秋・約德（Rachel Yoder）在她的小說《夜色女人》（*Nightbitch*，暫譯）中，探討了關於調適自身身分與母親角色的省思。在書中，瑞秋生動地描寫出了生產之殘忍的這個主題：「這個東西源自我們的身體……它從我們身上撕裂而出，正如字面上的意思，將我們撕成兩半，伴隨一陣劇烈疼痛、血及屎和尿侵襲而來。如果小孩不是以這種方式進入這個世界，那它就是以刀刃將我們身上切開而得的。小孩被取了出來，我們的器官也被拿取，之後再補縫並放進去。或許，這是除了死亡之外，身而為人能夠體驗到最暴力的經歷了。」[32]

不論是對身體完整性的侵犯、如史詩般的奮鬥過程、這場血腥的勝利，這種經驗的核心就是子宮。無論是任其自然、引導其運作，或是被切開又再縫合，這塊肌肉都付出努力且承受著一切，卻幾乎沒有感謝或掌聲。它完成了它的職責，隨著時間從一個月進展到下一個月時，它又準備再次重新開始。

⑨

產後：

骨頭閉合
與
占據空間

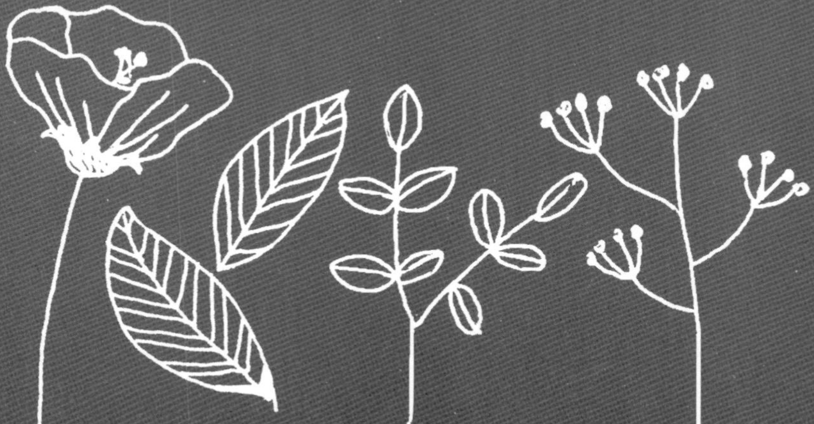

法蒂瑪．阿布都拉（Fatima Abdullah）一邊說著輕柔的安慰話語，一邊將七匹布料折疊，並纏繞在你破碎的身體之上。你歷經了生產，如浴火重生，無論你的寶寶是生是死、是剖腹產或自然產，你都需要被治癒、平靜與滋養。她餵你吃了精緻小點，點心內含能使人溫暖及維持身體機能的辛香料，她還催促地將好幾杯薑茶送至你嘴邊。她也在你全新、空蕩蕩的肚子上按摩，將香甜的精油推進你鬆弛的肌膚與脂肪，指尖沿著新生兒媽媽妊娠紋延展的痕跡移動。現在，透過這樣包裹起肚子的儀式，她尊崇你，並將你復原。綠色紙製外科手術覆蓋巾的摩擦觸感、產房裡聞起來像酸奶和消毒劑的味道、紙製褲子、噴霧瓶等陌生且令人羞辱的全套裝備，全在法蒂瑪的溫柔觸碰下煙消雲散。

一匹匹布料一圈又一圈地向上纏繞你的腳踝、雙腿、臀部、雙臂和胸膛，法蒂瑪將布料的鬆緊拉得恰到好處，讓你身體的每一處都感覺被人擁抱一樣。「致謝。」當你的意識逐漸沉入更深層的地方時，她對你說道：「感謝創造出你的天地之神，感謝曾經支撐你走了這麼一段旅程的雙腿。」你不確定自己懸浮在這個過渡狀態的空間中多久了，那地方距離你剛度過的生產並不遠；但很快地，你就意識到自己皮膚上的空氣，因為法蒂瑪從胸部往下解開了你身上的布料，將你釋放回到當下。最後一匹布料從你的小腿肚滑落，也結束了整個儀式。這個儀式在世界各地不同的文化中有著不同的稱呼，如今在西方以「骨頭閉合儀式」（Closing the Bones）的名稱廣為人知。

法蒂瑪是一位教育工作者與陪產員，服務北維吉尼亞及華盛頓哥倫比亞特區附近地區的家庭，她已給予數十多人支持，陪伴他們走過懷孕及生產。然而，近年來她意識到處於產後期間的人們極度脆弱，她們的子宮以及她們的精神都需要受到關注，她認為這些狀態在這個過渡階段彼此間息息相關。她所執行的紮肚儀式被納入一項綜合的產後照護療程中，而此照護療程奠基於「加熱、身體活動和支持」三項關鍵原則之上。雖然法蒂瑪版本的儀式是出自於一種摩洛哥傳統的阿爾舍德儀式（Al Shedd），但每個板塊大陸的原住民文化中都幾乎有類似的儀式存在。

在現代工業化世界中，儘管生產被視為一項重大事件，但像這種聚焦的方式卻仍是相對較新的現象。早在社群媒體和報章雜誌都還沒有開始關注那些「產後快速瘦身」（生產後幾天和幾週之內就奇蹟似地減重大變身）的照片之前，初為人母的人們及她們的子宮，就已被認為是值得受慶祝與關懷照顧的。產後儀式包含一些結合營養食物、暖宮的方法，以及腹部包紮與放鬆的方式，在各種不同文化及地方持續地演變著，從日本、越南，到馬來西亞、摩爾多瓦等地都有。

多倫多大學（University of Toronto）營養學及精神醫學學系教授辛蒂李．丹尼斯（Cindy-Lee Dennis），在她一篇相關專業的綜述文章中寫道：「這些儀式能讓那些媽媽們在生產後的一段時期能受到『媽媽般的照顧』。」近年來，這段時期也被視為是產婦生命中的重要階段，在各層面影響她們的身分，也因此，這個時期值得接受工業化西方世界一直缺乏的審視與照顧。最初由人類學家戴娜．拉斐爾（Dana Raphael）創造出來的一個術語「母親期」（matrescence），現在所指稱的是如臨床心理學家奧雷利．阿森（Aurélie Athan）描述的，「是一段發展歷程，一位女性在這個歷程中從孕前、懷孕、生產，代孕或收養，過渡到產後時期以及更之後的階段……這些變化的範圍涵蓋多個領域，包括生物、心理、社會、政治和精神層面，可以類比為青春期的發展推動。」[1]法蒂瑪・阿布都拉指出，像骨頭閉合這樣的儀式就是以一種對每位媽媽都獨一無二的方式來應對這樣重大的過渡時期：「對許多女性而言，無論她們先前經歷了什麼旅程，（這樣的儀式流程）都是用來向她們所經歷過的事致敬。對某些人而言是一趟充滿痛苦及創傷的旅程，但對某些人來說卻如此美麗。你的情緒會跟隨著你身體所經歷過的事情發生變化，而那樣的變化需要一段時間。」事實上，從東方到西方，幾乎所有地方都找得到類似的產後儀式，這充分證明了人們普遍認可產婦在度過母親期這般重要的人生十字路口時，確實有著這樣的需求。

除了標誌這個過渡階段（無論它是痛苦的或勝利的）之外，人們也相信產後儀式能為身體帶來生理上的重要益處，尤其更精確地說是子宮。許多文化認為，產後的子宮因為在生產時曾「被開啟」或「受寒」，也因此應該要將其閉合、使其溫暖或將它調整歸位。墨西哥的助產師泰瑪・默卡多（Tema Mercado）執行的「產後閉合儀式」（la Cerrada Postparto）就是一種產後的加熱與包紮儀式，與阿爾舍德儀式極其相似。她說道：「對於任何子宮區域曾遭強力開放的女性，這個流程都是有益處的。在墨西哥，我們稱之為『腹部受寒』（Frio en el vientre）[2]。」在泰國傳統中，則有「於火之上」（Yu Fai）的療程。新生兒媽媽在療程中被包紮起來，被建議躺於一張床上，下方有溫暖的火焰幫助復原和治療子宮。[3]而在千里達及托巴哥共和國，則會使用布製的束腹帶來將子宮「歸回原位」，並關閉在分娩時被開啟的脆弱通道。[4]一位摩洛哥的生育工作者蕾拉・B・拉什達（Layla B. Rashid）倡導要恢復阿爾舍德儀式，她認為產後護理實際上是一個關乎生死的問題：「摩洛哥長輩有這麼一說，說新生兒媽媽的墳墓會被開啟四十天，因為他們知道新生兒媽媽有多麼脆弱。」[5]

現代助產師和產科醫師們也認知到，在生育後的幾天和幾週內，產後子宮將會處於力量和危險的微妙平衡中。在完成了（某些人的定義中或許是）子宮最根本的目的，讓新生命在其中成長並誕生之後，產後的子宮現在就必須執行一系列複雜的任務，而每項任務都具有挑戰性，並且本身可能存有風險。完成了分娩的第三個及最後一個階段，排出胎盤及胎盤膜後，子宮必須讓一個開放性的巨大傷口癒合，同時也要保護自身免於感染，回到懷孕前的尺寸，並重新製造它的內膜，好盡可能以最快且最安全地的方式，為下一次潛在的受精及懷孕做好準備。❶

從體外看來，這個過程的唯一證據就是產後排出物（lochia）❷，在生產後出現大約四到六週後，通過陰道排出子宮的血液狀流出物。外觀上看起來很像月經，但組成卻明顯不同。產後排出物清除了子宮內的羊水、子宮內膜組織、黏液、紅血球、白血球，有時候甚至會清出胎盤剩餘的碎屑，以及（或是）羊膜囊。當產後排出物被排出時，子宮本身會忙著於裸露的胎盤區域上再生健康的細胞，這過程大約會在產後三週左右完成。[6]接著子宮會恢復原狀，或說縮小，直到它又再次完好地退居骨盆恥骨後方。與大眾普遍相信的恰好相反，子宮縮小的速度完全是因人而異，

❶ 審訂注：與其說身體與子宮要盡快為下一次受孕做準備，不如說是盡快讓自身得到修復。因為荷爾蒙的運作，產後正常泌乳、哺乳的身體，並不會立刻啟動排卵機制。

❷ 審訂注：傳統上稱為惡露。應二〇二二年起婦團發起一系列的正名運動，衛服部已於二〇二三年八月一日發函相關單位，改稱惡露為產後排出物。

受到年齡、先前生育次數、生產方式，以及哺乳方式等多重因素影響[7,8]，無法透過飲食或運動來安全地加速子宮收縮的速度。

針對許多傳統「骨頭閉合」的儀式，包含阿爾舍德儀式、產後閉合儀式，以及其他相似變化的儀式，這些方式的實踐者都宣稱那些儀式有助於子宮治癒的過程。他們聲稱按摩以及（或是）包紮腹部能夠支撐過度延伸的韌帶和肌肉，重新將子宮調整至骨盆內的正確位置、減少出血，甚至降低感染風險。僅管這些說法或許欠缺充分的臨床證據支持，但在地理和文化如此多樣的地區中都各自獨立演化出了相似的儀式，甚至在某些情況下那些儀式還幾乎相同❸，這也就表明了好幾世代的女性在實踐這些儀式時，肯定找到了某種內在的固有價值。對這種生活經驗進行檢視甚至評論或許很合理，但若是全然地忽略它們，那就稱不上公道了。

也許，除了任何具體對子宮的好處之外，這些儀式會如此受到歡迎是因為，它們為新生兒媽媽提供了一直以來都稀有珍貴的東西——休息。帶著充滿敬意的聲音，法蒂瑪．阿布都拉告訴我，這些女性如何從這種平靜的狀態走出來：「我好好給了她們一些時間，讓她們被包紮著。」她說道，特別強調這種溫和休息的時間可以持續至一小時之久。「然後，我將她們解開，她們通常會非常緩慢地走出來，然後說：『哇，那感覺真好！』就像是從一場非常深沉且放鬆的睡夢中醒來。我收到最多的反應是，大多數人都能夠關掉一切開關、不必擔心任何事，只要讓自己的身體獲得片刻的深層休息。」

無論這些傳統儀式治癒子宮的效果是否能夠被量化，但「深層休息」對於產後子宮及擁有子宮的人們的效用卻不容小覷。不論是暫時遠離哭泣的嬰兒、需要加柴的火爐或得要回覆的電子郵件，又或者放下那普遍存在的壓力——要求自己得做更多、看起來更好、更快地康復，或讓身體占據更少的空間，任何經歷過母親期的人都知道，這種休息具有無法估量的價值。

❀ ❀ ❀

那麼，從這些歷經千年演變、用來服務且治癒新生兒媽媽及其子宮的儀式中，我們又汲取出了什麼樣的智慧呢？可預見地，工業化的西方世界將這些產後儀式去蕪存菁，變成符合其價值觀的形式：我們捨棄了治療中那些神祕、無法量化、令人無法接受的「外來」元素，並從中精心挑選出一個「腹部加壓」的面向。因為腹部加壓有助於回歸社會上期望的產後身材，一個纖細性感且占據空間越少越好的身體。母嬰雜誌、部落格、網站和線上零售商都在兜售一種全新的加壓衣物，聲稱它們具有神奇的變身效用，那些衣物專門設計為產後的幾天甚至幾個星期內穿著。這些衣物有各種名稱，如腹部支撐帶、束腹帶、肚圍、腰帶和束身衣，通常具有彈性，有時候可以透過複雜的掛鉤、扣環和魔術貼進行調整，有些甚至像舊時的緊身胸衣一樣有骨架。這些加壓衣物

❸ 審訂注：在中醫以及阿育吠陀醫學當中，也都有在產後修復期間綁腹帶的作法，但也有其合宜的方式。台灣人很熟悉的坐月子相關習俗就不在此贅述。

被宣傳成為新生兒媽媽必備的祕密武器。

我們已反思了產後深層休息的片刻，一個暫時擺脫繁忙世界的要求和期待的喘息時刻。現在，我們來省思另外一種不同的片刻，一個脆弱且具不安全感的時刻：你還是一位新手媽媽，你的身體或許才剛脫離生產的努力，才過了幾個小時或幾天。現在正是清晨時分，除了你和寶寶以外，似乎沒有其他人醒著。這個孩子正咬著你的乳頭又或許正在猛吸奶瓶，而你想著這是否是一小時內的第四次哺乳，還是只能算是一個長時間又不間斷的連續狂飲時，你的子宮卻開始痙攣並收縮。這是產後復原正常的一部分，當你將寶寶抱在胸部前時，就會促使子宮出現微弱的收縮來幫助子宮縮小，你記得助產師曾提過這是一種生物反饋。然而，你腹部內的疼痛卻提醒了你，你的肚皮就像一個鬆弛、破裂漏氣的氣球皮，邊緣不整齊地垂掛在你的內褲上。你拿起身旁的手機想要單手滑一下社群媒體，或許能讓你暫時忘卻煩惱，此時一則具針對性的廣告在手機螢幕上閃現著：一位綁著馬尾的俏皮女性綁著一條彈性束腹帶，側身站著炫耀自己肚子有多麼平坦。那個網站告訴你，她穿戴的束腹帶能夠「重塑你的腹部肌肉」及「加速體內水分流動」，而另外一個形容引起了你的興趣：「能讓『有媽媽味的肚子』消風。」[9]

當寶寶繼續瘋狂吸吮時，你突然間領悟到了什麼，就像有人幫你大腦內的癢處取了個名字，並提議要幫你抓一抓一樣。你繼續滑著手機、搜尋，並在一排虛擬的視窗頁面上點擊。另外一個束腹帶的品牌廣告滔滔不絕地說明常見臨床上可能有的好處，宣稱「物理治療師通常會建議使用這種支撐帶來撐起子宮、腹部、骨盆及背部」。然而，再往下讀個幾行，你就會讀到如今再熟悉不過、不斷反覆出現的說法：「穿著這個腹部支撐帶，輕輕鬆鬆就會發現肚子上的一坨肉消失不見，幫助你恢復你懷孕前的身形。」[10]

網路上隨處可見，不同的品牌以不同的方式做出了相同的承諾。當然，每間公司都會附上自己的免責聲明，指出這些承諾或許不會實現，但當你閱讀著看似無窮無盡的滿意客戶推薦時，那些細微的聲明字樣似乎就消失得無影無蹤。

一則評論這麼寫道：「我的老天呀呀呀！女孩們，沒錯，我給五顆星！！我預產期當天進醫院時，體重是一百七十五磅。我生完小孩，隔天在醫院就穿上它。第三天回到家，我看起來就像碧昂絲一樣。生完的一週後，我的體重只剩一百四十磅。」[11]你不斷往下滑、你點擊，你看到其他跟你一樣有著不受控的子宮和鬆弛身體的女性，她們以同樣無比熱情的口吻寫下這些言論。

「用了我的束腹帶兩週之後，我已經看見自己的一團肥肉消失了。」一則評論寫道。

「我的肚子超快地縮小到幾乎是我的正常尺寸了。」另外一則寫道。「期望用這超讚的束腰，就能快速瘦回去！」第三則評論寫道。[12]

網站上有無數張自拍照，那些女性對著鏡子側身擺姿勢，身體被擠成扁扁的一大片，顏色就和OK繃一樣。在你最黑暗的時刻，這個目標彷彿唾手可得——產後激瘦就近在咫尺。即使是最鬆垮的肚皮、最具有「媽媽味」的肚子，也都可以被約束和控制，就像你從來沒有懷孕過，彷彿你的子宮根本不存在。

為了公平起見，我們將場景從深夜哺乳的場景轉換至實驗室的實驗檯上。穿上這些衣物真的能帶來實質上的好處嗎？那些宣稱對骨盆肌肉和器官提供的寶貴支撐，真的能夠被證實嗎？簡而言之，這種主張背後的證據含糊不清，證據本身的基礎也相當有限。只有兩個小型研究似乎表示，使用彈性束腹帶能讓經剖腹生產的女性減輕疼痛並增強活動能力。[13,14]然而，迄今這類研究中最大的綜述文章也發現，仍缺乏足夠證據證明整體的使用效果。[15]

孕後束腹帶被大肆炒作，宣稱能緊實與修復可怕的「媽媽味肚子」的承諾可能也毫無根據。格蘭尼・唐納利（Grainne Donnelly）是一位專精於女性骨盆健康的高等物理治療師，她提出警告，市面上販售的那些衣物並不適合用來治療或矯正腹直肌分離（Diastasis recti）。腹直肌分離是一種產後腹部肌肉的分離，可能導致功能上的障礙，並使腹部出現鬆弛或凸起的外觀。

她說：「我處理過許多產後婦女骨盆底肌與腹壁修復的相關問題。許多女性尋求腹部包覆與加壓的衣物，試著加快復原速度，期望能藉此重建產前的身材。實際情況是，能夠支持這些衣物和腹部支撐帶的研究相當不足。就腹壁修復而言，研究並不支持腹部支撐帶能降低腹直肌分離發生機率，或加快腹直肌分離的復原速度。根據二〇一九年專家共識的研究建議，腹部束帶和支撐帶只能當明顯搖晃的腹直肌分離康復的輔助工具來使用。」[16]女性健康與體適能教練貝絲・戴維斯（Beth Davies）也同意這一說法，她解釋，加壓衣物只是「工具的一部分，其他工具還包括修復核心／骨盆底系統的力量與協調、呼吸方式、管理腹內壓力、良好營養與自我照顧等」。[17]

簡單來說，並沒有快速復原的妙方。無法只單純靠著束腹或腹部支撐帶就解決「具媽媽味的肚子」，需要一個更全面且由專業引導的療程才能逆轉完整孕期受到的伸展與壓力。

或許最關鍵的是，要合理相信產後期間使用或誤用這些束腹帶可能導致顯著傷害。許多女性發現，要在產後恢復排尿和排便的正常運作需要較長的時間，骨盆器官可能會因手術、產鉗助產、插入導管或長時間的用力推動而移位，甚至受傷。身為助產師，一想到這種對腹部長時間加壓可能對生理流程造成何種影響，就令我不寒而慄。當你連續幾天被擠在一套人體香腸腸衣內，你該如何排氣、排空膨脹的膀胱或給予子宮足夠空間，讓它能依照自己的時程來收縮和變小？

有一名部落客講述自己的故事作為警示：她在產後僅五天就開始瘋狂疊加多個「魔鬼氈腹部束帶」在腹部上，最終導致了脫垂問題。珍妮佛．湯米（Jennifer Thome）說道：「許多讚美不斷湧入。這麼多年來，我的肚子從來不曾如此平坦。成功！應該說，我當時是那麼想的。」這個「成功」相當短暫。她的產後排出物增加，且持續有壓迫感，讓珍妮佛決定去找產科醫師與助產師諮詢，而他們也證實了她的骨盆器官脫垂。「那個束帶將我所有器官都往內擠壓，也因此將膀胱擠到下面去了。」珍妮佛寫道。[18]

除了對子宮及其鄰近器官的潛在生理危害之外，人們很可能也會問，這些現代束腹方式會造成什麼心理上的傷害嗎？或許有很多感到滿意的顧客在綁了幾天後，認為自己看起來、感覺起來就像碧昂絲；然而，在最初那個「產後僅三天就能扣上你牛仔褲鈕扣」的狂喜之後，還存在什麼持續的影響嗎？一個「有媽媽味的肚子」是一個器官異常努力工作並誕下新生命的證據。我們或許不會將它視為榮譽的勳章，不會慶祝擁有「有媽媽味的肚子」，但女性若被告知那其實是個可怕的東西，是一坨混亂、醜陋的巨大地帶，得要費盡一切代價隱藏與壓縮，那又說明了我們的社會是以什麼價值及惡意來看待經歷過生產過程的身體？

在這樣充滿污名和羞恥的沉重背景下，格蘭尼．唐納利謹慎樂觀地發聲，她認為，或許之後會有那麼一天，出現了支持更精密之醫療級衣物的足夠證據，能用於治療特定的產後健康問題，像是腹直肌分離或失禁等。

「希望在未來幾年我們會有更多研究來支持這一點。」她對我說道。然而，於此同時，各家製造商提供的五花八門產品與那些同等驚人的承諾，可能會對一群脆弱的人口造成無法估量的傷害。事實上，格蘭尼認為，這些產品市場造成如此巨大的傷害，「應該要受到規範監管。」

那麼，在這個注重形式大過於功能、社會建構的美貌大過生殖健康的世界中，新生兒媽媽和她的子宮又該如何安全地被治癒及復原呢？法蒂瑪．阿布都拉說，對於全面性的產後傳統療法，如骨頭閉合儀式及其他變化的方式，已有越來越多的人感興趣。

「我覺得，其實大家對於傳統形式的產後支持，已經有種滿正向的重新認識，大家開始瞭解那些儀式中富含的許多智慧。」她這麼告訴我：「人們似乎正要重新回歸那些傳統。」然而，並非所有產婦都想要被包紮、被解放，有些人或許會對於這些挪用，以及參與非自身文化的傳統而感到不自在，有些人或許還有孩子要餵、還有工作要做，根本沒有錢或時間被滋養或被祝福。但無庸置疑的是，每個產後子宮先是經歷了如吹氣球般膨脹、再往下收縮、然後創造及誕下一個全新的人類（或兩個、三個或更多），在那麼努力地工作之後，每個子宮絕對都值得深層休息的片刻，也值得被允許占據所需占據的那些空間。

⑩ 健康：

疾病
與
全人健康

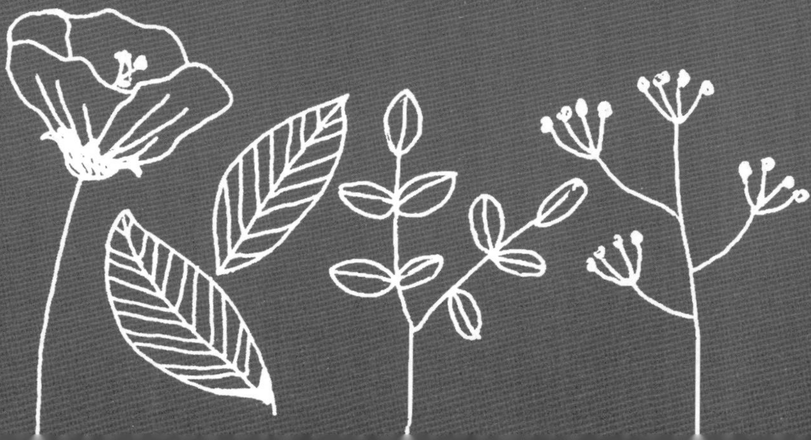

我懸浮在離地六英尺高的半空中，腰部以下呈現裸露狀態，雙腿敞開地踩在腳凳上。根據現在正瘋狂重擊控制面板上的按鈕的護士所說，我坐著的這張椅子這週以來一直都調皮地出問題，但現在表現得最糟糕、最不聽話。從我靠近天花板磁磚附近的視角看去，我正好看得見護士漂染成金色的髮根冒出深色的髮。我看得見那臺抽屜塞滿了塑膠包裝的手推車，裡頭有著無菌窺陰器、拭子、針頭和注射器等，那些可能用來探測我身體祕密角落的所有工具。我也看得見醫師，她正將一包潤滑液擠在超音波儀器的探頭上，探頭很快地就會進到我的體內。她先是往上看著我懸掛在她上方的雙腿，然後看向那位越來越感到抱歉的護士，當醫師戴著塑膠手套的手上下將潤滑液抹在探頭上時，她的表情呆滯、了無生趣。我在空中居高臨下地看著這一切。我試著回想我曾經在哪裡看過醫師臉上那種神情呢？然後我恍然大悟。原來那神情就像阿姆斯特丹紅燈區裡頹然接受一切的性工作者，穿著比基尼和人造皮革熱褲，在櫥窗裡走來走去。這只是我們在女性體內流動與並受牽引的一天，我們不過就是活在其中，試著盡力而為。

我開了一個玩笑，說自己現在正處於一種被無情忽略的狀態。我表現得很親切，試著化解那種情況，雖然我才是那個最沒有理由道歉的人。在我生活中的另一個情況，我則是那個站在其他女性兩腿中間的人，我會鼓舞她們、引導她們的身體以最佳、最健康、最愉悅的方式運作。我也告訴女性們，不要常常將抱歉掛在嘴邊。我告訴她們，你很美好、你美麗又堅強，所以別為了身體道歉。但今天我那有缺陷的身體，讓我們聚集在此，我、那位護士以及那位醫師。我的身體每個月都要產出那對古老的雙胞胎——疼痛與出血。我為了自己的身體道歉，為了那張椅子道歉，我也因為你們必須要做這件事，得要看我、摸我並幫我的問題找出病因，接著進行治療而感到抱歉，非常抱歉。

然而，當我被他們從高處拯救下來移至另一個診間內，並在診間內另一張更好、更聽話的椅子上接受檢查，二十分鐘之後，在醫師辦公室裡，醫師告訴我，我的問題並沒有解方。她拿一枝筆輕輕敲打著她書桌上的電腦螢幕。

「這是你子宮的超音波照片。」她說道，輕輕敲打一個像是被細密灰階噴霧劑噴過的區域，「你子宮的這個部分已經鈣化了。」

術語使我感到疑惑，而我還有點暈眩，因為剛才在第一張椅子上如遊樂園般的體驗，我試圖想像這種診斷可能代表什麼。我曾經用自己的手指穿過鈣化胎盤上緊密、粉筆狀的結節，那是那位孕婦吸菸成癮的明顯痕跡，但我並不吸菸，我也沒有懷孕。我想提出一個有智慧的問題，但我所有的臨床知識都棄我而去。今天，我是一位病患，我是那個被告知要「脫下下半身衣物」的女性。儘管我現在已經穿上衣服，但我仍感覺迷失且不完整，就像我將自己重新組合起來時用錯了方法。我的腦袋像一顆連結鬆散的氣球，與我的身體脫節了。我說不出什麼機靈的字詞和專業術語，反倒是問了一句所有病患都會問的問題：「那很糟嗎？」

「不會。」醫師說道，並迴避我的視線。「只是這樣的變化，正常來說，我們認定是年紀大一點的女性的子宮才會出現，一個老化的子宮。」

所以那並不要緊。我沒有得什麼絕症，只不過是我的子宮在和我比賽，看誰先走向墳墓。那個強壯、跳動著的肌肉，那個讓我的女兒們在其中成長、滋養她們並讓她們誕生在這個世界的器官，在四十二歲的年紀就變成了又硬又脆的粉筆，像是脆弱骨頭和殼一樣。也許這就是我的月經變得如此漫長和疼痛的原因，失血量大到讓我頭暈目眩。因為我的子宮已不再足夠柔軟，無法輕鬆進行每個月的例行工作，每當它收縮時都努力奮鬥著，它健康的組織被鈣化的陰影絆住，發出低吼、扭動著，每個細胞都奮力地彎曲和放鬆。醫師建議我採用荷爾蒙治療並進行手術，兩個方案都被我拒絕了，我知道自已拒絕的原因合情合理，但我仍然又再道歉了六次，才拿起我的個人物品離開，留下醫師一人在原地輸入病歷紀錄，短短幾分鐘後，很快地又會有另一位身體運作不正常的女性占據我剛才坐著的椅子。在那之後，當我穿越醫院停車場時，我想像自己骨盆內有個鈣化的子宮，如一塊滾動的鵝卵石，它豐富滿布的血管被石頭般的絲線穿透。

曾經如此為我優異效力的器官，現在每個月都折磨我的原因如今有了解答（雖然還是沒有解決辦法）。然而，仍然還有很多原因會讓一個擁有子宮的人，在月經前後及經期時、性行為、運動，或其他任何時刻感到疼痛或出現不正常的出血。當我（或**我們**）開口問：「那很糟嗎？」我們通常想問的是：「那是癌症嗎？」我們的思緒會迅速跳到最壞的情況。有時候也會收到肯定的回答。在美國和英國，子宮癌（子宮內膜或子宮本體惡性腫瘤的統稱）位居女性常見癌症中的第四名，這兩個國家每年分別有超過六萬六千人及九千人被診斷出罹患子宮癌[1,2]。對於這些病患的癌症預後，特別是病情能於早期被發現的那些病患，通常是謹慎樂觀的。英國癌症研究基金會（Cancer Research UK）報告指出，在英國被診斷出患有子宮癌的女性中，大約四分之三的人能存活超過五年，甚至更久；在十五歲到三十九歲的年齡層中，存活率甚至上升至將近九十%。[3]當然，沒人樂見自己被診斷出癌症，但在這領域中已有越來越多的研究，像法蘭西絲·拜恩和她那群子宮探險家仍持續豐富我們的認知並改善結果。

然而，並非所有的癌症都相同，也並非所有的子宮都有平等的機會能進行診斷和治療。在全世界，子宮頸癌（子宮頸部位置的癌症）每年帶走超過三十萬女性的性命，更直截了當地說，幾乎每兩分鐘就有一名女性因此死去。[4]事實上，比起一般常見的子宮疑難雜症、懷孕及生產，子宮頸癌在全球各地造成更多女性死亡。[5]這樣的統計數據，尤其對於那些有幸生活在較高收入的國家、能定期接受婦科健康照護的人而言，可能是格外驚人的事實。

畢竟，在較為富裕的已開發國家中，「子宮頸抹片檢查」（Pap smear）作為標準的子宮頸癌篩檢方式，已經成為擁有子宮頸之人的必經之路，儘管過程往往令人感到不適。子宮頸抹片檢查的英文名稱是以其創始者喬治亞·帕帕尼可羅（Georgios Papanikolaou）所命名。舉例而言，在美國和英國，女性從二十五歲開始之後，每三到五年就要進行一次子宮頸篩檢。[6,7]診間護士為緩解緊張的玩笑話、窺陰器冰冷地滑動，以及深入體內的拭子所帶來的古怪感覺，多數人早已非常熟悉了，但這些令人不適的時刻可能有助我們檢測出那個早期階段通常毫無症狀的疾病。

其實會出現這樣的醫療介入，我們都得要感謝安德羅馬基·瑪麗·馬夫羅傑尼·帕帕尼可羅（Andromache Mary Mavrogeni Papanicolaou），即喬治亞的妻子。當初出茅廬的病理學家喬治亞發現了一種能透過從子宮頸刮取細胞的全新方法，並研究那些細胞來找出癌症前的變化時，瑪麗不僅成為他的實驗室技術人員，還提供了自己的子宮頸進行重複取樣。[8]「除了跟隨他進入他的實驗室之外，我別無其他選擇。」瑪麗在後來回憶道：「將他的生活方式變成我的。」[9]相較於丈夫在專業上的成就，帕帕尼可羅太太貢獻自己身體與靈魂的慷慨大方的頸部），甚至是曾遭受虐待、受到侵犯或被邊緣化的，又或是存在於開發中或較低收入國家的或許顯得黯然失色，但自從喬治亞在一九四一年首次發表他的研究發現之後[10]，瑪麗的子宮頸無疑扮演著重要的角色，拯救了成千上萬女性的性命。定期進行篩檢子宮頸抹片檢查已證實可以大幅降低八十%的子宮頸癌死亡率。[11]

近年來，研究發現人類乳突病毒（human papilloma virus, HPV）的存在與子宮頸癌的關聯性，也將篩檢計畫引導到了新的方向。HPV先前被認為是引起生殖器疣的病毒，現在已知會導致絕大多數（高達九十九．七%）的子宮頸癌。[12]有鑒於大約八十%的成人可能會在某個時間點染上HPV[13]，而且往往毫無症狀，因此現今對抗HPV的疫苗也成為世界衛生組織消滅子宮頸癌策略中重要的一環。[14]而其中，篩檢也仍舊相當重要❶，只不過現在會用一種新的、較小侵入性的抹片檢查來檢測HPV病毒，而不是特別找出癌症或癌前細胞。其中的關鍵是自我採樣（self-sampling），人們會在家取得自己的「抹片❷」或樣本，然後再交給實驗室做檢測，這種方式在近期研究中顯示出巨大的潛力。YouScreen研究是一項二〇二一年的試驗，它在倫敦提供三萬一千名女性進行自我採樣，根據YouScreen提供的資訊表示：「在一百位女性當中就有九十九位能夠正確地進行自我採樣。」[15]有了能自行在家中舒適進行簡單採樣的機會，或許就能使原本可能會避免專業篩檢的人有所轉變。舉例而言，喬的子宮頸癌信託組織（Jo's Cervical Cancer Trust）在二〇一八年的調查就發現，曾經受過性暴力的女性倖存者當中，有七十二%的女性表示會延遲或拒絕進行篩檢。[16]

其中一位倖存者解釋：「你心裡清楚知道為何有進行抹片篩檢與內診的必要，但你的身體通常無法辨認檢查與它受過的侵害之間的區別，所以當進行抹片篩檢時，你會感到疼痛，並同時覺得那像是對身體的侵犯。我可以說，要是我的陰道會開口說話，提到抹片篩檢時，它一定會尖叫大喊：『我才不想去，放過我！！！』」[17]

對於某些遭受侵犯的人（和陰道），自我採樣或許能讓他們保有身體隱私與自主權，也同時提供機會，讓他們參與這種有可能拯救生命的醫療措施。無論是不是性暴力的倖存者，任何一個人只要認為醫療照護的私密接觸太具挑戰性或感覺受到侮辱，或許都會傾向這種篩檢方式。例如，在一份二〇二一年的研究中，一百三十七位跨性別與非二元性別的受試者中，就有五十三%的人表示他們希望能夠有自我拭取採樣的選項。[18]

❶ 審訂注：HPV疫苗不能取代HPV病毒檢測與細胞抹片篩檢。此外，在癌症篩檢的層次上，目前國際的指引認為，HPV病毒的檢測仍不能取代子宮頸細胞的抹片。不過依據HPV的結果，可能可以延長細胞抹片的篩檢時間間隔。篩檢策略則依不同國家的盛行率有所不同。台灣部分可參考國家衛生研究院「台灣癌症臨床研究合作組織」編纂，於二〇一一年出版的《婦癌臨床診療指引》。

❷ 審訂注：依作者提供的參考資訊來源，此處提到「自我採樣」目標是進行HPV病毒檢測，而非細胞採樣，所以一般不會稱為抹片（smear），而是自行在陰道內以拭子擦拭（swab）的方式來採樣。

對全球健康社群而言，下一個面臨的挑戰是要確保子宮頸癌的篩檢和治療在欠缺經濟資源的國家中也能夠進行。子宮頸癌行動組織（Cervical Cancer Action）估計：「在低收入及中等收入國家……不到百分之二十的女性曾接受子宮頸癌篩檢，相對在高收入國家則有百分之六十。」[19]國際外科學會（Global Surgery Foundation）也指出，即使改善了篩檢的取得方式，「僅提供篩檢，卻缺乏有效的治療方案，也是不道德的。」[20]在一個更為公平的未來中，每個子宮頸，甚至是曾遭受虐待、侵犯或被邊緣化的，又或是存在於開發中或較低收入國家的子宮頸，都將有機會得到最適切的健康照護。

雖然我們多數人遇到疼痛和出血時都會馬上聯想到癌症，但這些症狀其實更可能是子宮肌瘤、子宮內膜異位症或子宮腺肌症所引起，這些症狀每年可能影響著數百萬個擁有子宮的人，但這些症狀卻很少被放入學校性與健康教育的課程中。我在八〇及九〇年代的美國長大，從六年級開始，每年都會坐在教室裡聽不同版本的性與健康教育課程，我盡責地學習陰莖的各部分、學習如何正確拼出披衣菌（chlamydia）這個單字，也學習了其他「必要」的常識，但老師們卻從未提過那些常見婦科症狀的名稱。我曾看過有著鉤子和背帶構造的中世紀古老衛生棉，曾忍受將保險套套到香蕉上的羞恥儀式，也曾看過那些駭人的電影，看著酒駕的青少年滿身是血、垂死地躺在路邊；然而，這些「實用」的課程內容卻讓我在對自己的認知中留下了巨大的空白。我從未被告知我自己的身體有可能背叛我，我用新買的三色滾珠筆劃分的每月週期可能會為我帶來創傷與大量出血，還有，子宮除了會有月經、生育之外，還會進行著些什麼，而且，統計上來說，很可能會進行些什麼，而那些事其實都關於我自己。

就連作為一名實習助產師，儘管我求知若渴地想瞭解所有女性身體內部的運作，卻也只是偶然地學到這些知識。例如，子宮內膜異位症病變是我在婦科手術的一日實習中觀察到的，或是在一位女性的產科紀錄中，看見關於子宮肌瘤的簡短描述。我也經常需要利用自己的時間爬梳網站和論文文章，才得以深入瞭解這些症狀。有時我在和出了名直率的助產師同事們聊天時，對話也會透露出，多年來我們幾乎都曾遭受劇烈疼痛與那被貼切形容的「洪水」所折磨。我們當中有些人幸運地能夠獲得診斷，而其他人則是被裝了子宮內避孕器，不經任何進一步的討論就被送回這個世界。有些人，事實上是大多數的人，也都只能閉上嘴忍氣吞聲。我們本應是那些受過教育的人，對女性身體應該有如此深入且私密的知識，我們的力量在舊時可能會讓我們被視為女巫而燒死。即使是我們（擁有那些教科書、人體解剖圖表及隨時可以求助醫師的管道），帶著我們那任意妄為的子宮，也同樣時常徬徨於象徵性的黑暗之中。

然而，隨著婦科研究加速進行，現在的社會更能接受討論以往那些總被忽視、歸納為「婦女病」的事物，黑暗中也逐漸浮現一絲絲的光明。人們不再甘於沉默地忍受，大家都在談論自己的子宮，從線上論壇到主流媒體，從權力的走廊到日間的電視節目，多元的聲音已如合唱團般地加入這場對話之中。

辛西婭・貝利（Cynthia Bailey）身兼模特兒及演員，也是實境節目《亞特蘭大嬌妻》（*The Real Housewives of Atlanta*）的明星，她說道：「無論去到世上哪個地方，女性們都會走向我，感謝我開啟了這段談話，因為那讓她們也能自在地進行對談。」[21]貝利並不是在說她在米蘭走秀的時刻，也不是說她在海維・D（Heavy D）浮誇的大男人主義頌歌〈唯有愛情〉（Nuttin' But Love）的音樂錄影帶中亮相的畫面。她提到的是二〇一三年《亞特蘭大嬌妻》某一集中，她坦承自己受到一種讓她貧血、筋疲力盡的病症折磨，她一直害怕會在公開場合發生令人尷尬的「意外」。也難怪貝利的坦承會觸動觀眾們的心弦，那段談話核心的神祕病症是「子宮肌瘤」，估計有高達七十％至八十％的女性在一生中都曾受過該病症的影響。

子宮肌瘤（其臨床醫學正式名稱為「平滑肌瘤」〔leiomyomata〕），是肌肉與纖維組織良性的增生，會發生在子宮本體的內部及其附近。它們可以小到和你手指指尖一樣小，也可以大到像一顆甜瓜，有可能一次只長一顆，也可能成群地出現。儘管有些子宮肌瘤完全沒有症狀，只會在因其他病症進行內診時意外發現其存在；但也有許多子宮肌瘤會以持續且令人難以忍受的症狀來宣告它們的存在，例如腹部與背部疼痛、月經出血量過大及整個月經週期都在流血、疼痛的性行為，以及益發頻繁的排尿。二〇一五年，西北大學研究學者進行的一項研究發現，子宮肌瘤帶來的心理上的影也相當折磨人，其中六十位研究參與者都表示這病症讓他們害怕、焦慮、憤怒與憂鬱，其中許多人也描述了在親密關係中負面的自我形象。[22]這些發現似乎也在一項更為近期且更大規模的研究得到證實。在二〇二一年一項針對超過九十萬名女性研究參與者的研究中，患有子宮肌瘤的人更有可能被診斷出患有焦慮症或是憂鬱症。不出所料，在曾經歷疼痛相關症狀的女性中，這種相關性又是最為顯著。[23]

這些研究中出現的一些數據格外令人感慨。在二〇一五年的那群女性中，有一半的人回報感到「無助」；而在二〇二一年的研究中，相較於沒有子宮肌瘤的人，患有子宮肌瘤的研究參與者有更高的「自我傷害率」（rate of „selfdirected“ violence）。這些統計數據訴說著悲劇的絕望故事，以及女性掙扎著用盡一切方式來面對不確定的未來。在二〇二〇年一篇《精華》（*Essence*）雜誌的訪談中，子宮肌瘤意識的倡議者塔尼卡．格雷．瓦爾布倫（Tanika Gray Valbrun），詳細訴說著自已因試圖想控制那令人害怕、難以預測的病症，而產生長期且強烈的壓力，「我開始出現強烈的焦慮，擔心會弄髒車內座椅和床墊，也擔心我在商務會議中起身時出現熟悉的湧出感，我從不穿白色的衣物，那是一種情感上的提醒，提醒著子宮肌瘤如何控制著我的生活品質。」[24]無論其子宮問題的起源為何，針對那些女性進行的研究都一再地呼應了這種恐懼和挫折的主題：不曉得什麼時候疼痛或出血會來襲、在沉默與恥辱中應對處理、看不見未來清晰的道路等，這也悲傷地反映了，對影響生活的種種婦科疾病，我們的知識缺口仍持續存在著。

儘管無法防範子宮肌瘤發生，但我們已知有些明確的風險因子可能會增加子宮肌瘤的發生率，包含年紀增長、肥胖、家族病史、紅肉攝取過多、缺乏維生素D，甚至曾經歷兒童性虐待等都發現與病症有關。[25]然而，其中最大卻不可能改變的風險因子就是種族。有越來越多證據顯示，黑人女性一生中出現子宮肌瘤機率高出兩到三倍，有高達九十%的黑人女性在五十歲之前，至少有一顆或更多的子宮肌瘤。相較白人女性，黑人女性通常也會較早出現子宮肌瘤，且子宮肌瘤的生長通常較大、較多，也較容易出現嚴重的症狀。[26,27]儘管這些症狀有時可透過治療方式來管理，包含口服抗發炎藥和抗凝血劑，到使用荷爾蒙藥物以及更侵入性的療程，如子宮肌瘤切除術（手術移除子宮肌瘤）等，但黑人女性也有高出兩倍的機率會走到「治療」的最後手段，也就是切除掉子宮本身的子宮切除術。[28]而最後一項事實究竟源於真正的臨床需求，或是源於社會對黑人生殖生活更廣泛貶低的結果，仍是個持續引發激烈猜測及辯論的問題。

史蒂芬妮・塔布斯・瓊斯（Stephanie Tubbs Jones）是俄亥俄州的州眾議員（也是第一位當選此職位的黑人女性），她主張「女性值得更好的對待」，而非只能無端遭受這種具潛在危害、卻又經常未被診斷出來的病症所苦。二〇〇七年，在她過世的前一年，她寫道：「女性們，面對讓我們不適的困境，我們不能再保持緘默。如果我們不說出來，我們的緘默終將使我們衰敗。」[29]當塔布斯意識到子宮肌瘤對其家族成員和朋友生活造成的殘害後，在一九九九年提出了一項國會法案，以提高子宮肌瘤相關研究的資金。儘管這項法案陷入困境，塔布斯在還沒看見這項運動的成果前就過世了，但紐約議員伊薇特・克拉克（Yvette Clarke）後續提出了一項類似的法案，也獲得副總統賀錦麗（Kamala Harris）的支持，重振了塔布斯的志業。二〇二〇年的史蒂芬妮・塔布斯・瓊斯子宮肌瘤研究與教育法案，可能是美國首次讓子宮以主角身分出現的立法，並且與墮胎毫無關係。該法案將提供每年三億美金的經費用於子宮肌瘤相關研究，強化疾病相關資料數據收集，並創建一個公共教育計畫。撰寫此書的當下，這項法案正於國會中經歷緩慢但穩健的法律審議程序；到這本書出版時，它可能已通過立法❸，足以引發大眾對子宮肌瘤的公眾意識，讓女性不再需要在偶然的星期二下午轉台時看見《亞特蘭大嬌妻》才瞭解這種病症。

❀ ❀ ❀

或許與子宮相關的最常見疾病，是對於人體健康有著最深遠、最全面且最毀滅性的影響，卻也是瞭解得最少、最難被診斷且治療最具挑戰性的疾病——子宮內膜異位症。在這種病症中，類似子宮內膜（亦即子宮內層薄膜）的組織依附並生長於全身的身體結構當中❹，從鄰近的膀胱和腸子，到距離比較遠的肺、肝臟，甚至到眼睛都有可能出現。隨著每個月雌激素與黃體素的潮起潮落，子宮內膜組織跟著增厚及剝落。然而，那些子宮內膜碎片也會同時脹大及出血，引起疼痛

❸ 編按：截至繁體中文版出版前的二〇二四年五月，該法案仍舊在國會中緩慢的審議中，尚未通過。
❹ 審訂注：最常見的異位位置是骨盆腔內生殖器本身，包括子宮肌肉層、卵巢、骨盆腔壁，以及手術疤痕處；膀胱、腸子次之，其他非腹骨盆腔內的器官都相對罕見，並且通常會有原發於骨盆腔內的病灶，不會單一出現。

與不適，滲入病患生活的每個角落。

身兼演員、作家的莉娜・丹恩（Lena Dunham）於二〇一八年三月出版的《時尚》（*Vogue*）雜誌中寫道：「（我的子宮）看似正常。它就像經典電影中的邪惡小孩小羅達（little Rhoda the evil child），綁著金色馬尾辮、表現出歡快的樣子，但它充滿憤怒和疲憊，無法成為任何人舒適安居的家。」[30]帶著血淋淋的痛苦和挫折，丹恩描述自己的子宮以各種方式毀壞她的生理健康，甚至更痛苦的是也摧毀了她的心理健康。也難怪她會將她的子宮擬人化成為某個有思覺失調症的邪惡小孩，那個器官曾經有望帶來令人期望的寶寶，如今卻成了她希望破滅及心靈破碎的源頭。丹恩詳細解釋了自己為何會決定進行子宮切除手術，對她而言，經過好幾年的錯誤診斷、承受各種失敗的治療後，子宮已入侵身體的每一處，因此只有一具沒有子宮的身體才是她唯一的解方。儘管丹恩因撰寫同輩千禧世代生活中真實且迷人的故事而走紅，但近年來她卻不情願地成為了這個毀滅性疾病的代言人。克莉絲汀・梅斯博士仍然在她的ROSE試驗中堅定地研究著這個疾病，但就整個醫學界而言，大家對這疾病仍知之甚少。

這個疾病有時會被描述為早期胚胎形成時的異常，廣泛地被定義為是婦科疾病。現今則有許多不同的說法，將其視為是發炎性的、代謝上，甚至神經性的病症，有時仍舊會被打發，認為只是病患自己虛構的想像。子宮內膜異位症，或現在千禧世代社群標籤下稱為「內異症」（endo）估計影響全球人口高達一億七千六百萬人。[31]有些研究數據顯示，只占約全球人口的百分之二，卻也有其他研究指出，全球患有子宮內膜異位症的人口，大概是那個最低預估值的五倍。這些多變的預估數字也顯示內異症難以捉摸的特性：現今，要診斷出這個疾病只能透過昂貴且侵入性的診察流程，多數女性在獲得確切診斷前都已經先忍受這個病症平均長達七至十年的時間。子宮內膜異位症患者的真實統計數字可能遠高於此，畢竟仍有許多人無法獲得醫療照護，或因為經濟、社會不平等的原因不太有機會進入醫療體系，這些人可能仍默默地受苦著。即便是有幸取得全面且有效醫療照護的女性，對於子宮內膜異位症也都未能獲得有效的治療方式，即使是子宮切除手術這個許多婦科難題的最終解決方案，對那些病變廣布身體四處的情況，也幾乎稱不上是一種治療方式。

幾個世紀以來，醫師們一直不斷追逐著內異症，甚至早在一六九〇年的醫學文獻中就有對類似病變的描述。最具代表性的早期描述子宮內膜異位症的文獻，或許就來自威廉・伍德・羅素（William Wood Russell）醫師，他於一八九九年在約翰霍金斯醫院（John Hopkins Hospital）的公報刊物進行發表。在檢查一位病患的右卵巢時，羅素描述如下：「我們驚訝地發現，有些區域與子宮腺體和腺間締結組織的原型完全一致。」[32]約翰・艾伯特森・桑普森（John Albertson Sampson）熱情接下定義這個神祕症候群的挑戰，並積極地參與其中，他是一位紐約的婦科醫師，且有「胚胎學之父」這個父權風格的稱號。一九二五年，桑普森首次創造出了「子宮內膜異位症」這個術語，並在兩年後發表了「倒流」理論，至今仍影響著該研究領域。[33]桑普森對於為何子宮外面會出現像是子宮內膜組織的東西感到疑惑，他提出理論表示，這種組織只可能是透過一種反向或逆流的月經，從輸卵管往外遷移進入骨盆腔內。與桑普森同期、居住於巴爾的摩的婦科醫師兼病理學家埃米爾・諾瓦克（Emil Novak），對這個理論抱持高度懷疑，對於是否真有這種逆流所需的「流動」提出質疑，並指出在執行腹部手術時，他自己從未見過任何經期後立即動手術的女性骨盆內有任何血液。在客氣禮貌的科學辯論中，諾瓦克以一種被動攻擊性的態度對桑普森的理論委婉地表示：「這似乎令人難以置信。❺」[34]

然而，月經倒流的這種理論典範卻仍持續到一九八〇年代，直到大衛・雷德溫（David Redwine），一位獨自在俄勒岡州私人診所執業的醫師，翻轉了這樣的理論。

就連雷德溫（Redwine，其英文字面為「紅酒」之意）這個名字也富有詩意：無數微小的子宮內膜沉澱物散布在身體內，就像傾倒的杯子將一滴滴紅酒灑落於桌上一樣。雷德溫提出理論，認為像這樣組織四處散布的情況在人類生命最初的時刻就發生了。根據他提出的「苗勒氏症」（Mülleriosis）創新理論，子宮內膜異位症的病變是苗勒氏管發育時所發生的一種錯誤結果。苗勒氏管的原始結構在男性發育中會退化，而在女性發育時會發展成女性泌尿生殖管道。雷德溫提出假設，認為在胚胎發育過程中，一些苗勒氏管細胞可能會分化，接著進行遷移，並於體內其他錯誤部位形成類似子宮的組織，種下日後子宮內膜異位症疼痛和困擾的根源。[35]

這個理論似乎也獲得研究的證實。在一項針對死產女性胎兒研究與另一項針對新生兒時期死亡的女嬰研究中，受試者中的十一%發現有子宮內膜異位症組織。[36]二〇一五年，賓夕法尼亞州的一項傑出案例研究中，描述一名三十五週大的胎兒腹部有一個大型腫塊，在新生兒手術中發現是個出血性子宮內膜異位瘤，換句話說，這是一個巨大、充滿血液的子宮內膜異位症集合體。[37]

由於女性胎兒從未經歷過月經，桑普森的倒流理論似乎越來越不可信，而莉娜・丹恩描述她的子宮是「邪惡小孩小羅達」，或許那真的是起源於女孩胚胎時期的前幾週。讓事情更加複雜的是，愛丁堡大學生殖健康醫學研究中心（Edinburgh University's MRC Centre for Reproductive Health）的持續研究顯示，廣泛定義的子宮內膜異位症可能實際上有三個明確的亞型：卵巢囊腫型（cystic ovarian）、表淺腹膜型（superficial peritoneal），以及深層型（deep），這三種亞型可以使用特定類型的治療方式更有效地管理。❻[38]

有朝一日對這些亞型有更深入的認識後，或許就能提供個人化且有效的治療方法。在那之前，即使是「典型」的子宮內膜異位症患者，一個受過教育、瞭解自己狀況且渴望為自己發聲的人，仍要持續應對這樣的醫療體系，在最好的情況下會令人困惑，但最壞的情況下卻可能具備危險的破壞性。這條診斷之路，就連只是取得稍微有效的治療都可能充滿阻礙，而這種疾病（以及後續為了要證實這疾病的戰鬥）所帶來的情感負擔可能令人畏懼、筋疲力盡，甚至令人特別難以承受。

米雪兒・霍普韋爾（Michelle Hopewell）是一位來自愛丁堡的演員，以及子宮內膜異位症意

❺ 審訂注：但是到一九八四年，Halme J等人發現，若在月經期間進行婦科手術，超過90%的患者骨盆腔中可以發現逆行的月經。二〇二一年研究發現，即使沒有子宮內膜異位的患者，腹腔液體與月精液體中仍可發現子宮內膜的幹細胞或源初細胞。

❻ 審訂注：依作者引用註解所述，此處愛丁堡大學所提出的分型概念，目的是藉由臨床症狀表現、病灶分布與治療反應來引導治療方向（如後段），而不是在推論病理上的成因（如前段）。

識提倡者，她看著母親經歷多年的疼痛與治療，治療效果各異，而她自己後來也出現了這疾病的症狀。

「我和子宮內膜異位症一起長大。」她這麼告訴我：「因為我媽是第四期（最嚴重且分布最廣泛的類型）。在我們明確知道這個疾病的名稱之前，她一直有量大且疼痛的經期，我父母歷經一段漫長的旅程才讓我媽確診病情。當她懷我的時候，健康狀況每況愈下。這是二十多年前的事了，那時大家對於這個病症的瞭解比現在還要少，尤其是在英國。我爸開始詳細閱讀相關資料，他和我媽試圖想找出可能造成病症的問題是什麼。他們也去了倫敦的哈里街（Harley Street），你知道的，自費花了一大筆錢，但是不論是英國國民保健服務系統下的醫院或私人醫院，他們都說的像我媽有思覺失調症一樣，或許那只是幻想出來的疼痛，即使她真有不適，也因為黑人女性有較高的疼痛閾值（pain thresholds），所以她應該自己試著調適。當時的英國存在著這種極端嚴重的醫學種族主義，加上又嚴重缺乏對這方面的知識和理解。所以他們最終去了美國，去見了一位在喬治亞州的婦科醫師，他是處理子宮內膜異位症的專科醫師。他終於幫她作出診斷，我們一家人因此得知什麼是子宮內膜異位症。」

在社群媒體上，儘管米雪兒經常微笑著應對自己的內異症風暴，向她稱為「宇宙偉大之光」的追蹤者們傳遞愛和正向的訊息，但是在她描述成長經歷中這個令人不安的存在時，就像是描述一個不受歡迎、難以管束的手足，她的疲憊顯而易見。她在父母與子宮內膜異位症的戰鬥中長大，後來發現子宮內膜異位症竟也同樣在她體內生長。

「到了我十歲或十一歲，有了月經的時候，」米雪兒回憶道：「我的父母對子宮內膜異位症早已有豐富的應對經驗了。」在一次又一次的月經週期中，米雪兒也承受著她看著自己母親忍受多年的相同痛楚，但目睹父母與醫療機構之間衝突的創傷卻也對她造成影響。米雪兒主要應對這項疾病的策略是忍耐與否認，直到症狀的嚴重性讓她不得不看醫生。「我不喜歡去看家庭醫師，但我也不喜歡自己不健康或是生病。直到大概二十歲的時候，我才對自己坦承有可能是那種病，然而，我仍然等到二十三或二十四歲的時候才去看家庭醫師並進行檢查。我使盡全力要逃避這件事，因此我當時做的事就是忍受那種痛楚。那對我來說像是解離。我是會繼續前進、努力不懈的那種人，堅持下去並存活下來。我不允許自己有（承受痛苦的）空間。就算是我身體狀況最不好的時候，我仍然會即時現身並完成工作。」米雪兒說道，回想起進行《瑪蒂達》（*Matilda*）音樂劇巡迴演出時，「當時有好幾天站在舞台上時，我覺得自己真的快要昏厥了。不過我還是撐到那一幕結束，然後退到舞台左右側的幕後才倒下。」

當米雪兒終於迫使自己踏上那趟尋求診斷的路途，那趟主宰母親多年人生的相同旅程時，她面臨了似曾相識的反應：不相信與不予理會。

「很多醫師都會說：『喔，你就到了這個年紀啊。』或是，你知道的，『本來就會這樣啊。』」她回憶著：「一直以來，我都會提及我母親的病史，然後說這是遺傳，我們現在就可以發現它了。但老實說，我持續面臨一種如煤氣燈效應操縱的對待，然後每次都得鼓起勇氣再回去一次，而且每次去都變得越來越困難，因為你就是在進行一場戰鬥。我曾經看過別人打過這場戰鬥，那非常艱辛，而你也不確定自己是否還有力量再讓這一切重演。說真的，從我的童年一直到長大成年都時常被打發忽視，我的兩個姐姐也說自己有相同的經驗，還有許多黑人女性和人們對類似故事深有同感。有時候他們會讓你認為，你好像是個成癮者或什麼的，彷彿你去那裡其實別有用心。你正在試著打破一種刻板印象，你會擔心自己被視為『憤怒的黑人女性』，一種過於強硬誇張的人。你最終不得不在尋求幫助的過程中保持微妙的平衡，因為無論你說什麼或做什麼，你往往都不會受到尊重。你無法在那一刻採取任何行動進行對抗，你只能希望他們願意履行自己的職責。對我來說，這是非常可怕的事，那種感覺有點像是，如果我真的有麻煩了，我是否真的能做些什麼或說些什麼讓我得以獲得幫助？」

近期的研究顯示，米雪兒奮力想被聽見、被認可、被診斷並讓病情受到有效管控的困境或許並非特例，這個情境在有色人種女性間相當常見。二〇一九年，一個加拿大的團隊針對二十項臨床研究進行統合分析後發現，相較白人女性而言，黑人女性被診斷出患有子宮內膜異位症的可能性較低。[39]然而，這樣的差異並不表示黑人女性就比較不易得到這種疾病；相反地，這可能表示某些醫療從業者存有潛在的偏見。有一則對加拿大綜述文章的後續評論指出，多年來人們錯誤地認定子宮內膜異位症主要影響白人、社地位較高的專業職業女性，作者指出這些過時觀念「可能仍然有意識或無意識地影響著臨床醫學照護」[40]。有鑑於米雪兒和她母親、姐妹及朋友們歷經的難題，這種謹慎的懷疑似乎顯得過於寬容，這些女性的故事都顯現了，無論是隱含的或是明示的種族歧視態度，絕對都會影響並阻礙黑人子宮內膜異位症患者在醫療體系中的歷程。

遺憾的是，不被相信或被以煤氣燈效應操縱的這個狀態（即個人經歷被他人質疑，並被強加另一種真相），經常出現在來自各行各業女性的子宮內膜異位症敘述中。在艾比．諾曼（Abby Norman）的回憶錄《問問我關於我子宮的事》（*Ask Me About My Uterus*，暫譯）中，她描述自己的子宮內膜異位症在生活中嚴重且無所不在的影響，她寫道：「即使離開了醫師的診間，在日常社交環境中，女性們仍要持續地面對著質疑的攻擊，而那會削弱她們對自己身體內在經歷的信心。她們會開始懷疑自己的真實性。」[41]

正因如此，這也難怪就像患有子宮肌瘤一樣，有越來越多強而有力的證據指出子宮內膜異位症與不良心理健康之間有所關聯。在一項二〇一九年由英國廣播公司（BBC）與英國子宮內膜異位症組織（Endometriosis UK）共同發表、針對超過一萬三千五百名女性所進行的調查指出，在患有子宮內膜異位症的女性當中，有五十%的人表示自己曾有自殺的念頭，而多數受試者表示這個疾病對她們的教育、職業及人際關係造成負面的影響。[42]

蘿倫．馬洪（Lauren Mahon）是一位健康相關的社運人士，她描述一個典型的內異症歷程與隨之而來、對她心理健康上的影響。「由於我有五年未被診斷出患有這個疾病，所以我一直覺得自己很失敗。我以為是我承受不了經痛。我會走進不用預約的診所，然後說：『我身體有點怪怪的。』他們會先檢查看看，然後做些什麼，再進行掃描，但內異症無法透過掃描檢查出來❼，他們因此會說：『我們沒看到什麼問題。』然後我就會覺得自己很失敗。（因為疼痛）我沒有辦法和男朋友進行性行為；我也因為我請病假的天數過多，幾乎快丟了工作。我當時是個二十四歲的女人，坐在那裡想著『這一切都是我的錯』。」[43]對馬洪而言，她生命中那些重要的人們對她的猜疑、不相信與缺乏同理心，一路走來，讓她在子宮內膜異位症的歷程幾乎和她後來罹患乳癌一樣痛苦難忘。當你的雇主、你的伴侶，甚至是你的醫療照護者，都不相信你的症狀，並忽視一處處微小且危險的異常組織所帶來的疼痛時，很容易讓你懷疑自己是不是真的瘋了。

二〇一七年，一項針對醫師們對子宮內膜異位症女性患者態度的調查，似乎證實了他們對這些病患的聲音確實存在著明顯的不信任，也證明他們帶著一種假設，認為該疾病只是心智功能失調的身體表現。研究中引用了一位婦科醫生的話：「人們是瘋了才會得到子宮內膜異位症，還是子宮內膜異位症會使人發瘋？」這位醫生得出了結論，說道：「或許兩者都有。」[44]

值得注意的是，參與現代主流婦科醫療時，許多女性的確有感到滿意且有療效的交流。儘管如此，蘿倫．馬洪、米雪兒．霍普韋爾以及其他有相似經歷的人，這些人的聲音形成的合唱之聲過於響亮，讓人無法充耳不聞。要克服這種對女性親身經歷的強烈懷疑，並對抗被根深蒂固的種族主義和偏見所放大的不信任，在這種情況下，也難怪有許多女性發現，自己的心理健康很大程度上受到子宮健康的影響。然而，這種關聯性並非新的現象，它的根源其實不為人知地深遠。早在最初有歷史記載時，就有男性和醫療人員（幾千年來這兩者其實毫無二致）主張，女性的情緒及想法受到自身異常的子宮所控制。自從文明破曉之始，幾乎早在人類能以筆在紙上書寫（或以羽毛筆在莎草紙書寫）以來，男性就開始記錄他們對子宮的印象——那個狡猾、遊蕩、老是出差錯的器官。大概就像我們現在會將某個特別棘手的病毒擬人化一樣，長久以來子宮也一直被視為狡詐的劫掠者，隨心所欲地穿越身體，沿途肆虐每個器官，直到它最終感染了病患的大腦。那些博學的觀察者會摸著鬍子，睿智地點著頭，而先前提及的那位子宮擁有者，則會展現出那些經典的瘋狂特徵：神志不清、癲癇、幻覺，又或者只是提出令人感到不便的分歧意見。直到近期，二〇一五年，那個被稱為西方世界國家領袖的人物，也曾公開發表一則將女性的情緒歸咎於她們的子宮的評論。在一場電視辯論中，當時的總統川普（Donald Trump）因為覺得自己被記者梅根・凱莉（Megyn Kelly）攻擊而感到不悅，後來就含沙射影地表示凱莉之所以做出如此令人不滿的行為，肯定是消耗心神的月經所致。「她站了出來，開始問我一堆荒謬的問題，」川普抱怨道：「而你看得見她的雙眼開始流出血……血從她全身上下任何地方流出來。」[45]女性、子宮，以及她們混亂且瘋狂的「任何地方」——這是一種極為古老卻至今依然存在的污名。

我們或許會回顧過往，笑談西元前一千六百年在古埃及醫典《埃伯斯紙草卷》（*Ebers Papyrus*）中提及的一項觀念：只要用一種聞起來香甜的軟膏來按摩女性的外陰，便能哄騙女性遊蕩的

❼ 審訂注：以前段所述的三種亞型來說，超音波掃描比較容易看到的是已形成明顯卵巢囊腫或子宮肌腺瘤的病灶，對於表淺腹膜型、深層浸潤型的病灶檢出率不高。

子宮回到原位，就像早期用來吸引子宮的貓草一樣。另一份大約可追溯至第三或第四世紀時的埃及紙草卷，則記載著一句能夠治療子宮紊亂的咒語：

> 「我召喚你啊，子宮，你得再次回到你的位置，你不能轉向（到一邊）進入右側的肋骨，或也不能進入左側的肋骨，而且你也不能像狗一樣啃咬著心臟。你必須留在確實是你原先應該要去且適合你的位置。」[46]

閱讀這樣的祈禱文時，祈求者被指示得在一個「錫片」上寫下這個咒語，並以七種顏色「包裹」住它，人們或許會輕蔑嘲笑這種原始的健康觀念，並對該治療方式的天真簡易感到驚訝。然而，基於某些原因，將這最為獨特的女性器官認定為一切疾病（尤其精神疾病）的根源的觀念已持續了好幾千年。長久以來，醫師、哲學家、詩人及總統都會因為女性不穩定的行為而怪罪子宮。事實上，他們現今仍帶著這種態度。

我們大可以輕鬆地忽略子宮及大腦有關聯性的想法，將其視為只是過於簡化、厭女的或兩者兼具的觀念。這種觀念多麼荒謬啊！竟然認為子宮和大腦間有一條直達的熱線，就像拉動那一條在宏偉豪宅中，從廚房洗滌室延伸出的女僕鈴鐺的線路一樣。這又是多麼惱人地粗俗啊！竟然認為每個女性的行為都可以歸因是荷爾蒙出錯，想像女性在面對生活時，就像一隻在迷宮中盲目地亂走的實驗室老鼠，完全受制於自己的基本生物特性。正如我們之後會讀到的，事實其實遠非如此荒謬或粗俗，然而正是因為子宮和大腦之間的連結實在太過合理，而且還有潛力能顛覆一切，實在不容我們忽視。

首先，很重要的是，我們得要先瞭解現代關於子宮對心理健康影響的觀念起源。如果我們將集體意識想像成一顆洋蔥，最新的外層是一層光滑、閃亮的皮，代表著進步的平等，女性完全可掌控自己的思想和命運；而最內層、最古老的核心，則是穴居時期的無知，那麼我們可以很公正地說，我們歷史的洋蔥介於外層和核心間的每一層都深深地浸潤著歇斯底里症的尖銳刺鼻氣息。

「歇斯底里」（Hysteria）一詞源自於希臘文中的子宮「hystera」。數千年以來，歇斯底里都被用來當作某種術語，統稱所有不符合社會或醫學規範的女性行為。在歷史上，歇斯底里的女性全被視為是不受控制、難以預測且危險的，通常也與性變態、不合時宜的想法，甚至是魔法能力有關，那些都不符合主流對於女性的理想期待。某些症狀過往被視為屬於歇斯底里，現今可能只會被視為個性上的怪癖，或者在某些情況下歸因為其他不同種類的疾病，如癲癇、躁鬱症、厭食症、焦慮症、憂鬱症、慢性疲勞綜合症（chronic fatigue syndrome），以及纖維肌痛症候群（fibromyalgia）等。然而，我們是花了一段時間才達到這種「開明」的立場。幾百年以來，男性長期以科學之名研究女性的行為（過往實際上主要是男性才有優勢建立當代醫學的思潮），以各種方式觀察並展示她們，用藥物和懲罰來「治療」她們，最終只是聳聳肩，嘆了一口氣說道：「歇斯底里。」事實上，幾百年以來，直到一九八〇年之前，歇斯底里都是一種合法、受尊崇且廣泛受到承認的診斷。

不過，我們先回到氣候明亮宜人的古希臘時代，歇斯底里概念形成的起源地，而不是陰鬱的礦工大罷工、復古的羊毛捲髮的灰暗時代。當時女性有明確被定義的角色，包含妻子、女兒、奴隸、僕人，任何挑戰當代規範的女性態度通常會被歸咎於生殖功能異常。例如，在希臘神話裡，據說預言家兼治癒者墨蘭波斯（Melampus）曾哀嘆當地阿爾戈英雄（Argonaut）部落的處女們「拒絕尊敬陽具，而且還逃到山上」。我們只能夠想像，究竟是何種的陽具誘惑或者說是威脅，讓這些女性紛紛成群地逃到山區，而墨蘭波斯卻認為這種對男性魅力的拒絕就是「子宮憂鬱」（uterine melancholy）的確切徵兆。據他所言，這種疾病是因為缺乏性高潮所造成，正因如此，只能透過與陽剛的年輕男性交合來治癒。喔，另外還有藜蘆，那是一種方便的草本保養品，以防陰莖無法真的發揮效用。

柏拉圖（Plato）、雅里斯多德（Aristotle）和希波克拉底（Hippocrates）都曾針對性、子宮與瘋狂的主題高談闊論，希波克拉底也創造出「歇斯底里」這個術語，並將這概念納入舊時的思想之中，即所有身心健康都透過四種基本「體液」（humours）發揮功效。血液、黏液、黃膽汁與黑膽汁等體液被認為足以掌管生理與心理健康，身體究竟是潮濕的、乾燥的、溫暖的或寒冷的則會出現不同的變化。希波克拉底寫道，女性是寒冷且潮濕的，而男性則是溫暖且乾燥的。他相信，透過性交能讓天生就體質濕冷的女性回歸平衡；相反地，禁慾則會讓不幸的女性體內的「體液腐敗」。因此，得出的結論便合情合理：最好的預防（及治療）就是讓所有女性結婚，進而享受健康的性生活，同時維護社會規範。至於那些堅持拒絕陽具魅力的奇怪單身者或老處女呢？就是歇斯底里。

西元二世紀時一位醫師克勞狄烏斯・蓋倫（Claudius Galen）則進一步闡述。他早年在佩加蒙（Pergamon）一所古羅馬角鬥士學院擔任官方醫師而嶄露頭角，接著也服務了三位羅馬皇帝。蓋倫主張，女性不僅需要男性的精子來加熱自己的血液並打開體內的通道，而且這種難以滿足的需求若未能達成，女性就會出現「子宮之怒」（furor uterinus）的症狀，如同字面上的意思，倍受「憤怒的子宮」的折磨。[47]再次，治癒的方法又是性交，並加入一些草藥來作為保險措施。我們可以想像，對於那些支付蓋倫薪水、慾望高漲的鬥士與帝王們，這是多麼方便好用的理由。

我們只能夠猜想，那位「仁醫」的女性病患收到這種診斷後有何感想，畢竟受到子宮之怒影響的女性並未留下第一手的陳述。儘管我們可以輕易地想像，她們可能忙著在羅馬街頭憤怒地游蕩，而沒有時間在日記寫下自己的想法，但事實上，女性的聲音在歷史記錄中遠不如男性多，特別是被視為精神不穩定的那些女性。

在接下來的幾個世紀裡，反覆無常的女性仍是男性醫事人員的熱門研究主題，針對這些種種問題行為也完整地記錄了治療方法。有些治療方式不可否認地相當污穢噁心，像是在十七世紀法國醫師拉扎爾・里維埃的「子宮萬靈藥」，便是由草藥、香料浸泡在馬糞與紅酒熬製而成。[48]其他治療方式在醫療專業上雖然令人存疑，卻或許令人愉悅，像是與里維埃同時期的義大利醫師喬萬・巴蒂斯塔・科德隆奇（Giovan Battista Codronchi）所建議的療法。根據這位「仁醫」所言，助產師可以手動讓女性產生性高潮，促進健康的精液（當時被認定為女性的分泌物）產生。[49]隨著宗教改革橫掃歐洲，歇斯底里與巫術之間的界線變得越來越模糊，那些「治療方式」逐漸變得越來越致命，包括絞刑、用石頭砸死的石刑或是將人溺死，取代了以草藥和藥水為主的療法。在那樣的世界中，只要稍微偏離常規就可能被視為不只是調皮或令人不便，而是全然的邪惡，成為一名女性（擁有子宮）變得極具危險性。

最終，在十八世紀巴黎的一家精神病院中，有位男子決定徹底粉碎歇斯底里的神話，他脾氣火爆，有一隻名為羅莎莉（Rosalie）的猴子。

讓－馬丁．沙可是名醫師而非病患，儘管他個性古怪，但他將他的一生都投入在這個最神祕的女性疾病中，他位於硝石庫醫院（Salpêtrière hospital）的診間成了這領域舉世聞名的焦點所在。沙可利用戲劇性的示範獲得了專業的讚譽與一定程度的大眾知名度。在這些示範中，他那群「歇斯底里」的成員通常是過著貧困、受虐和脆弱生活的女性，會受刺激出現胸部劇烈起伏的癲癇發作、看似不可能做到的扭曲姿勢、情色的幻覺，與戲劇化憂慮與狂喜的情緒轉換。這些示範確立了沙可反傳統的聲譽，他對歇斯底里的「現代」觀念也同樣不拘一格。由於對新興的神經學領域懷有濃厚興趣，沙可相信，歇斯底里的行為並非源自於子宮，而是源自於中樞神經系統。

你會說，終於啊！終於有個男人相信女性不只是她們性器官的奴隸。然而，令人失望的是，沙可並不是我們期望中具前瞻性的神經學家。儘管他對歇斯底里生理上的起源提出質疑，但他也相信歇斯底里的發作可以透過對卵巢施壓來觸發和緩解，甚至為此設計出一種相當可怕的螺絲旋轉腰帶。子宮或許擺脫了罪名，但沙可卻進一步將歇斯底里的起因，怪罪於子宮左右兩側距離幾英吋之處。在他的概念模型中，女性生殖系統仍舊是歇斯底里的罪魁禍首。就二十一世紀的人們看來，這位醫師本身也有很多問題。他與自己照料的女性們之間的關係，寬容地說是複雜，但精確來說就是剝削和虐待。[50]當然，要是以現今倫理委員會最迅速的審查來看都大有問題，那些關係根本就無法通過審查。

或許沙可並沒有完全否定歇斯底里的概念，但是在子宮與大腦間的連結已十分薄弱的情況下，他的研究卻又拉斷其中一些重要絲線。直到幾年後，西格蒙德・佛洛依德（Sigmund Freud）主張，這種症狀或許是負面的童年經驗所導致，並提出理論說明甚至男性也可能會得到這種疾病，歇斯底里源自於子宮的觀念才開始淡出潮流。二十世紀於心理學、心理治療與神經學的進步使這種觀念逐漸消退，直到最終在一九八〇年，這個術語才從美國精神病學會（American Psychiatric Association）的《精神疾病診斷與統計手冊》（*Diagnostic and Statistical Manual of Mental Disorders*, DMS）中刪除，那本書是研究心理及其疾病研究者們的「聖經」。

謝天謝地，科學現今終於駁斥了遊蕩子宮（the wandering womb）的理論，歇斯底里也不再被承認是一種精神疾病，當代的意識形態也鮮少支持這種過於簡化女性身分的概念。然而，就像艾比・諾曼在她描述子宮內膜異位症的自傳中所提及，許多女性仍然會發現傳統醫學未能好好反映她們的身分，她們的需求無法獲得滿足。

米雪兒・霍普韋爾說道：「你會被許多事物阻礙而不斷受挫……幾乎像是別無選擇，只得往其他你找得到的方向尋覓。所以，對我來說，整體健康及保健絕對非常重要，特別是應對我的疼痛方面。」

對於米雪兒及許多與她相似的人來說，全人健康（wellness）曾經是個模糊不清且不斷演變的概念，同時也是一個價值數十億英鎊的產業，如今已湧入主流生殖醫療照護提供者無法填補的空白之中。在這個全人健康的美麗新世界中，子宮既被認定是無數問題和毒素的源頭，也被讚揚是神聖且直觀的女性身分認同之所在。今日受挫的病患，或許實際上或譬喻式地，眼睜睜看著醫療大門在面前猛地關上；然而，她只需要打開網路瀏覽器便能找到無數自封為「專家」的人們，非常樂於承諾對女性進行完整的治療，從子宮開始由裡到外地進行改善。這些療法的價格範圍很廣泛，從僅需幾美元在布朗克斯一些神祕小舖賣的草藥，到可能高達數萬美元由自詡為健康菁英者提供的定期個人化教練服務與保健品。

當然，鑒於歷史上對女性及其麻煩的子宮的長期關注，種種治療子宮困擾的古怪療法並不新奇。我們已知有水蛭、拔罐、惡臭的草藥和軟膏等，另外還有一七三九年的《女士配方》（*Ladies Dispensatory*，暫譯）中的「歇斯底里果汁」（hysteric juleps，由蓖麻、黑櫻桃水、鼠尾草和指甲花製成的無酒精雞尾酒），以及十九世紀及二十世紀初由倫敦一家肉類加工公司販售的「格蘭諾伊多腺液藥酒」（Glanoid Multigland Liquor），這是一種動物荷爾蒙萃取液，他們可能將它作為一種方便的商業副產品來販售。[51]看起來好像每個人和他們的兄弟（或以格蘭諾伊的情況來說，甚至是他們的屠夫）對子宮都有意見，並對修復方式抱持各自的看法，不過有個名叫約翰・家樂氏（John Kellogg）的人經常被讚許為健康產業的創始人，一如今日為人所知的那樣。

許多描述在提及家樂氏所提倡的古怪技術時，都會抱持一種覺得它有點怪，但卻又喜歡的困惑態度。家樂氏發明了知名的玉米片，也是密西根州巴特爾克里克（Battle Creek）療養院的業主。在二十世紀初期，對於思想前衛的美國人而言，家樂氏的療養院被吹捧為一個寧靜且具恢復效果的世外桃源，提供了許多「療法」，像是會震動的椅子、電動日光浴床，以及使用極大劑量的灌腸，但家樂氏對某些女性健康殘酷療法的支持卻鮮為人知。在家樂氏一八九二年的著作《女士的健康與疾病指引：女孩、女人、妻子及母親》（*Ladies' Guide in Health and Disease: girlhood, maidenhood, wifehood and motherhood*，暫譯）中，以一張全彩的人體插圖揭開內文的序幕，但一點也幫不上忙，因為那展示的是男性的身體。書中其餘內文則展現了類似的漠視，事實上，書中內容幾乎可說是對女性身體惡意的不信任。在書中，家樂氏幾乎將一切都怪罪在子宮及其魯莽的擁有者身上，肌肉發展不足、自慰、墮胎與避孕（包含提早抽出陰莖或使用有避孕效果的「子宮面紗」）都被咎責為各種疾病的根源，包含從脫垂到癌症。作為治療，家樂氏建議使用泡在醋和硼酸中的「擦拭片」（陰道子宮拖）、以「胰臟和鮮奶油」釀製而成的灌腸劑，以及將石炭酸抹在陰蒂上（或甚至完全切除陰蒂）。不知怎地，一九九四年的電影《窈窕男女》（*The Road to Wellville*）中都沒有出現這些殘忍的治療方式，電影描述了在家樂氏療養院住一晚的虛幻故事，家樂氏一角並未如其著作中描寫為極端厭女的庸醫，卻時常被描述了為古怪的健康產業先鋒。

如我們所知，「全人健康」這個詞彙首次出現於一九七〇年代，當時約翰．霍普金斯大學（Johns Hopkins University）預防醫學的住院醫師約翰．特拉維斯（John Travis）開發了一個他稱為「疾病－健康連續體」（the Illness-Wellness Continuum）的工具。[52]在這個連續體的一端是早逝夭折，另一端是高水準的全人健康，而中間地帶則是由一系列的意識、教育和成長所構成。特拉維斯認為，傳統的西方醫學只力求將人推向中間地帶，在那中性的一端，健康只是被視為是無病的狀態而已。然而，真正的全人健康卻是一個持續性的旅程，朝著達成最佳生理、心理以及情緒上的滿足目標而前進。

與此同時，第二波浪潮的女性主義者也開始建立屬於自己版本的全人健康，並以子宮和其性與生殖功能為核心。論及這標新立異的健康方式，最佳的書面例子可能就屬一九七九年出版的《健康女神海吉亞：女性的草藥》（*Hygieia: a woman's herbal*，暫譯），由助產師兼社會運動家珍妮．帕瓦提（Jeannine Parvati）撰寫，當時她還是在舊金山讀書的碩士學生。她鼓吹她的讀者遠離醫學化的知識，引導他們走向一個普世並由女性深深體現的真理：「長久以來，我們都將理性神聖化，卻剝奪了直覺表現的重要性。」[53]她承認，在早期醫學出現的古希臘傳統中，的確都由男性神祇與治癒者主導，而帕瓦提提出了一個以女神海吉亞為根本的新模式，她是醫療之神阿斯克勒庇俄斯（Asclepius）的女兒。「至少在希臘傳統中，那些男性的治癒者都比女性治癒者們來得有聲望。」帕瓦提寫道：「也因此我們才會將我們關注焦點放在海吉亞身上。她是我們每個人內心的女神，知曉保持健康的恩典。」[54]提出這樣的意向聲明之後，帕瓦提接續撰寫了一份全面的草本療法指南，治療內容幾乎涵蓋所有生殖健康的面向，包括從月經失調到懷孕，從生育到更年期。每一杯茶、每一瓶藥酒，以及每一片膏藥背後的核心都是對子宮前所未有的全新重視，帕瓦提將這個器官定義為「每個人的第一個家」與「女性用來描述她核心力量來源的詞彙」。[55]

在帕瓦提敦促女性找出自身力量來源之後又過了四十幾年，健康產業，更精確地說，我將稱之為「子宮健康產業」，一個特別有利可圖且問題重重的次級市場，早已迅速發展成為全球最賺錢的商業部門之一。管理諮詢公司麥肯錫（McKinsey）估計，全球健康市場現值高達一・五兆美金，沒錯，以**兆**來計算，而年度預期增長率為五%到十%。麥肯錫描述這個產業涵蓋許多種類的產品，從書籍、保健品到療養活動、個人輔導教練服務、電子追蹤器，以及非侵入性的療法等。[56]這些產品中有許多包裝為非婦科相關問題的解方，但也有為數眾多（且數量持續增長）的產品實際上瞄準了特定的消費者，而那些消費者都參與了試圖瞭解並控制自己子宮的古老戰役。

子宮健康產業的販售供應商通常分為兩派陣營：一派是樸實無華且草根的繼承人，承襲延續珍妮・帕瓦蒂的傳統，通常是輔助療法的獨立從業者，或少量製造的草藥、子宮托和藥水的供應商；另一派則是經過精緻打點、笑容燦爛的專家，他們擁有專業華麗的網站，銷售高價值的「商品」及昂貴的線上社群會員資格。在大眾眼中，後者的陣營或許更為突出，如葛妮絲・派特洛（Gwyneth Paltrow）與她的部落格兼線上商店Goop，因其對各種多樣化且往往價格高昂的療法的支持而取得了同等的名聲、惡名與財富。自從Goop於二〇〇八年創立之後，就有許多自稱健康權威的人在該網站的影響下嶄露頭角。我們通常能輕鬆辨認出那些女性的共通點，這些所謂的「專家」都是有著纖細身材、白皙皮膚、柔亮秀髮，且相當有魅力的白人女性。若購買了一些保證能「平衡荷爾蒙」並改善婦科問題的保健品作為初步消費，通常最終會導向更昂貴的「療程」，那些課程會包含半客製化的教練服務或是獨家社群會員的資格。要是再更仔細地審視那些專家的承諾，會發現他們通常還會保證協助減重，作為達到子宮最佳健康的附帶效果（但是哎呀這附帶效果也太吸引人了！）。當矽谷的科技大亨們用生物駭客的方式來提高工作效率和生命力，因此成為新聞焦點的同時，全球的子宮擁有者往往因為在主流醫學的歷程中感到失望，轉而將大筆金錢撒在臨床上具有爭議、子宮版本的生物駭客技術上，希望能藉由「同步週期」（cycle-sync）和「順暢流動」（flow）來實現健康與和諧。

近年來子宮健康產業變得如此有利可圖，其中的原因顯而易見。那些療程非常誘人，有著美麗且具個人魅力的領導者，以及帶來徹底改變的治療承諾。對某些人而言，就像來自曼徹斯特的實習助產師愛麗絲，作為線上社群一分子而帶來的歸屬感，以及遵循替代療法專家的建議後感受到的生理益處，都讓她覺得付出高昂的費用是值得的。在讀了一本這類專家所提供的月經健康手冊後，愛麗絲報名加入該作者的線上社群，現在她能夠參與一些論壇，並可以使用一個應用程式及個人化教練服務。

「要我選出其中我最喜歡的事物真的非常困難，但社群本身和其中分享內容都相當有價值，不論是聆聽別人接受教練指導，還是滑應用程式時看到一篇自己深有共鳴的貼文，聆聽別人的故事，同時也分享自己的故事，並感受回饋的愛，這些都讓我學習到很多。」

這樣的「愛」每個月得要花費六十九英磅，一開始愛麗絲也沒有辦法接受這筆開銷。她說：「我本來只想先使用幾個月就好，因為我覺得每個月要花這麼多錢在自己身上感覺不太好，但我很快就看見了成效，也看見了投資自己的價值。」57

妮可拉．古德（Nicola Goodall）是一位在愛丁堡的陪產員和傳統治療師，她與那些主流子宮健康從業者精心編排的完美形象截然不同，她戴著頭巾及圈式大耳環，她的Instagram 帳號上會出現老派的饒舌音樂，也有反種族主義受訓日的照片。妮可拉將自身過往精華的二十年投入於整體健康治療，從子宮按摩到生育支持，或從草本藥酒到香氛精油都有。她深知有股推力可以讓女性遠離工業化的婦科醫學，她在日常工作中目睹了這些無效醫療互動後帶來的後果，而她提供的服務需求量也相當高。「整體而言，主流醫學除了關心女性是否有能力作為生育者之外，並不在乎女性的健康。」她說道：「很長一段時間以來，西方醫學根本就沒在管子宮，他們只在乎它是作為孕育下一位男性後代的容器。」

想想那些厭女醫師遺留後世的有害影響，從索蘭納斯（Soranus）和墨蘭波斯，再到沙可和家樂氏，確實很難反駁妮可拉的說法。畢竟，我自己也曾有那樣不甚滿意的遭遇，先是在那張椅子上長久等待，隨後被診斷出自己和許多人一樣有個老化的子宮。光是想像或許有位專家能夠看見、珍視並聆聽真實的我，並認同我的子宮，提供它撫慰，使其服從，同時尊重我最深層的女性真理，那就令人足夠滿足了。而且，也許每個月可以不必面對不受控制地留血，甚至滲出我的衣物，那該有多好。正因如此，我現在正在我家浴室地板上，半蹲著裸露出陰道，蹲在一鍋溫熱的草藥上，找尋屬於我自己那一小部分的子宮健康。

現在是七月，某個下著雨的週一下午兩點半，我一直很難找到獨自一人在家的時間來蒸我的陰道。現在正值學校的假期，我的兩個孩子至少會有一個幾乎都在我身邊，因此要安排片刻的獨處時光只比協調一次重大的軍事演習稍微容易一些。我大可以犒賞自己一杯悠閒的咖啡（一杯確實好好以法式咖啡壺沖泡的咖啡），配上一些高檔巧克力（被我藏在我知道女兒們不會找到的地方），或著懶洋洋地看一小時的Netflix。然而，我現在正在這裡，以研究之名再次下半身全裸、半蹲在浴室地板上，下頭放著我在網路上訂購的一鍋霧氣蒸騰的草藥。我的下盤越來越溫暖，但其餘的一切漸漸開始變涼了。我必須盡可能將窗戶開到最大，因為要是殘存這些葉子和花瓣的氣味，我就很難向老公解釋了，畢竟他對任何非經由穿白袍的執業醫師開立的藥物都抱持強烈懷疑的態度。我也會很難向女兒們解釋，她們寧可死掉也不願想到和媽媽外陰相關的事。我覺得自己像是個偷偷摸摸抽大麻捲菸的青少年。要是我家那兩個青少年知道浴室聞起來像乾草堆的原因，她們一定會深深地、永遠地感到丟臉。

如果我現在正在做的事聽起來很不正常，那是因為蒸陰道（vaginal steaming，又稱蒸外陰〔vulval steaming〕、蒸v〔v-steaming〕或蒸yoni[8]〔yoni-steaming〕，它的業者對其有各式各樣的稱呼），還沒有像手足美甲那樣蔚為主流，但也相去不遠了。二〇一五年，葛妮絲親自撰文提及這個療法[58]，讓它正式在鎂光燈下爆紅。該療法在世界各地許多原住民文化中也都有其根源，幾乎在每個板塊大陸上都有傳說，使用蒸外陰的方式能夠促進婦科健康、增加性吸引力，並幫助產後復原，包含貝里斯的凱克奇瑪雅人（Q'eqchi' Mayan），到南非的夸祖魯－納塔爾省（KwaZulu-Natal）。這種蒸汽療法以各種稱呼為人所知，在韓國叫作「Chaiyok」，在中美洲叫作「Bajo」，在印度尼西亞則是「Ganggang」❾。

蒸汽療法為使用者提供了一種幾乎涉及所有感官的儀式：由一位長者或治療師調配芳香的草藥，像是苦艾、艾草、鼠尾草、百里香及薰衣草等，並浸泡在接近沸騰的水中，使用者或坐或蹲在這種強效的混合物之上，允許自己花點時間進行現在千禧世代用語中所謂的「#自我照顧」（#selfcare）。「這不僅僅只是蒸汽陰道灌洗（steam douche），這是一種能量釋放，可以平衡女性荷爾蒙水平。」在去了一間當地的水療館之後，派特洛寫道：「如果你在洛杉磯，那你一定得試試看。」[59]

就像許多子宮健康潮流一樣，從玉石蛋到陰道芳香蠟燭，無論派特洛引領大家去哪裡，全

❽ 審訂注：梵文直譯為源頭，或是泛稱女性生殖器，包含子宮、陰道與外陰部。在印度教是女神的象徵，代表女性的創造力量。

❾ 審訂注：在印度傳統醫學阿育吠陀（Ayurveda的）經典古籍《Charak Samhita》中有提到，外陰、陰道或子宮的蒸薰（yoni swedana）並不是平日的保養，而是要經過專業阿育吠陀醫學醫師的診治，在診間的監測下搭配前後的療程進行；而且通常會評估患者的體質與特定的失衡情形，選用需要的草藥配方，否則可能反而造成發炎、充血甚至出血的風險。詳見：「香噶阿育吠陀與瑜珈學院」。

世界很快都會隨之蜂擁而上。蒸陰道是一門大生意，而且不只在洛杉磯，一些有創業精神的女性企業家已經將其發展成為一種小型產業，在社群媒體上通常也都有很強的銷售影響力。品牌「排毒女神」（Goddess Detox）在Instagram上截至最後統計時間的追蹤者數字有四十九萬一千人，販售蒸汽療法的草藥及其配備，以及其明星商品「妹妹力量陰道清洗液」（Pu$$y Power vaginal wash），這個品牌告知它的消費者：「期待一股溫暖與愛的能量進入你的陰道和子宮。」[60]另外一個網路賣家「女性魔法」（Femmagic）則以「給女神的女性照護用品」（Femcare for a Goddess）[61]的標語來推廣一系列的產品。除此之外，眾多公司在宣傳其蒸汽療法產品時也都以女神的主題大玩產品名稱，像是我懷疑看起來是馬桶的塑膠「寶座」，或在進行蒸汽療法時穿上、有珠寶色調的聚酯纖維的寬大「長袍」，可以獨自一人或找朋友一起進行療法。應該說，這些商品中仍有一些具備實用元素，譬如「排毒女神」就表示，穿著它的長袍，「你就能和朋友們一起開蒸yoni派對，但不用看見對方的妹妹。」[62]蒸汽療法被宣揚為一種純粹且令人滿足的行為，只要有了合適的產品（就像人們會被引導相信的），這不僅可以是凝聚團體的儀式，還可以是慎重的自我照顧方式。

我自己選購草藥的那個英國網站並沒有好萊塢那種光鮮亮麗，而是放了更多苔蘚、根莖與樹枝的柔焦照片，描繪出一種經典的英式保守風格。這裡沒有慷慨激昂的保證，只有溫和的建議寫著：「已有許多使用者宣稱，草本蒸汽療法在多個層面都對生殖健康有幫助，包括有助於月經週期變得規律、減少經痛，並幫助調理及強化子宮內膜。」[63]其他網站則對悲哀的子宮擁有者天花

亂墜地承諾，聲稱蒸汽療法能治癒不孕症、子宮肌瘤、感染及性慾不振。有個網站甚至誇張地表示，蒸陰道的療法有助於性虐待復元、清潔子宮殘留物，甚至縮小「陰唇間隙」。身為助產師，我相當確定陰唇間注定會留有一小道縫隙（但我不確定有大一點的縫隙會是個問題，或是為什會成為問題），但我也不能否認其他所謂種種好處確實有其吸引力。有個網站邀請我去「讓你的思緒安靜下來，並重新與你的yoni產生連結」。而我必須承認，我的確從未曾在另外一個子宮治療的神聖領域婦科門診實現這種事情。

蹲在我自己簡陋搭建的蒸汽療法組合上，我不確定自己是否真的「安靜下來，並重新產生連結」，或至少說，這並非我內在女神嚮往的方式。和草藥一同附上的說明書上建議使用一個鍋子。但要用哪一種鍋子？要多大？要用我拿來煮水波蛋的那種長柄鍋嗎？還是要用大一點的容器，像我用來煮全家分量波隆那肉醬義大利麵的那個鍋子？我最後選用後者。這感覺有點像是有人對著我的外陰吹送輕柔而溫暖的氣息，雖然稍微有點詭異，但不會不舒服。我感覺不到有任何蒸汽真的進入我的生殖道中（難道我的陰唇間隙大小不適合？），當我使用了十分鐘之後，草藥混合物已經大幅降溫，我只能感覺到極為微弱的熱度觸及我的大腿。這次療程並沒有如網路上有些反對者提出的警告那樣讓我嚴重燙傷，但當我站直並伸展我痠痛的腿時，我仍然有許多疑慮。

除了聞起來像是我婆婆的香氛乾燥花之外，不可否認整個蒸汽療法蒸陰道的現象都有股文化挪用的味道。如同許多承諾能恢復生殖系統健康與平衡的替代療法一樣，在許多蒸外陰的描述中，陰道與子宮往往很難區分（假設它們真的有描述出差異的話），整個部位在那些描述中只被簡化稱為yoni。那個詞彙本身是梵文，儘管在西方使用這種語言並推廣「yoni健康」的從業者很少有人真的有印度血統。有些女性可能更喜歡使用「yoni」這種詞彙來取代傳統上男性中心的西方醫學臨床術語，重新定義語言的同時也重新認識解剖學；然而那些與「蒸yoni」（以及許多普遍的子宮健康療法）相關的敘述中，卻帶有一種將外國語言和習俗異國情調化、令人不舒服的論調。阿夫妮・特里維迪（Avni Trivedi）是一位倫敦的陪產員與整骨醫生，她說道：「我是印度裔，我從小到大都不曾使用『yoni』這個詞，因此當我的文化以不同形式反向呈現在我眼前的感覺有點奇怪，而且其中異國情調化的元素感覺不太恰當。」[64]

其他蒸外陰的批評者則主張，這個療程本身，以及現在提倡它的產業，都根深蒂固地存在厭女價值。許多有蒸汽療法起源的文化，實際上是將該儀式作為讓陰道緊致的一種方式，讓那些進入陰道的男性伴侶能享有更多性滿足。「蒸汽療法是父權制度的一種實際工具。」[65]一位加拿大的婦科醫師珍・剛特醫師（Dr Jen Gunter）如此說道，她的部落格、Podcast及書籍都秉持著同一個宗旨，就是揭穿對女性健康的有害迷思。剛特主張，子宮健康產業聲稱能夠治療那些她稱為「陰道混亂」的問題[66]，錯誤地認為陰道及其鄰近結構並非神聖的所在，而是充滿混亂毒素、危險異常荷爾蒙的地方，必須進行蒸汽療法、灌洗、香薰、沖刷及「平衡」，讓它能夠順從。商品的宣傳包裝往往基於這種前提，認為女性生殖器一定要看起來、聞起來或嚐起來如某種特定樣貌才能算是健康，或更精確地說，才能使異性受其吸引或接受它。剛特認為，利用女性的羞愧感來推銷未經證實卻有潛在危害的產品或治療方法，這種企業都「極具掠奪性的……就像拿一個粉紅色蝴蝶結來包裝父權制度，然後說這就是女權主義」。[67]

就實務上而言，一直都有人抱持著這種擔憂，認為蒸汽療法其實會對身體造成傷害。一項由安娜堡的密西根大學（University of Michigan）進行的研究發現，外陰及陰道組織對某些揮發性物質具獨特的可滲透性，而那些揮發性物質進入血液循環時便會造成危害。[68]另外一項針對陰道灌洗（並非運用蒸汽，但是與蒸汽療法相似的療程，過程中以肥皂或清潔液直接灌入陰道之中）的統合分析則顯示，進行陰道灌洗有較高機率引發骨盆腔感染（pelvic inflammatory disease）、子宮外孕（ectopic pregnancy）以及子宮頸癌等疾病。[69]其他的評論者則提出簡單的事實表示，用蒸氣蒸外陰區域卻毫無適當照護，可能導致皮膚表層燙傷；他們也主張，創造出如此溫熱且潮濕的陰道環境，等於是為有害細菌及真菌創造出理想的感染條件。

或許最具說服力的聲明是，某些批評者認為蒸外陰的療程象徵一種對心理有害的社會命令，女性被期望參與一個持續不斷、永無止境自我提升的過程。在心理師第谷・范登伯格（Tycho Vandenburg）與維吉尼雅・百靈（Virginia Braun）的論文〈基本上，那正是對你的陰道施予巫術：解開蒸陰道療程在西方的象徵〉（Basically, it's sorcery for your vagina: unpacking Western representations of vaginal steaming）中，他們將蒸汽療法放在更廣泛的「健康主義」（healthism）意識形態中。作者們將健康主義解釋為，「追求的並不僅僅是健康，而是追求最佳化的健康，並將其視為一種道德義務……該主體尋求、評估並參與自我提升的策略，要是沒有努力，身體或自我就是不完整的，而這種任務卻是無窮無盡的過程。」[70]兩位作者審視了九十項關於蒸陰道的網路資訊來源，從其中辨認出一些新興的主題，其中將女性身體視為本質上即是不斷惡化且骯髒的部位，而蒸陰道的療法則被提及為能夠提升自身與生活的工具。先不論那些資料來源中的女性是將蒸汽療法視為淨化缺陷身體的方法，又或是認為自己身體值得尊崇而寵愛它的方式，不管是哪一種都將身體本身看作是「不足的」。

確實，如果我們除去那些寶座和禮服（那些蒸汽療法如今帶著皇家裝飾並以儀式的形式呈現），就會只剩下一個讓人筋疲力盡的想法：打理、淨化並在性方面增強自己的身體，這些任務必須一直進行，卻又永遠無法完成。就像薛佛西斯（Sisyphus）得無止境地將大石推上山坡，不讓它不斷向下滑落一樣，幾乎在每個文化中，無論工業化或原住民文化、無論西方或東方文化，女性都必須要應對不被感謝、永無止境、一輩子的例行工作，去調整及維持她們的身體，更進一步地說，調整並維持她們的子宮。如同范登伯格及百靈所言，這種例行工作是「自願的，卻也同時是種義務」，而且直到身體死去才得以結束。[71]

真相真的如此黯淡嗎？那些成千上萬快樂的蒸汽療法使用者們都做錯了嗎？畢竟在網路上只要每出現一位憤怒的醫師咆哮著「詐欺！」，並揮舞著江湖醫術的警示紅旗，還是會有數百位滿意顧客站出來留下讚美的評論。網路上充斥著女性的推薦評論，她們對蒸汽療法、茶飲、清潔用品、保健品、教練服務和社群感到滿意，並感謝子宮健康的供應商改善她們的生活品質。每當有一位宣稱服用保健品能幫助她懷孕的女性，就會有另一位宣稱蒸陰道「讓我的男人一直回來找我要」，還有一位女性堅稱持續服用昂貴的保健品讓她經期時完全不痛。對於這些消費者而言，子宮健康既不是范登伯格及百靈所描述的那種徒勞無功的任務，也並非剛特所譴責的陰道混亂的有毒體現。相反地，對那些消費者而言，子宮健康是令人滿意、賦予力量的嘗試，並帶來真實且持久的效果。

也有可能這些對該做法的憤怒批評在本質上就有缺陷，因為那幾乎是來自以白人為中心、以西方為中心的觀點，意識形態上或許對非主流文化的經驗就存有偏見。這種認識論的框架將西方醫學定位為對女性子宮及其需求的權威，也因此，推崇並享受蒸汽療法的女性就被描繪成對自己身體知識不太瞭解的「受騙者」。這種敘述符合英國哲學家米蘭達・弗里克（Miranda Fricker）所謂的「證言不正義」（testimonial injustice）的模型。根據弗里克的說法，「證言不正義，發生在偏見導致聽者對說話者的陳述，給予過低的可信度時……其基本的概念是，如果聽者持有偏見，導致聽者給予說話者陳述的可信度，比他原本應該給予的可信度更低，那麼說話者就遭受證言不正義。」[72]

會進行蒸陰道或其他形式子宮健康療法的女性，往往也是感覺自己未被主流醫學好好照料的女性，有些人過去可能曾對醫療照護提供者感到失望，有些人感到被污名化或備受攻擊，也有些人可能難以承擔參與醫療服務的費用。因此，也難怪那些子宮健康反對者中最大聲疾呼的通常是醫師。無論他們的論點多麼充分、帶著善意，都仍有可能是他們對這些「失常」女性的偏見，都影響著他們對於未經證實卻廣受歡迎的替代療法的看法，不論那些偏見多麼隱微或明顯。那些子宮健康的批評者們或許都帶著些許弗里克提及的「證言不正義」，一旦排斥那些女性感受到在臨床上或情感上的效益，就有可能只是複製了病患及醫療提供者原有關係中有問題的互動。

妮可拉・古德也同意，她曾從許多客人那裡聽到這些偏見和不信任的敘述。她表示，當那些女性告訴醫師，她們採用替代性療法來處理婦科問題時，她們都會面臨驚人程度的尖酸刻薄。妮可拉概括了一些經典的回覆，像是：「你覺得你正在治癒自己嗎？我才是負責治療的人。」因此，關於陰部蒸汽療法的公開討論，或許不只關乎那些有古怪名稱的產品和令人存疑的健康主張，這也是女性與醫療體系間無止境權力鬥爭的另一種展現，是一場關於生活經驗、渴望以及所謂「正確」知識的戰鬥。或許那些長袍和寶座並非華而不實的飾品，而是一套盔甲，用來防護建立在女性子宮專有知識與控制權之上的體系。詩人及社會運動家奧德雷・洛德（Audre Lorde）說：「照顧自己並非放縱自己，而是一種自我防護，也是一種政治上的戰爭。」[73]或許她並沒有考量到陰部蒸汽療法，但她這樣的形容卻相當貼切。

至於我，真的完全無法得知我那次蒸汽療程的效益，直到幾星期後我的月經來臨，伴隨它一如往常如中世紀的殘暴風格，不但血流成河，經痛也讓我以胎兒的姿勢蜷縮著，直到布洛芬止痛藥（ibuprofen）發揮效用為止。儘管我在專業上持有懷疑態度，但我真的希望它有效，我也希望我老化且鈣化的子宮能夠冷靜下來並變得柔軟。當然，或許我沒有「正確」地進行我的蒸汽療程，一次在鍋子上方盤旋的膽戰心驚十分鐘體驗，其健康效益或許就相當於服用了半顆乙醯胺酚（Paracetamol）後，就期望大腦腫瘤消失不見。然而，這就是子宮健康的問題和其弔詭的地方：由於這個產業並未受到單位監管，其成效也未被證實，人們永遠無法確認自己做對了什麼，他們也只能相信了。

這並非我第一次踏入子宮健康產業的競技表演場，我先前已嘗試過針灸（令人覺得放鬆，卻沒有幫助我懷孕），也試過含有大麻的衛生棉條（讓我感覺非常不舒服，不得不在插入後一分鐘就立即拔出來），還有無數罐保健品，包含魚油、海藻、月見草植物油，還有一種特別噁心的小麥草片，除了會引起我們在蘇格蘭稱之為「噁爛」（the boak）的感覺之外，沒有明顯的效果。如今，我只能苦笑著忍耐每個月的苦難。我考慮過主流醫學提供的治療方案：服用荷爾蒙避孕藥讓子宮內膜變薄，或是將整個子宮切除。我越來越傾向說服自己進行子宮切除手術，直到第三天或第四天，當月經週期變得更加平和時，我又會放棄，下一個月又再次面臨相同狀況。

我為什麼要這樣堅持呢？我並沒有要召喚海吉亞，也沒有想要與哪個內在女神交流，然而，就像米雪兒．霍普韋爾與許多人一樣，我之所以會如此絕望，除了被症狀的嚴重性所驅使，也因主流醫學一般無法以個人化、賦權的方式協助緩解問題。一想到子宮健康產業中可以提供的治療及實質協助，還有那些打扮地無可挑剔的專家們、獨家的會員課程，就很令人振奮。然而，儘管有許多保健品模稜兩可地聲稱可以「平衡你的荷爾蒙」，以及旨在「淨化你的子宮」的珍珠、塞劑、藥錠和茶飲，這些產品或宣傳的業者卻很少能提供確切的臨床證據，證明它們可見的益處。

子宮健康產業或許提供了一個極為誘人的願景，讓人獲得舒適感與掌控權；然而，當這個產業與其更為廣泛的分支宣稱實現了兆元的利潤，卻無法提供實際數據作為支持，許多情況下，唯一確實進行排毒的大概只有消費者的銀行帳戶了。

如果子宮健康產業有任何機會能減少傷害，而非引起傷害，那麼它就需要聲望良好的來源，提供安全可靠、經過驗證且可以展示的結果。若真的能達到這樣的效果，就應該以合理的價格讓所有人購得，而不是需要花上一整年薪水的絕大部分，或訂閱一套無窮無盡的「課程」。在她的職業生涯中，妮可拉．古德已經看過太多所謂「子宮健康大師」來來去去，他們通常無法提出證照資格來解釋自己為何能收取高昂的費用。

「這種概念就像是你隨便找了一個懂這方面知識的人，然後說：『我就是大師級的老師，我們一起來賺個幾千英鎊吧！』這真的很危險，我在子宮產業裡看過各種這麼危險的爛事。」

當我詢問她，關於一位業者開價一萬元英磅，提供六個月個人化的週期教練服務，並協助提升子宮，她震驚不已地說：「一萬英鎊？那如果是一個住在這附近公寓的女性，甚至連自己都養不活了，那該怎麼辦？照顧自己的子宮不該是一件奢華的事！而是日常生活的一部分，因此我們真的需要確保大家都知道自己究竟在做什麼。」

子宮健康產業原先是為了反抗白人、男性及有錢人主導的婦產科系統，才應運而生。除非這個產業能將經濟上的可負擔性和專業上的可當責性納入考量，否則它最終反而抱持著原先企圖反抗的系統中，最糟糕的某些特質。

⑪

更年期：

結束
與
開始

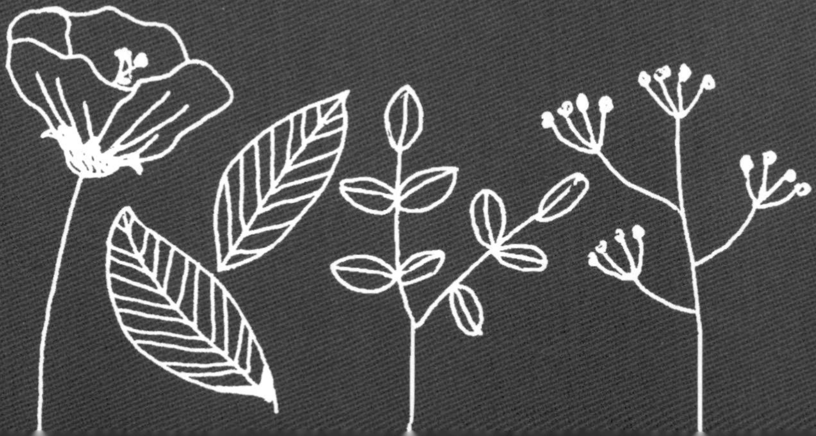

將近三十至四十年的期間，子宮會每個月接連地宣示自己的存在，每次經歷經痛、胸部疼痛、情緒跌落谷底，然後突然出現一絲絲的鮮紅血跡，無論它是否受到歡迎或是不請自來，也無論它是令人鬆一口氣亦或代表著失去，它總是一次次地說著「你好」，直到每個月的問候頻率漸漸變得越來越少，也越來越不穩定。最終，它消逝而沉寂。這正是更年期，一種只能透過事後診斷的狀態，因為這描述的是從最後一次月經日期起算過了一年沒有月經來訪的狀態。更年期到來的平均年齡大約是五十一到五十二歲，不過月經提前停止也可能發生於更早之前，也有些人直到接近六十歲才經歷最後一次月經。

現今，停經（menopause）及更年期（perimenopause，邁向最後一次月經的荷爾蒙變動時期）的症狀比起停經的子宮本身更受關注。也許這樣的關注是合宜的，因為這個階段的生殖健康生活樣貌並非由子宮引起，而是由於卵巢產生的雌激素與黃體素減少所致。從最後一次的月經前平均大約七年左右的時間開始，到最後一次月經之後的數年，這種卵巢功能的改變可能導致影響範圍廣大的心理與生理變化，包括從焦慮、情緒低落、易怒和「腦霧」，到熱潮紅、疲憊、夜間盜汗、心悸和關節疼痛。雌激素水平下降可能導致陰道組織變薄及乾燥，這種痛苦且曾被人們避而不談的症狀，如今有蓬勃發展的外用乳膏及潤滑液產業供其所需。曾經的禁忌如今卻是媒體熱門話題，在書店的書架上似乎每星期都有一本新的更年期手冊上架販售，名人們爭先恐後地想坐上日間電視節目的沙發，分享自己版本的「我的更年期地獄」。

至於子宮本身，除了於更年期期間變得特別小之外，實際上還在做些什麼呢（假設它還有任何要做的事）？更年期時的子宮不再受到每個月荷爾蒙浮動所影響，內壁不會再增厚與剝落，它在尺寸和厚度上都會縮小約二十%至三十%。如許多經歷更年期的人們會發現自己的身形在這幾年逐漸改變，由雌激素支持的曲線和膠原蛋白逐漸鬆垂和流失，而子宮本體與子宮頸的尺寸比例也隨之逐漸改變。在某些情況下，子宮及其周圍結構的普遍衰弱，可能導致器官脫離其通常的位置，通常應由骨盆底部吊帶狀的韌帶和肌肉牢固地支撐。這種脫垂的情況可能僅是部分部位，如子宮下垂到陰道頂部，但也可能是完全的脫垂，在陰道口就能看見並感覺到子宮。

就像生殖健康其他眾多面相一樣，對於不同的人來說，更年期代表的意義不同，也會以各種不同的方式呈現。有些人幾乎會經歷所有的棘手症狀，而有些人只會經歷部分，甚至完全沒有。如同其他年齡與階段一樣，女性生命中這個正常的生理階段，在大部分的現代歷史當中都是無名的，且被理解不足，並受到極大的污名化。雅里斯多德和索蘭納斯都記載了關於月經結束與失去生育能力的明顯關聯性，他們也提及這種情況可能發生在五十至六十歲之間的任何時刻。中世紀的德國修道院院長及神學家賀德佳・馮・賓根（Hildegard von Bingen）在她的著作《疾病的起因與治療》（*Causae et Curae*）中，便提供了歷史上已知最早女性描述更年期的文字，她寫道：「月經從五十歲那年開始停止，有時某些人可能到六十歲才發生，那時子宮會開始向內折疊收縮，讓她們不能再懷孕。」[1]子宮自己進行折疊和收縮的溫和形象暗示著一個轉向內心和自省的時期，這是一位寫作時年屆五十二歲的作者寫下的細緻文字，甚至可能正在反思著自己的更年期經驗。

多年來，女性經歷的這個階段逐漸被冠上越來越具貶損意味的綽號，其中包括「女性的地獄」、「性的死亡」等，直到如十九世紀時常發生的狀況，一位男性重新命名了這現象。法國醫師查爾斯・德・加丹（Charles de Gardanne）在他一八一六年的著作《給邁入關鍵年齡女性的建議》（*Avis aux femmes qui entrent dans l'age critique*，暫譯）[2]中，創建了「la ménespausie」這個術語，將這段時期描述為一個充滿危險和疾病的病理時期。一八二一年，他又在一篇相關主題的論文中將這術語縮短為我們所熟知的「停經」（menopause）[3]。在德・加丹一再強調女性對自身狀態一無所知的說法中，他為隨後幾十年間幾乎持續一成不變的停經期敘述定下了基調。正如古奇及他同期的人們堅信「激躁子宮」是會讓女性因其天生脆弱而受害的心理性疾病一樣，十九世紀及二十世紀初期的醫師也同意，更年期及其伴隨而來的症狀可能是壓力、壞消息及過勞所引發，包括「不夠女性化的」職業造成的迫害，如從事魚販工作等。不出所料，心理治療師及惡名昭彰地將女性病理化的佛洛依德，接受了這些神經質更年期女性的觀點，並繼續推廣發展這種觀點。在一九一三年，他聲稱這些可憐且不幸的物種，在停經之後很快就會表現出「典型施虐狂及肛交的性特質，而這些特質在她們先前仍保有女性特質的時期並不存在」。[4]

更年期在邁入二十世紀後依舊仍聲名狼藉，尤其在一九五〇、六〇年代達到巔峰，那是西方主流思想的時期，卻強烈抵制戰後崛起的女性賦權觀念。女性解放和大規模的燃燒胸罩運動也許已在未來的不遠處，但主流文化仍堅守著傳統性別角色和特質。在這種框架中，更年期被視為一場悲劇，是需要被悼念的女性特質喪失，也是應該引發迫切關切的衰敗。海倫娜・朵伊契

（Helene Deutsch）是一位波蘭裔美國籍的心理治療師，她在移民前曾於維也納向佛洛伊德學習，她在一九五八年時寫道，一位女性「對她同物種的服務……隨著她的生殖服務消逝而終止。她的美麗消失了，而往往存於女性情感生活中那溫暖、有活力的流動也隨之消失了」。[5]美國婦科醫師羅伯特．威爾森（Robert Wilson）在他一九六六年的書籍《芳齡永駐》（*Feminine Forever*，暫譯）中，他將更年期重新定義為一個缺乏荷爾蒙的危險時期。他寫道：「沒有一個女人能夠確保逃脫這種活生生腐敗的恐懼。」他也提倡雌激素替代療法是作為唯一的可能治療方法，以緩解擁有枯萎子宮且子宮機能凋零之人的「極端痛苦和無能為力」。[6]

那個時代的廣告宣傳活動非常清楚地表明，更年期的「痛苦」和「恐怖」並非只針對女性本身，面臨最大威脅的人是她們的丈夫。一九六〇年代的一則廣告中，彰顯一張不悅的公車司機照片，標題是「他正遭受雌激素不足之苦」，旁邊搭配一張中年女性乘客的照片，她臉上皺著眉，一臉不悅，搭配的標語是「而她就是原因」。[7]普力馬林陰道乳膏（Premarin）是第一種廣泛可用的荷爾蒙替代療法形式，它似乎也被當成某種能拯救婚姻的神奇藥方來行銷，保證能防止妻子變身成為憔悴、尖酸刻薄的老太婆。一則一九六六年普力馬林陰道乳膏的廣告，主打的照片中有一名穠纖合度、誘人的女性正在派對上與兩名男性說話，她似乎因其中一位男性所說的話而熱情大笑著，而廣告文案僅簡單地寫著：「幫助她保持這個模樣。」[8]其中的潛臺詞相當明確：她或許內在已上了年紀，但她的外表仍然像以前一樣年輕、迷人和細心。就連醫師也被鼓勵要幫助維繫婚姻幸福，好好扮演他們的角色。一則廣告這麼說著：「那些讓女性使用普力馬林陰道乳膏的醫師通常都可以讓那位女性再次變得更好相處。」[9]廣告中並未提及女性的感受或可能讓她感覺「好」的是什麼，好像對她伴侶造成的影響才是唯一重要的事。

所幸，科學與社會從一九六〇年代以來皆已有進步，針對荷爾蒙替代性療法的相關研究也持續為大家揭示最安全也最有效的治療方式，關於更年期的討論現在也幾乎聚焦於經歷更年期者的個人身體健康之上。然而，最新的理念和最佳實踐要點，並不總是能夠傳遞給那些應該要最瞭解女性生命這一轉折階段的人。就許多層面而言，醫學界對更年期及其最佳治療方式的困惑一直持續到了現在，以至於即便是懂得最多的女性醫師，有時可能也難以辨別和應對她們的個人經驗。

柔伊・哈德遜醫師（Zoe Hodson）是一位在曼徹斯特的家庭醫師，她說自己在經歷了一段個人挑戰之後，才於專業領域產生對更年期特有的興趣：「那是很常見的事情，我沒日沒夜地研讀（更年期）相關的事，但我卻沒有發現自己正在經歷這個階段。它來了，然後把我擊倒。事實上，我還得請假一段時間不工作，而我這二十年來都沒請過假。」她發現，自己與其他同事其實都不知道該如何全面且有效地治療更年期。柔伊回想道：「女人自己不知道，醫療專業人員也不知道。（身為一名家庭醫師）你大概會知道荷爾蒙如何運作，但那些更年期的女性走進門時，我還是會開始想著自己真的不太擅長這件事。這真的令人感到相當挫折，我試著從各處蒐集資訊，但仍然感覺不太對勁，那些資訊好像不曾被更新或重新整理一樣。」

在那之後，儘管柔伊專精地研究更年期，現在也訓練其他醫師進一步瞭解這個生命階段，但她也坦承，這個主題仍然籠罩在混亂與錯誤資訊中。加上社會持續有著對於性衰退的污名，還有最終失去生育能力時通常會意外出現的悲傷感受，也難怪即使是對於最有自覺的女性（和她的醫師），更年期的歲月仍舊充滿了挑戰。

近期，更年期的公開討論中開始加入了一些新的聲音，主張與其將這個階段視為病理和問題，女性不如慶祝自己擺脫了子宮的暴政，以及每月隨之而來的疼痛和出血的壓迫❶。一些帶有大膽且自信書名的書籍喚起一股賦權、自信與恢復性活力的精神，如《更年期的力量》（*Perimenopause Power*，暫譯）、《停經宣言》（*The Menopause Manifesto*，暫譯），以及《依然火辣！》（*Still Hot!*，暫譯）。或許，關於停經之後的自由、最強烈的宣言來自貝琳達（Belinda），她是英國廣播公司推出的英國劇集《倫敦生活》（*Fleabag*）裡的角色，由菲比・沃勒－布里奇（Phoebe Waller-Bridge）創作並撰寫。在一場企業女性頒獎典禮後，看到三十二歲的「邋遢女郎」❷苦惱深思並一邊喝著她的雞尾酒時，五十八歲的貝琳達對她說了一些充滿更年期

---

❶審訂注：真正的壓迫並不來自於子宮。「擺脫月經壓迫」的想法，一方面表示人們仍不了解健康正常的月經並不會疼痛，另一方面，甚至以為默默忍受經痛才是符合社會標準的。這也呈現出社會整體對於月經者的女性支持有限，以至於自我照顧的空間仍然很限縮。健康地面對月經、尊重與支持每個人生理需求的態度，是在每一個人或身邊的人迎接初經之前，在家庭與學校就可以建立的氛圍。

在某些資源缺乏的國家，月經者缺乏的不只是生理用品。是否有足夠的水源、安全有隱私的空間，可以照顧自己身體的生理需求，更大大影響了月經者的健康。在月經歧視嚴重的社會，比起疼痛、出血甚或感染症，對於月經者造成更大傷害與限制的，往往是月經被汙名化的結果。不僅是如第二章所呈現的，自我審查式的月經羞恥與尷尬嘲笑，以及嚴重的歧視與霸凌，造成月經者在學習、工作和生活各層面受到多重的身心威脅。可以參考「小紅帽」，此為臺灣第一個專注於推動月經平權的非營利組織。

❷編按：為劇名fleabag原文字義。

智慧的話語：

「（女性們）長年累月地經歷著疼痛的週期循環。」她繼續解釋，並補充：「而我們都自己默默承受著。」相比之下，貝琳達保證更年期是「這世界上最他媽美好的事」，因為到了那個時候，「你就自由了。你不再是個奴隸，也不再是個空有零件的機器，你就只是一個人而已。」[10]

如果就像貝琳達所說的，女性生來就有「內建的疼痛」，而疼痛來源往往是子宮，那麼那個器官最終的沉默，合理來說也應該是女性歡樂號角響起的時刻。子宮的退隱不僅使女性擺脫了生理上的月經和分娩疼痛、免受子宮肌瘤和子宮內膜異位症等疾病之苦，身處一個將性的可用性及生育能力至上的社會中，女性得以擺脫作為女性的沉重負擔。「你就只是一個人而已。」貝琳達這位進入停經期的女性說道，你不再是荷爾蒙的奴隸、不再是潛在的生殖伴侶、也不再是生育的容器，就只是一個人而已，一個終將好好實現自己人性的人。

柔伊・哈德遜說道：「如果我們能夠朝這個方向前進，並接受女性本身即是出色、有用處且美妙的存在，這樣的過渡期就會變得更加輕鬆容易。」

已經有許多文章寫下了關於更年期賦權的潛力。當今主流的敘述鼓勵女性擁抱生命的這個階段，將其視為充滿活力和變革潛力的時刻，或許這時也能放下養兒育女或打造職涯的責任，成就探索並滿足自己欲望的時光。寫到這裡，感覺很適合回想起某位作者的一段文字，那位作者把更年期視為一種譬喻性的子宮，女性必須在這個時間和空間中誕生出自己最充實且最真實的版本，這是一段黃金時光，一段在年輕女性的性和生殖需求與最終通往死亡的過渡間，得以自我實現的時光。娥蘇拉・勒瑰恩（Ursula Le Guin）這位著名且極富想像力的科幻小說作家在她的文章〈太空老嫗〉（The Space Crone）中，將經歷更年期的女性描寫成一種魔幻、處於過渡狀態的形態，沉重地背負作為胎兒的自己。勒瑰恩表示，在生育能力消逝之後，那些仍希望過著圓滿且滿足的生活的女性們，「最終，她必須要懷上自己。帶著辛勞和孤獨，她得要孕育自己、她的第三自我、她的老年……這個孕期如此漫長，而分娩如此艱辛。唯一比這更困難的是最終的那一關，而這一關男性也必須承受並履行。」[11]

誠然，這種自我實現確實是種特權，只有擁有足夠資源及社會公平環境的人才能取得，他們因而有機會在生命的任何階段得以存活與發展。然而，先不論要成為一名真正圓滿的太空老嫗會碰上什麼阻礙，更年期作為子宮本身的這種譬喻比起過往那些說法都令人感覺更有力量、更真實，既不是疾病與腐敗的恐怖節目，也不是過分樂天、無拘無束展現女孩力量的畫面。「懷著自己」的太空老嫗最終具體展現了女性經驗光明與黑暗的各種面向，就像一個孩子的誕生般，停經女性的誕生同樣集醜陋、美麗、危險與奇蹟於一身，是從一個世界到另一個世界於肉體及精神的轉變。

⑫

子宮切除術：

消失
與
轉變

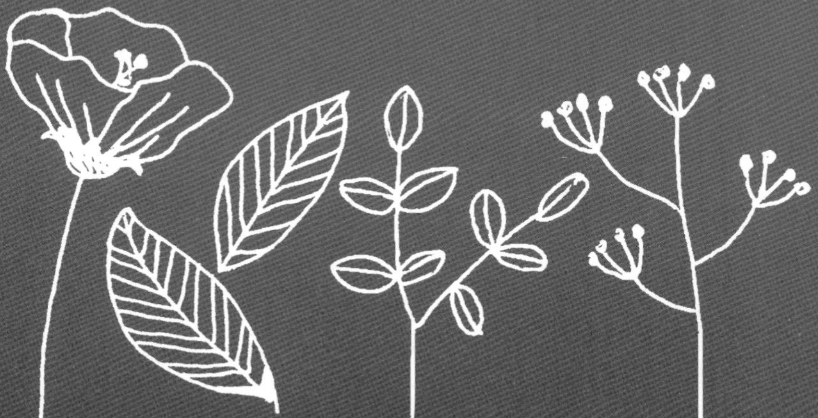

早在生理上的更年期那漫長而緩慢的告別開始之前，許多女性早已與子宮分離了。同樣地，有些較為年長的女性在最後幾次的月經結束之後，發現自己仍承受子宮的折磨好幾年。有些問題無法僅單靠藥物或悉心管理就能解決，傳統醫學還是替代性療法都做不到。有些癌症僅靠藥理學的方法治療並不安全；有些產後出血無法只藉由藥物進行止血；而有些表面上看似良性的狀況，如脫垂、月經量大或持續存在的子宮肌瘤，都可能摧毀一個人的生活品質。在這些情況下，唯一的解方就是子宮切除術❶，也就是直接把整個子宮摘除。

在生育年齡的女性間，子宮切除術第二常見執行的外科手術，僅次於剖腹產手術，全球每年有超過一百萬人接受子宮切除術。[1]在美國，有三分之一的女性在六十歲前進行子宮切除術，那就像是一批行走中、無子宮的傷兵大軍一樣。[2]現今的病患因為能回溯過往經驗與歷史而受益。儘管仍有潛在併發症的可能，但一般而言，子宮切除術已比最初執行時來得安全許多了。西元前一二〇年，坊間流傳著以弗所（Ephesus）的索蘭納斯就曾為了治療因脫垂導致壞疽的子宮，而通過陰道移除那惹事生非的器官。如同接下來幾百年間許多其他病患一樣，那名病患並未存活下來。在一六七〇年，一名英國的男性助產師珀西瓦里·威樂比（Percival Willoughby）記錄了一個子宮切除手術案例。那樁案例是現有關於執行子宮切除術而病患仍存活的最詳細早期記述之一，更引人注目的是，這個手術是由病患本人親自執行的。當地婦女費絲·拉沃斯（Faith Raworth）試著搬運「一塊沉重的煤塊」後，持續飽受子宮脫垂問題所苦，逼著她不得已得採取非常手段。她先試著將她的子宮移回它正確的位置，但仍舊失敗（「她經常試著將它往上推回去，但它很快又會再掉下來。」）。因此費絲決定要自己動手解決這個問題。

威樂比寫道：

「她受這苦痛折磨，不滿且心生厭煩，為了治療她自己，於是她走進花園，抓住它（她的子宮），將它拉出來，然後直接將它切掉。」

也許不出所料，「隨之而來流出了大量的血液」，接著令人感到不適的，還發現她也割斷了自己的膀胱及部分的陰道。威樂比被叫過去用「雙股絲線」替她進行暫時性的修復，但縫合處很快就會裂開，而費絲也留下了永久性失禁的問題。他回憶道：

「她的尿液再次從舊有的破裂處流出。她好幾年都忍受著這種苦痛，最終也未能治癒，她的尿會日夜不斷流出，不知不覺地滴漏著。」[3]

雖然這個故事經常被醫學歷史學者帶著諷刺的語氣來講述（愚蠢的女人！她不知道會造什麼後果嗎？），然而，費絲．拉沃斯的故事實際上就是一段令人悲傷的證詞，證明了女性為了改善自己的婦科健康會採取多麼極端的手段，無論這些手段可能帶來多少痛苦，甚至有時是難以想像的悲慘後果。

❶ 審訂注：設備許可的話，在藥物止血與子宮切除術之外，產後大出血還有機會藉由血管栓塞來止血。

直到進入十九世紀晚期，無論對病患或醫師而言，子宮切除術都仍存有許多問題。當時英國和美國的醫師開創了腹部子宮切除術（透過在腹部切口處移除子宮，而不是更危險的陰道取出方式），並獲得了不同程度的成功。一八八五年，愛丁堡醫師湯瑪士・凱斯（Thomas Keith）就曾對倫敦、柏林和華盛頓等地的外科醫師同行的努力表示遺憾，其中一些病患的死亡率高達三分之一，「就目前的子宮切除術而言，它造成的傷害多過於其帶來的好處，這樣的手術不如不曾存在過還比較好。如果這就是手術能獲得的最佳結果，那麼越早放棄這個手術越好。」[4]所幸，在蘇格蘭消毒技術的黃金時代，凱斯具有行醫的優勢，加上他引入於子宮切除術中燒灼子宮頸的新技術，讓他的病患死亡率降低至百分之八左右。此外，得益於感染控制和麻醉方面的其他創新技術，子宮切除術不再僅僅只是提供給瀕臨死亡的人使用的最後手段。這個消息無疑受到當時女性的歡迎，否則她們只能進行當時一些流行的治療方法，像是將多隻水蛭放入陰唇之間（用以治療脫垂）或是以石炭酸沖洗子宮（以治療大量出血）。

隨著時間推進，子宮切除術成為二十世紀婦科醫師常用的工具，手術後的復原雖然緩慢，但通常足夠安全，能讓該手術流程被納入標準技術中。而後手術本身都沒有太多的變化，直到一九八八年，一位賓夕法尼亞州的醫師首次執行腹腔鏡或又稱「鎖孔」（keyhole）的子宮切除術；二〇〇二年，另一群來自德州的團隊首次執行第一個由機器人參與協助的子宮切除術，受遠端遙控的機械手臂於手術中探入病患的骨盆底部。隨著微創手術流程現今成了常態標準，自索蘭納斯舉起他的手術刀與賚絲・拉沃斯自行切除自己的子宮後，子宮切除術已經歷了重大且顯著的進展。

對於接受子宮切除術的女性而言，這個經歷可能會喚起各種不同的情緒，從被視為失去女性特質的悲痛，到因擺脫疼痛和出血而感到的喜悅。現年六十四歲的伊馮（Yvonne）是一位來自肯特郡的護士，在被診斷出子宮內膜癌後，她就知道子宮切除術是她必須要做的事。然而，雖然獲得能救自己一命的治療方式而鬆了一口氣，但這種欣慰感卻又被她的悲傷，甚至是背叛的感覺所淡化。

「我感覺很哀傷。」她寫了一封很長、令人傷感且詳細的電子郵件給我。「這個曾為我帶來美好家庭的子宮現在卻與我作對，試著侵害我，祕密地孕育著另一種形式的生命，但那是一種不受歡迎並對我構成危險的生命。」她說道，同時帶有一絲的悲傷。「儘管我知道我不再需要我的子宮了，但我仍有一股失落感，因為我失去了對於身為女性而言相當重要的器官。」在手術之後，伊馮的醫師給她看了一些影像，讓這個轉變顯得格外清晰。「那名研究醫師給我看了一些手術前後子宮所在位置照片。原本在正常位置的那顆我的子宮是如此美妙，就像教科書上的一樣，兩條輸卵管向骨盆處延伸出去。那顏色也很美妙，我不敢相信那一切原先如此完美。」她回想著，一邊寫著：「而下一張照片只顯露出那個空蕩蕩[2]的空間，當時我記得有種失落和欣慰交

[2] 審訂注：這個「空蕩蕩」指的應是照片上看不到子宮了。或許是反映心理上的感受。因為在解剖及影像學上，子宮切除後的空間，旋即會由周圍的腸子遞補。

織的感受。真的是相當複雜的情緒。」儘管帶著如此矛盾的情緒，伊馮仍相當自豪，當時是因為她對自己身體的認識與鍥而不捨地找尋治療方式，最終才有準確的診斷與成功的手術。「自那時起，我一直都很希望告知所有女性：聽從你身體的聲音，不要忽視任何不正常的分泌物與出血。我很高興能夠與你分享這樣的故事。」她寫道。[5]

還有許多女性與我聯絡，想要分享自己子宮切除的故事，就算是（有些時候尤其是）她們進行手術的經驗並非攸關生死的決定，而是為了改善生活品質。一位退休的澳洲老師丹尼絲（Denyse）甚至形容子宮切除術是她的「福音」，因為透過手術擺脫了折磨她一輩子的痛苦與出血。丹尼絲從十二歲第一次月經來潮開始，每個月都倍受折磨，用她的話來形容，是「幾乎沒有什麼足以有效減緩」。止痛藥和處方藥物都沒有效果，她也必須向學校和工作請假。最後，丹尼絲在三十八歲進行超音波檢查時，發現她的子宮裡有多顆大型子宮肌瘤，而醫師建議她進行子宮切除術。

「我完全贊成那個想法！」丹尼絲說道，她當時已有兩個小孩，也覺得自己的家庭已經完整了。在經歷最初緩慢的康復階段後，丹尼絲形容自己「已解脫」，手術之後的十年間，她在職涯中快速地節節高升，因為「不再需要擔心並考量關於月經的事」。她現在熱切地想和大家分享個人經驗，也時常參與線上論壇、在社群媒體上分享自己的故事。

「我們傾向於不談論這種事（尤其過往比起現在更是如此）。」丹尼絲說道，但大家若不提升意識，「大家怎麼會知道可以不再被流血及疼痛綁在家裡、床上的這種自由呢？」[6]

然而，有位女性的解放故事卻與眾不同，充滿苦澀及哀傷，但最終帶來了救贖。從紐約來的史蒂芬妮（Stephanie）寫道：「我之所以成為婦科護士就是為了幫助保護並尊重女性，照護她們的子宮以及她們的陰道。在四十五歲時，我因為子宮脫垂而進行了子宮切除術。」她說道：「能夠進行子宮切除術讓我鬆了一口氣，一來是因為能擺脫子宮脫垂造成的不適，同時還有另一個原因：在青春期時，我曾經被強暴。當時我正是月經期間，被強暴之後我被獨自留於原處，將大量血液清理乾淨。那晚之後，每次月經都會讓我聯想到那次強暴，因此摘除我的子宮能讓我不必每個月想起那些畫面。子宮切除也代表著我不必再做任何子宮抹片檢查，而那對我而言也是心理上的一大挑戰。」

史蒂芬妮強調，她的故事可能很悲慘，但像她面臨的這種經歷可能比常人想像的還要普遍。她寫道：「我想，我可能不是唯一發生過這種事的女性。但這種事非常難以啟齒，本身也是個禁忌，又隱身於無法說出口的強暴禁忌中。當然，一定也有許多女性在她們月經來時受到性侵。」[7]儘管史蒂芬妮的子宮切除術主要是基於醫療考量而進行，但對她而言，或許也對那些說不出口的人而言，手術能夠帶來令人樂見的附加效果，她們將能擺脫每個月都不斷被提醒的創傷。

對史蒂芬妮、丹尼絲、伊馮及許多像她們一樣的女性來說，子宮是她們痛楚的樞紐，移除子宮為她們帶來自主權與平靜。然而，談及子宮切除術的故事不會完整——除非我們認知到：對其他無數女性來說，這個手術的進行象徵著生育能力提早結束的不甘心。來自里茲的律師娜塔麗雅（Natalya）多年來都試著保留著她的子宮，因為她渴求有家庭，儘管她有嚴重的子宮內膜異位症，她時常得面臨難以忍受的疼痛與出血。她經歷了十次的腹腔鏡手術治療散布於骨盆腔內的病變，她堅持挺過侵入性、價格昂貴的生育治療，先是經歷子宮內人工授精（Intrauterine insemination, IUI），接著又進行了試管嬰兒胚胎植入療程。她說道：「我始終懷抱一絲希望，希望願望成真。但不幸的是我從來沒有懷上孩子，也和丈夫也分開了。」

娜塔麗雅多年的疼痛情況日益加重，病況已讓她難以忍受。「當我快要四十歲前，我每隔兩週就會來一次月經，身處極度的痛苦之中。內異症當時擴散到了我的腸子、膀胱和卵巢上。我好幾年來都用各種不同的藥物來止痛，但疼痛已經到了嚴重影響我日常生活的地步了。」最後，一位新的主治醫師替她執行了最後一次腹腔鏡手術，那次手術也揭示了她疾病的嚴重程度。「我的卵巢已經解體，腸子和膀胱互相沾黏，而子宮更是一團混亂。我的情況是我的主治醫師看過最糟的案例之一，我當時需要進行一場徹底切除子宮的手術，而且越快進行越好。我不可能會有孩子了。我當時感到心碎不已，覺得自己不像個女人，我讓自己失望了。」[8]

回想起來，娜塔麗雅十分感激那次手術重新恢復了她的生活品質。「我馬上就告別了疼痛，就生理而言，那對我來說真的是最棒的事。」但同時她也感到深沉且持續的失落感，因為她失去了自己的子宮，以及她的子宮從未給予她的一個家庭。她也坦承，分享自己的故事竟出乎意料地讓她感到沮喪，她說：「這已經深深地影響了我。事實上，我不曾料想到自己竟會不想談論這件事。我非常訝異自己現在竟然會有這種感受。」

娜塔麗雅或許會對自己面對子宮切除術所引發的深層情緒感到驚訝，但她並不孤單。安得烈雅・貝克（Andréa Becker）是一位研究子宮切除術經歷的社會學家，她表示許多女性在手術過後的許多年仍哀悼著自己喪失的女性特質。

「有位曾與我對談過的女性，她的鏡子上貼著一張便利貼，上面寫著：『你仍是個女人。』」那是一則對她的提醒，也是對我們大家的提醒，它提醒著我們，子宮通常與一個人的身分不可分割地連結在一起，子宮的移除與其存在都同樣具有強大的影響力。

確實，也有證據顯示子宮切除術對女性的心理健康可能帶來重大的影響。有一則研究連續追蹤兩千一百多位女性將近二十二年的時間，在研究中，子宮切除術與長期心理健康問題的新診斷率增加有關聯。更明確地說，罹患憂鬱症的風險會高出百分之六・六，罹患焦慮症的風險也同時高出百分之四・七。對於那些在十八至三十五歲（可說是生育和懷孕的黃金時期）之間進行子宮切除術的女性，罹患憂鬱症的風險又會再高出百分之十二。[9]總體而言，子宮切除術與一系列的心理疾病有關，從激躁、性心理功能減退以及精神病等。英國國民保健服務系統網站（NHS Online）也以簡短的一行文字承認這可能對生活造成改變的影響：「切除掉你的子宮可能會讓你產生失落或悲傷的感受。」網站如此寫道。[10]

無論是否有子宮，許多女性理當會對一個人的身分認同只取決於是否具備生育能力的這種暗示感到不滿。認為一個沒有孩子的人就應該接受悲傷而孤獨地生活，一邊悲傷地盯著自己寫的便利貼，一邊渴望著自己從未擁有的孩子，這種觀念不僅危險而且過時，應該和其他有害的、將女性身分侷限於整齊簡化框架內的陳腔濫調一起，被丟進歷史的垃圾桶裡。正如丹尼絲、伊馮以及其他像她們一樣的女性，她們都能證明，在合適的情況下，子宮切除術並不會限縮一個人的視野，反而能讓人眼界大開。然而，她們可能不知道的是，科學家們才剛開始瞭解子宮切除術會如何徹底影響個人身分認同、情感和日常功能的核心所在——大腦。對我來說，這是個巨大的震撼彈，對現在的你可能也是如此。

若要徜徉於那劃時代子宮與大腦間聯繫的研究，我們就必須前往亞利桑那州的圖森。介於仙人掌矗立的巨人柱國家公園（Saguaro National Park）與山頂白雪靄靄的林孔山脈（Rincon Mountains）之間，有個由行為神經科學家組成的團隊座落於此，他們持續在此和老鼠進行一些不尋常的事。確實，亞利桑那大學（the University of Arizona）會將自己的學校行銷包裝成沙漠中的樂園，在那裡「你眼前的每一處都將充滿驚奇」，而在一片「日落時猶如棉花糖，夜晚時鑽石滿布」的天空下[11]，你的想像力將會被「點燃」。然而，那位教授以及她的老鼠揭露的內容將比那些浮誇的字句更加奇特。

史蒂芬妮．科貝爾（Stephanie Koebele）是研究的主要作者，她和團隊準備了四群老鼠：一群老鼠只移除卵巢、一群老鼠只移除子宮、一群老鼠移除了子宮和卵巢，而一群老鼠是控制組，只做了「假」的手術（將腹部切開後縫合，並未真正移除任何的器官）。在手術後的六週後，這群老鼠被訓練於一座迷宮中通行，研究結果相當驚人，甚至驚人到足以使讓－馬丁．沙可在蒙馬特高雅的墳墓裡嚇到翻身。

那些僅進行子宮切除手術的老鼠會犯更多方向上的錯誤，整體而言，相較於其他的老鼠，這組老鼠面臨更大的挑戰性。這組老鼠與其他組別的老鼠在其他方面並無差異，並沒有發現任何荷爾蒙上的缺失或改變、沒有特殊的藥物、也沒有其他的身心障礙；然而，僅僅只是失去了子宮，就足以對這些動物的認知能力產生顯而易見的影響。如果這個器官（或者缺乏這個器官）會影響記憶和空間感知，甚至一點點的影響也算，那麼它還可能影響思考與其他功能上的哪些面向呢？

「傳統觀念上，未懷孕的子宮會處於休眠狀態。」科貝爾與她的合著者們寫道。換句話說，幾百年來，我們一直相信子宮存在的目的就只是為了生殖而已。它產生月經，為了懷上寶寶做準備，它孕育並排出寶寶，然後在擁有者的骨盆內沉寂且無用地等待著，直至死亡。然而，這個亞利桑那州的團隊卻主張其研究結果直指：「當生殖管道被擾亂時，卵巢、子宮與大腦連結的系統也會因此被干擾，進而導致大腦功能發生變化。」[12]

他們表示，未懷孕的子宮「並非處於休眠狀態」。

該團隊相信，子宮正在與大腦進行交流，以一種基本上相當強大但我們理解甚少的方式。似乎有某種重要的子宮與認知功能的對話存在，而這種對話在子宮被切除並送到醫院焚化爐時（就像每年數以萬計這樣的器官一樣）就會突然中斷。

有些人主張這種新數據相當具有啟發性且賦權，因為子宮居然做得到一些我們過往認為它不可能做到的事情！女性就是如此美麗、神祕且多面向的存在，且女性的生殖系統比起科學現在已知的事實更為複雜精密！不過也可能會有人對這些新發現感到困擾，認為亞利桑那州的研究不過是另一個簡化敘述的篇章，又將女性的大腦置於其子宮的支配之下，儘管那器官可能冥頑不靈且功能失常。然而，這項研究或許為我們打開了一扇大門，讓我們能以一種不那麼二元，反倒是更加微妙的方式來思考行為和生殖生物學之間的關係。與其假設這樣潛在的子宮與大腦關係是某種原始、危險且可恥的東西，倒不如去思考這種連結可能會帶來的眾多認知及情感的影響，這樣或許更有建設性且最終也將更加準確。近期有越來越多的證據顯現大腦與腸道間有這種類似的關係，這個大腦與腸子的系統相對不受到許多社會與性別觀念約束。[13]隨著時間推移，子宮或許可以擺脫作為女性愚蠢之源的污名，就像腸道一樣，子宮最終可能也會被視為眾多複雜因素之一，那些能夠影響甚至增強一個人的思想和感受的因素。

說起來，或許那些實驗室老鼠應該被視為給醫師和潛在病患的提醒，也就是伴隨子宮切除手術的影響目前或許尚未被完全理解，因此進行該手術流程時應該要審慎對待。二〇一五年，在一項由密西根大學進行的研究中，更進一步加強了應該謹慎行事的論點：三千三百九十七位有良性病況（即不會危及生命的）而接受子宮切除術的女性，有十八%的女性被發現其進行的手術「並無病理學上的支持」。[14]換句話說，其手術後的結果發現並不符合先前確立進行子宮切除的觀點。本質上而言，將近五次手術中就有一次是非必要的。這令人難以忽略的研究結果現在也反映在法定指引中，例如：美國婦產科醫師學會（The American Congress of Obstetricians and Gynecologists）建議在良性的案例中，考慮或決定進行子宮切除術之前，應先以其他形式的荷爾蒙與藥物治療[15]作為「首要管理辦法」（primary management）。克莉絲汀・梅斯博士也提到，一般而言，「如果你有健康的子宮，那麼你應該要將它留下，留得越久越好。」

對於一些有著健康子宮的人們而言，子宮切除術帶來社會與情感上的益處可能大大超過潛在對生理與認知上的副作用。萊恩・薩朗斯（Ryan Sallans）就是那些人之一，他的故事要從一九八六年內布拉斯加州的奧羅拉說起。年輕的萊恩當時只有七歲，他自稱是「鄉村小孩」，住在一個不到三平方英里、居民不到五千人的小鎮。在那個年代，奧羅拉自稱是個「擁有無窮的可能性」的地方。不過，在一九八六年，七歲的萊恩卻認為自己早就很清楚自己往後的人生是什麼樣貌。他知道自己喜歡爬樹，也喜歡和動物相伴。他知道當自己獨自身處大自然中，忘我地沉浸在玩樂的當下，他感到自由與快樂。不過只有一個問題，對他的父母以及每個認識他的人而言，當時的他還不是萊恩。在一九八六年時，他名叫金柏莉・安・薩朗斯（Kimberly Ann Sallans），他是個女孩。對於這個性格隨和、一頭蓬鬆淺金髮的孩子來說，這件事突然變成了一個問題。

「我們當時住在一個後院有游泳池的一大片土地上，有許多樹木和花園需要我們維護，而我那時（現在也依然）是個喜歡戶外活動的人。我需要大自然。」萊恩透過我們的視訊通話這麼說。他非常有活力，熱切地想分享自身的經驗，儘管通話的當下內布拉斯加州的時間仍相當早。他的書桌很整齊，他的鬍子也整齊地刮好，而他自由奔放的童年回憶依舊相當鮮明。

他回憶道：「我記得我剛從外面的樹林裡玩耍回來，要進屋內。我當時正在家中的其中一間浴室洗手，準備要吃晚餐。當時我看著鏡中的自己，有個聲音告訴我：『你是女孩，你不是男孩。』在那一刻，我突然很害怕，我沒有想要冒犯任何人的意思，但我當下突然對女性的身體感到恐懼。那一刻的恐懼吞噬了我，因為當時的我原本依然活在一個幻想中，我還沒有真正為自己的身體貼上明確的標籤。我記得自己聽見那個聲音，然後自顧自地想著：『這真是爛透了。』」

這被證明是一個認知失調的形成時刻：萊恩的自我意識與社會及某些更高秩序的「聲音」投射在他身上的身分，兩者之間存在著衝突。

「我就是無法理解，神為何要讓我成為一位女性。」他說道：「我那時候想著，我並不是那樣的人啊。那我為何得要用這種方式活著？」起初這個女性身分的問題，雖然無疑令人困擾，但仍模糊不清。然而，當青春期如龍捲風的黑暗漩渦在中西部平原的地平線上步步近逼時，女性身分就變成一個非常真實且可怕的前景。

萊恩回憶著：「我記得在六年級的時候，我們一群女生待在我們小學的圖書館裡。學校找來一位護士或是助產師，她給我們看了一些關於月經的東西，當時我就意識到這將會發生在我身上。後後，到了中學時期，當女生們發現有誰月經來的時候，她們就會用紅色墨水寫紙條，放在那些人的置物櫃裡。那並不是出於惡意，反而有點像是某種月經俱樂部，不過我當時卻想著希望自己永遠都別拿到那些紙條，我並不希望發生這種事。然後，到了十二歲左右時，我真的開始有月經了，我簡直嚇壞了。」萊恩對於這每個月生理上的身分提醒覺得恐懼，又因為月經流量大的疼痛而加劇。「有些人可能有過一些正向的經驗，或去學著如何愛上他們的月經週期。」（在我們的對話過程中，他多次特別強調要盡可能考量到所有人。）而他也承認：「但對我而言，月經從來就不是如此。我的月經流量一直非常非常多。那真的很慘，也令人特別尷尬。」

一個月又接著一個月，月經的創傷不斷重演。隨著時間過去，萊恩內心深處感受到的身分意識逐漸浮現，卻痛苦地與他的生理相互矛盾。他的掙扎讓他深陷憂鬱之中，並將他推向越來越自我毀滅的行為，最終在大學期間到達頂峰，讓他得了厭食症。起初，萊恩說，他很高興飢餓讓他終於得以暫停月經的來臨。

「我那時候覺得很酷的是，我不必再擔心每個月的週期了。我那時候想，喔，這將會讓我的生活變得更輕鬆。我真的很高興能有停經的副作用。」

然而，隨著時間流逝，萊恩對於自己女性解剖結構的不適感，逐漸變成對另外一種選擇的日益認識，而另外那個選擇得以讓他擺脫失調的感受並與之和解，這種失調的感受從七歲時浴室裡的可怕頓悟開始，長期頑強地折磨著他。萊恩發現了一本人物攝影集，其中收錄的是原本出生時是女性身分的人們，但後來採用荷爾蒙以及（或是）手術的方式，蛻變成為男性成人。看到那些強大的照片後，萊恩開始意識到那些人是他的同類，而那也將是他要踏上的道路。他首先進行「平胸手術」（移除掉乳房組織），接著開始服用睪固酮（testosterone），從最基本的荷爾蒙水平上改變他的身體與心靈。他夢想著，有一天他的身體表面看起來就像自己內在感受到的一樣，而他打從一開始就直覺地知道，這樣的轉變也包含移除那個讓他成了不想成為女性的器官，那顆小小的、在他骨盆中緊握著小小拳頭，每個月都以疼痛和出血來折磨著他的子宮。

「我知道我的最終目標是子宮移除術。」萊恩說：「我開始經歷越來越嚴重的經痛，而這對服用睪固酮的跨性別男性而言其實相當常見。我的經痛也誇張到每個月的四週內就會有三週在經歷經痛，根本不會停止，就算到了夜裡也一樣，經痛讓我難以入眠。」雖然有些人，像是支持「#月經自由選」（#periodsoptional）的人們，會使用連續口服避孕藥來停止月經與時常隨之而來的疼痛，但對於正在轉換性別的多數男性卻難以忍受這個選擇，因為口服避孕藥內的黃體素以及（或是）雌激素，會讓他們持續擁有自己無法接受的「女性」功能與特質。對萊恩而言，他眼前只有一條路可走：「我並不想要治療，也不想要任何管理疼痛的方式，我就只想拋棄那一切。」

當萊恩一邊尋找友善包容的婦科醫師，一邊開始處理美國健康保險的複雜問題時，他發現自己也正在一個體系中遊走，這個體系廣泛地說，在許多國家都受世界跨性別健康專業協會（the World Professional Association for Transgender Health, WPATH）所制定的照護標準所主導。許多專業醫護人員口中的「標準」頒布於二〇一二年，旨在為病患與照護執業者創建一條全球一致的途徑。針對從女性轉換性別為男性、想要進行子宮切除術的人們，世界跨性別健康專業協會建議，病患應具有「長久、具充分文件記錄的性別不安」、具有提供同意並做出知情選擇的完整心智能力、達到法定年齡的年紀，若有醫療和心理健康問題則已得到良好控制，並在手術前進行連續十二個月的荷爾蒙療法[16]。雖然這條途徑的規範很清楚，但路途卻可能迂迴且令人沮喪，通常等候名單相當長，需要由眾多醫護人員進行長時間評估，以及在家庭醫師、專業性別認同診所和醫院的手術或婦科病房等機構之間的協作。由於來自醫療提供者、監管機構和保險公司的官方數據往往無法依據病患性別進行匯總，或在某些情況下甚至無法以任何方式識別或是涵納跨性別者身分，因此很難確切得知每年有多少像萊恩的男性正經歷著這個過程。在一篇二〇一九年的綜述文章中，來自紐約大學（New York University）的團隊估計，有四十二%至五十四%的跨性別男性曾進行性別確認手術（gender-confirming surgery），但這不一定包含移除子宮或其他女性生殖器。[17]二〇一五年美國的跨性別者調查（The 2015 US Transgender Survey）是這類調查中樣本數最多的一次，有超過兩萬七千名美國各地的受試者參與，調查結果發現，在所有自我認同為跨性別男性的人當中，共有七十一%的人表示已進行了子宮切除術，或希望「總有一天」進行手術。[18]

跨性別男性尋求子宮切除術的原因，就像這些男性本身一樣形形色色。大衛・格貝爾醫生（Dr David Gerber）是格拉斯哥珊狄福性別認同診所（Sandyford Gender Identity Clinic）的主治精神科醫師，他表示有許多病患回報有類似像萊恩・薩朗斯的經歷，因服用睪固酮而疼痛加劇，同時也普遍厭惡月經以及月經所代表的一切。

「許多跨性別男性憎恨自己有月經這件事。」大衛說道。由此可推論，「對於這些跨性別男性而言，想到自己會懷孕就心生厭惡。」然而，討論至此，值得注意的是，仍有許多跨性別男性確實選擇保留自己與生俱來的體內與（或）體外生殖器官，無論是為了懷孕或基於其他原因。二〇〇八年時，托馬斯・貝蒂（Thomas Beatie）和他的孕肚登上了《時人》（*People*）雜誌封面，憑藉所謂「第一位懷孕的男人」的稱號在全世界掀起波瀾。而其他資料來源指出，自從一九八〇年代以來，甚至更早，就已經有跨性別男性使用自己的子宮孕育他們的寶寶了。

「想要有小孩並非基於男性或女性的渴望，那只身為人類的渴望。」[19]貝蒂在隨後一則訪談中告訴歐普拉（Oprah Winfrey），而世界各地許多跨性別男性的生育家長仍持續抱著這般渴望。（再次重申，由於數據收集不完整，因此這類家長的確切數量仍模糊不清；然而，在澳洲就有文件記錄顯示二〇〇九至一九年期間，有兩百五十五位新生兒由跨性別男性孕育誕下。）[20]

社會學家安得烈雅・貝克表示，事實上，許多跨性別男性對子宮既沒有正面的情感意義，也沒有負面的情感意義，反而是以一種中立超然的態度來看待它。對這些男性來說，子宮只是一個可以被移除的多餘物體，對於他們的性別認同來說不是核心，反而更像是附屬物。

「在那些跨性別男性中，我發現多數人秉持著中立的態度。」安德烈雅向我說道：「他們通常會說：『嗯，這不過是某件我必須要做的事。就像是，如果我必須割掉我的扁桃腺，那就只是再加上另一場手術而已。畢竟那東西一開始就不該在那裡。』當然，也有一些較為正面的故事，他們會表示：『那真是太棒了，我感覺更像自己了。』但子宮切除術給我的感覺（往往）只像是一項行政工作而已。」

至於萊恩，他一直非常強烈地想要摘除他的子宮，並將之視為自己的「最終目標」；然而，在手術的前一週，他卻意外地深陷矛盾的情緒中，他同時要將卵巢一併切除的決定使他的矛盾情緒更加波濤洶湧。

他回憶道：「當我做了這一切的事情之後，像是動胸部手術、服用睪固酮，還有為了動下半身的手術而飛到貝爾格勒，我一點都不後悔，動手術前也特別冷靜放鬆。但是，要動子宮切除術的前一週，我卻經歷了強烈的悲傷與自我懷疑，因為我知道，我將要拋棄任何傳承自己基因的方式。對於當時二十六歲的我而言，那是一個非常重大的決定，所以我真的必須允許自己感受那種悲傷，並且從那悲傷中走出來。」

現在，在將近二十年之後，萊恩帶著回顧過往的好處與距離，對我講述關於他的手術與術後復原的情況。他失去生育能力的悲傷仍會在一些意料的時刻突然襲來，但他已經可以淡然處之了，他描述自己曾在和新養的幼犬玩時，突然就被襲來的情緒給擊倒。不過，不論如何，他仍感激子宮切除術讓他得以擺脫那些疼痛與創傷，從生活在那一具（雖然已隱藏起來卻至關重要）仍舊是女性的身體中獲得解脫。

他回想：「即使在我連續服用睪固酮六個月，月經已經停止之後，我仍然會做惡夢，夢見我正在流血。我會驚醒過來，心跳得非常快。但在我動了子宮切除術之後，那些惡夢就消失了。對我來說，這讓我越來越自由，壓在我身上的焦慮也越來越少。」

這並不是指所有子宮切除術都一定有正面的經驗，也不是指要前往這一步的旅程上都會平順。對於許多跨性別男性而言，或許事實可能恰好相反。英國社會學家露絲．皮爾斯（Ruth Pearce）曾在她的著作《瞭解跨性別者健康》（*Understanding Trans Health*，暫譯）中，強烈地譴責那些負責執行世界跨性別健康專業協會指引的性別認同服務。她指出，要取得性別不安「障礙」的診斷必須得先接受（通常是兩位或更多的專業人士）評估，才能獲准繼續進行性別確認的療法與治療。她表示，「性別認同障礙的創建促使一個專業的性別認同『專家』階層形成，而他們可能會充當跨性別特定醫療照護的守門員。」[21] 二〇二一年，在英國醫學會（British Medical Association）的醫學倫理委員會主席（Chair of the Medical Ethics Committee）約翰・奇斯霍姆爵士博士（Dr John Chisholm CBE）於英國《性別認同法》（UK's Gender Recognition Act）改革調查中作證時，同樣附議了這個觀點。奇斯霍姆主張，「你不得不回答那些侵入性的問題，如此繁瑣又剝奪人性，就只是為了要證明你本質上確實是你所說的那個人。我們已經走了很長的一段路，才不再將性別焦慮視為醫學問題、心理問題或心理健康問題，但由於法律的運作方式，我們又被迫重新回到這種範式。」❸[22]

當我閱讀著奇斯霍姆的這一席話，我想著，性別認同專家將會如何看待我呢？當我穿著我平常那身牛仔褲與連帽上衣的打扮，我看起來夠女性化嗎？能符合國家認可的女性標準嗎？如許多人一樣，我經常會痛罵社會加諸於我身上的性別期待，而我並不總是看起來、感覺起來或表現得像是某些人眼中認定女性應有的樣子。我和我子宮之間的關係並不平和，在我人生的某些時節，我懇求它給我孩子，但在其他時候，我又會因它常常大量流血和疼痛而詛咒它。然而，我和我子宮之間的關係會依據每天、每週、每月或每年而有所不同，從狂喜轉變為煩躁不安，那所謂的「專家」團隊又會如何看待這種關係呢？

萊恩・薩朗斯能夠應對這個時常問題重重的體系，直到最後，就整體而言，它開始對他提供協助服務。最終，他告訴我，他很感謝生命旅途中的每一段路，無論是以前的金柏莉・安，以及她對那駭人「紅色紙條」的恐懼，或是現在他抱著幼犬就會突如其來落下的眼淚。他現在的工作是寫作及演講，談論在醫療照護和職場環境中有所選擇與友善包容的重要性。他知道，就像我們所有人一樣，他仍是個進步中的未完成作品。

「我所經歷的一切讓我得以講述一些故事，並教導人們一些課題，對吧？那就是我懷抱的希望，」他說：「因為我沒問題，我很好。」

當萊恩一邊微笑一邊祝我好運時，他給人一種非常強烈的印象，那是一位男性終於能與自己和平相處的樣貌。那種和平是值得被珍惜並分享，在先前經歷谷個人與生理的戰鬥，那般和平更是彌足珍貴。他感到快樂與完整是因為他失去了一部分的他，而那部分並不適合他。他的人生旅

❸審訂注：關於專家鑑定在跨性者的性別認同與性別變更的法律要件中所造成的影響，可參考以下：「跨性別社群中對此亦有不同觀點，有些人認為性別認同本為個人心理狀態，社會文化反而扭曲一個人對自己性別的自主權，因此所謂『專家鑑定』是多餘且侵擾人權的。但另一種觀點認為，就現實層面而言，多數變性欲者的親屬、父母，一開始當然無法接受變性這種顛覆傳統思維的作法，反倒在精神科醫師的『加持』之下，經由各種精神心理評估方式，證明個案確實為性別不安，需經由手術改變生活方式才能改善。這種對專業的依賴，其實對部分家屬能達到緩解疑慮的效果。因此也有許多變性欲者積極尋求精神科醫師證明，期待能夠早日回歸屬於自己的性別狀態。」（節錄自二〇二〇年台灣行政院性別平等會提供之《多元性別權益保障種子訓練教材》，第三章〈認識跨性別者（Ｔ）及其處境〉，徐志雲醫師撰寫。）

程展現了子宮與自主權之間的親密關係，而切除子宮使他得以成為真正的自己。或許，他與那位可憐的費絲·拉沃斯和她脫垂的子宮相距好幾百年、好幾千英里，但對他而言，他也同樣極度渴望子宮切除術，當他擺脫自己的子宮時也確實獲得了真正的自由。

⑬

生殖滅絕：

權利
與
不正義

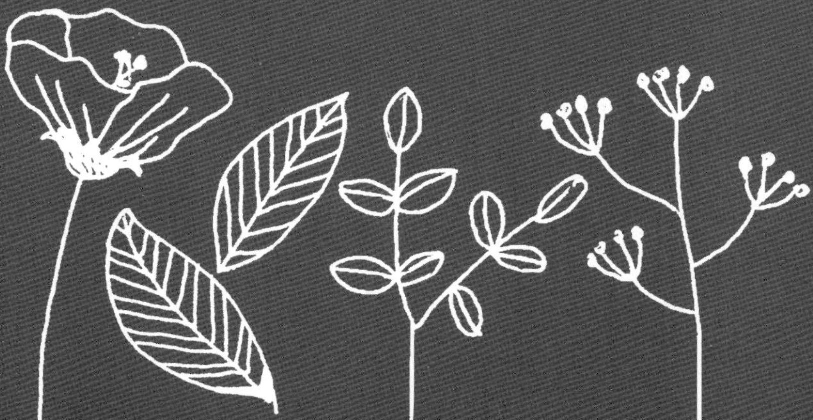

每個子宮切除手術的故事都是獨一無二的，而每個手術都有各自的原因，無論是要對抗癌症、減緩疾病的症狀，還是想要確認自我的感知。值得萬幸的是，這些故事大部分都以一個不變的原則為核心，那就是手術都是人們知情的選擇。一個人會選擇放棄自己的子宮，幾乎都是在接受諮詢且深思熟慮後，才自由地做出了決定。受到榮譽的約束，遵循希波克拉底誓詞中「不造成傷害」的原則，多數的醫生受到他們自己道德指南的牽引（如人們所希望的），只會在病患於同意書上明確地簽名且墨跡已乾之際才會舉起手術刀。

然而，悲傷的是，在現在或過往的歲月中，世上許多女性的這種自主權都被剝奪了。過往歷史也顯現，當一個人的尊嚴和人性被剝奪時，他的生殖權利也很快地會隨之被奪走。在這些情況下，對於一個人的子宮該如何處置的選擇被奪取和濫用，子宮切除術也成為用來大規模壓迫的工具。對於在自己所處土地上被主流文化邊緣化的女性更是如此，譬如黑人及棕色人種的女性、宗教地位被邊緣化或被詆毀的女性、被奴役、監禁和拘留的女性，以及因毫無根據的理由而被視為「異者」、「低下」和不受歡迎的女性。在那些存有系統性壓迫的地方，強制性的子宮切除術就會蓬勃發展。

將性暴力作為戰爭武器的做法就與戰爭衝突本身同樣古老。在歷史記載衝突的敘述中，強暴經常被提及，據稱波斯人、以色列人、維京人和蒙古人以及其他眾多文化都曾於戰爭當中或與戰爭時期發生。《我們的身體，他們的戰場》（*Our Bodies, Their Battlefield*，暫譯）這本書中就有對該行為的深刻描述，作者克莉絲汀娜．拉姆（Christina Lamb）寫道：「強暴（rape）一詞源自中古英語中的『rapen』、『rappen』，意為綁架、偷竊、搶奪、抓走。它起源於拉丁語的『rapere』，意指偷竊、奪取或帶走，彷彿女性是種財產，而這也正是許多世紀以來男性所認定的想法。」[1]現代婦產科學的出現帶有扭曲深植於種族主義和厭女主義的根源，也為壓迫者提供了掠奪女性權力的新方式，那種掠奪的方式不一定透過傳統意義上性侵的強暴，而是透過一種形式不同卻又同等陰險的方式來侵犯身體。女性生殖系統成為全新、待征服疆域的象徵，對於在醫學及社經地位有主導優勢的男性而言，子宮及其附近的器官構造也因此變成了「他們的戰場」。

詹姆斯・馬里恩・西姆斯（J. Marion Sims）是這個領域的早期先驅之一，他利用奴隸制度這個怪物般的體制，對這些被剝奪人性的女性進行手術，改善了一些至今仍在使用的婦科器械和技術。最初他專注於家庭醫生的工作，但在一八四〇年代時，西姆斯幾乎是誤打誤撞地進入了婦科，他對女性的身體有著毫不掩飾的厭惡。後來，他記錄自己於阿拉巴馬州執業時的文字寫道：「如果要說有什麼是我憎恨的，那就是我得去探查那些在女性骨盆內的器官。」[2]然而，西姆斯湊合著使用而臨時發明出的一種用於進行私密檢查的新型窺陰器，卻從此改變他的職業生涯軌跡。他被召喚去檢查一位從馬匹上跌落、似乎已傷及子宮的女性，西姆斯用一把折彎的白鑞製湯匙將病患的陰道撐開，以便更清楚看見她的子宮頸。事後，西姆斯吹噓地說道：「我看到了一切，那些過往不曾有任何人看過的東西。」[3]忽然間，對這位嚴肅的醫生來說，女性的身體不再只是厭惡的起源，讓人毫無興趣可言。因為那把攸關命運的湯匙的引薦，西姆斯看見了足以奠定自身地位的新疆域。

有些受奴役的女孩和女人因為在生育時受傷而導致失禁，因此在農田工作中變得「沒用」，當附近鄰居將這些奴隸女性交給西姆斯時，他樂於接受這個新契機，興致勃勃地進行婦科學的探索和實驗。每位年輕的病患（受害者）都被執行過無數次手術，而每次手術都未進行麻醉，也時常於一小群其他欽佩的醫生面前進行。女性們最私密的器官、最難以忍受的疼痛都在此公諸於眾。「露西（Lucy）的疼痛極端劇烈。」[4]西姆斯如此記錄其中一樁悲劇案件。儘管如此，他仍持續進行並試驗各種修復方法，直到他確信在合理範圍內無法再進一步努力為止。西姆斯或許詳細地記錄了自己的職業生涯，但像露西、安娜卡（Anarcha）、貝絲（Betsey）及其他多位女性，她們的身體被剝開、修復，並供人觀賞，但她們的想法及願望卻從未被記錄下來。當她們的聲音化作一片靜默時，西姆斯在他的領域中永久地聲名大噪，他經常被推崇是「現代婦科學之父」，以他名字命名的工具和技術至今仍普遍使用。雖然有些歷史學家認為西姆斯只是在當時的獨特社會背景下盡其所能，但他的工作卻將醫學及迫害兩者危險地混為一談，以社會上可接受的婦科實驗為幌子，以那些被剝奪人性、倍受輕視的女性的侵害創造出一個先例。在接下來的幾個世紀，這種先例也一再成為被利用的行為範本。

儘管在西姆斯的職涯接近尾聲時，奴隸制度就已經被廢除，卻有另外一股意圖同樣醜陋、野心同樣宏大的運動銳不可擋地崛起。英國知識分子法蘭西斯・高爾頓（Francis Galton）首次提出源自希臘文的術語「優生學」（eugenics），意指「優良的起源」或「優秀的誕生」，也描述了倡導選擇性地繁殖人類，以改良物種並進而改善整個世界的一場運動。在他一八六九年出版的著作

《遺傳天賦》（*Hereditary Genius*，暫譯）中，高爾頓寫道：「我們可以輕易地做到……透過精心挑選一種永久品種，如有特殊跑步或能完成一些事的天賦的狗或馬；透過連續幾個世代中明智挑選的婚姻，就完全可以製造出一種具有高度天賦的人種。」[5]大西洋兩岸的理論家都欣然擁抱了這種想法，優生學在美國找到了一片沃土，因為當時在美國面臨解放及移民的雙重崛起，對白人中上階層社會的安全和身分認同構成了能感知到的可怕威脅。自由女神也許高高舉起了她的火炬歡迎擁擠的群眾，但隨著一九一〇年長島成立了優生學紀錄辦公室（Eugenics Record Office），這個陰險的哲學就在美國國土上牢牢地插上了旗幟。婦科學的黑暗面披上了「運動」這樣令人尊敬的虛飾，那些對邊緣化女性的生殖控制，也就此根深蒂固地確立成為美國社會的一部分。

在接下來的幾十年間，黑人、棕色人種、窮人、身心障礙人士、移民者，以及普遍被認為「不受歡迎」的女性的生殖權利，被一連串以法律推動優生學及其邪惡助手即「強制絕育」所摧毀。到了一九〇九年時，已有五個州通過或試著通過立法允許對有精神障礙的人強制進行絕育。在一九二七年時，《巴克訴貝爾案》（*Buck v. Bell*）這項最高法院的案例更是打開了閘門，讓這個作法於整個國家橫流。案件的主角是嘉莉．巴克（Carrie Buck），一位來自維吉尼亞州夏洛特維爾的年輕女性。早在她的案件引發全國關注之前，她的生活已長期受污名和壓迫所困擾。嘉莉的母親愛瑪．巴克（Emma Buck）據傳是一名妓女，有濫用藥物、風濕病、肺炎和梅毒的病史[6]，被州政府認定為智能不足，隨後在她孩子的幼年時期，她被送入維吉尼亞州癲癇暨智能障礙者收容所（Virginia State Colony for Epileptics and Feebleminded）。嘉莉脫離愛瑪的照護，很快被當地一對夫妻約翰・多布斯與愛麗絲・多布斯（John and Alice Dobbs）收養。然而，收養卻成了多舛命運的開端：在一九二三年的夏天，十七歲的嘉莉被愛麗絲・多布斯的姪子克拉倫斯・加蘭（Clarence Garland）強暴。[7]多布斯夫婦急於想要擺脫強暴事件，避免自己受牽連，便將該事件歸咎於嘉莉「難以教化的行為」，於是在隔年一月將嘉莉送回原先的機構，那個還住著她生母愛瑪的地方。嘉莉的女兒薇薇安（Vivian）兩個月後在該收容所內出生。一九二七年，嘉莉被當作是一個法律試驗案例，立法者主張應由州政府授權絕育，說這是防止「心智不全」女性延續其有缺陷家族血統的唯一途徑。法官小奧利佛・溫德爾・霍姆斯（Oliver Wendell Holmes, Jr）不僅沒有同理心，甚至以些許善意的憐憫來看待這位陷入困境的年輕女性，判決嘉莉應當被強制絕育，並將其描述為典型「毫無價值的階級」中的「低智商白癡」。霍姆斯宣稱：「與其等待處決因犯罪而墮落的後代，或讓他們因愚蠢而餓死，社會不如應該防止那些顯然不適合的人繼續繁衍後代。」[9]一九二七年的十月，嘉莉接受了強制輸卵管切除術（salpingectomy）[10]，在霍姆斯主張「有三代的白癡就夠了」的宣告後[10]短短的五個月，又再次侵犯了嘉莉的尊嚴與自主權。就像許多在這殘酷判決前後的案例一樣，嘉莉・巴克承受著社會厭惡的沉重壓力，但造成她不幸的那個人卻逃過了懲罰。後來，她告訴她的傳記作家保羅・隆巴度（Paul Lombardo），克拉倫斯・加蘭強暴她之後曾承諾要娶她為妻，後來卻離開了夏洛特維爾，選擇拋棄他的受害者以及他所犯下罪行的一切責任。[11]

隨著最高法院做出這般攸關命運的判決，優生學也被鑄入美國法律中，合法化地對成千上萬女性依法進行但完全未經其同意的絕育手術。有些像嘉莉．巴克一樣的女性是因為「心智不全」的原因而被絕育，而有些女性則被認定過於危險淫亂，或是對另一種族的伴侶有異常吸引力。在加州還有一間由州政府經營的機構，對女性們進行絕育手術只因為他們被認定有異常大的陰蒂或陰唇。[12]絕育手術有時候透過子宮切除術來進行，有時候則是切除（或者有時會被錯誤地稱為「綁住」）子宮輸卵管道。然而，無論實際採取哪一種方式大致上都無關緊要，因為這兩種方式對於女性生殖系統而言都是傷害，而且都切除了女性的力量與身分認同。人們找到了許多「理由」，也使用了諸多技術，而到了一九三〇年代，美國熱切且高效率地採用強制絕育，吸引了歷史上惡名昭彰的優生學擁戴者：希特勒（Adolf Hitler）。

在他最終取得權力並成為德國第三帝國（Third Reich）的領袖之前，希特勒就對美國致力於永續發展出一群優越種族的人類表示欽佩。他在他一九二四年的宣言《我的奮鬥》（*Mein Kampf*）中寫道：「現今有一個國家，至少顯而易見地正在從微弱的起點開始，朝著一個更好的（移民）理念前進。當然，這不是我們的榜樣德國共和國，而是美國。」[13]他對一位納粹同黨的評論，也表明了他對美國立法者如何合法化與系統化這些黑暗衝動特別感興趣：「我帶著極高的興趣研究了美國幾個州的法律，那些相關法律防止後代非常可能毫無價值或對種族血統有害的人們繁衍後代。」[14]

在納粹及其黨羽手中，估計有六百萬猶太人及一千一百萬其他受迫害的人失去性命，包含羅姆人（Roma）、辛提人（Sinti）、身心障礙者、非常規性別者、政治異見者、工會組織者，以及其他許多被認為不受歡迎的人。如同許多戰爭一樣，強暴、性暴力及虐待成了司空見慣的情況，但是受到美國系統化優生學計畫的啟發，希特勒對受迫害女性進行的生殖侵害活動達到了前所未有的規模和效率。納粹將猶太人和其他人置於集中營拘禁，促成了大規模的死亡；然而，或許比較鮮為人知的是，納粹也曾聚焦關注被囚禁女性的子宮。

沒錯，歷史常有記載約瑟夫・門格勒（Josef Mengele）魔鬼般的行為，他是一位醫生，曾在奧斯威辛集中營（Auschwitz concentration camp）對將近一千五百組雙胞胎執行許多令他們感到痛苦且羞辱的「性實驗」，其中通常包含子宮切除術。然而，可能較少人知道的是，婦科醫師卡爾・克勞伯格（Carl Clauberg）受命要在奧斯威辛集中營，以及全都是女性的拉文斯布呂克集中營（Ravensbrück）設計並實行大規模的絕育計畫。一九四三年，一封寄給種族大屠殺其中一位主要策劃者海因里希・希姆萊（Heinrich Himmler）的信件中，克勞伯格滿腔熱情地描述一種新方法，能夠「在不進行手術的情況下就能實現雌性生物的絕育」。[15]信中使用的詞彙（例如以不具人格的、獸性的「生物」來稱呼，而非「人」或「女人」）足以顯示他毫無人性，以至於讓納粹那些虐待行為都變得可能。同時，也呈現出他們的渴望，想盡可能以便宜且簡單的方式來抑制不受歡迎的人口繁殖下一代（「不進行手術」）。克勞伯格進一步描述著他創新的方法，恐怖地採用結合子宮注射與骨盆X射線輻射的方式，他也在信的結尾誇下海口，說自己將輕鬆地達成先前希姆萊為他設下的預期目標：「一名受過足夠訓練的醫生在一個設備齊全的地方……很有可能每天處理完數百人，甚至到每天一千人左右。」[16]

其中一名慘遭克勞伯格毒手的倖存者，後來在她令人心碎的證詞中證實克勞伯格確實使用了那些方法，她說：「我想不起來有任何女性曾答應接受這種實驗。恰恰相反，克勞伯格醫生在未經我同意的情況下就對我的身體進行了絕育實驗。」雖然她承受了幾個月反覆的子宮「治療」，經歷了難以忍受的痛苦和屈辱，在這一連串的折磨中，她被束縛著並受到醫療上的虐待，但這位女性回憶道：「我沒有反抗，反抗就太愚蠢了。無論我反抗與否，那些事總是會發生。」[17]

我理解這些文字讀起來很辛苦，即便只是模糊地摘要這些事件，總是讓人想快速略過這些暴行不看。身為曾有親人在大屠殺中被納粹蹂躪的人，我也寧願不去仔細思考這些暴行。然而，至關重要的是，要理解子宮如何被希特勒政權獨特地視為目標，這不僅是為了讓我們認知並尊重納粹受害者們曾經歷的痛苦，也讓我們能夠認識強制絕育的遺禍，在這過去的幾十年之間如何不斷演變並存於所謂的文明世界中。

開始有跡象顯示美國似乎正在偏離其優生學立場是在一九二四年，最高法院意識到海外正在發生的暴行，開始對強制絕育感到擔憂，因此在《史金納訴奧克拉荷馬州案》（*Skinner v. Oklahoma*）中裁定，絕育不能作為對某些已定罪的罪犯的懲罰手段。[18]然而，有證據顯示，在第二次世界大戰期間，美軍仍然將強制絕育用於被囚禁在美國管理的拘禁營中的日裔美籍女性[19]；甚至，在戰爭結束後想要限制並控制邊緣化女性生殖生活的衝動，也只是隨著時代進展而演變。戰後幾年，強制絕育計畫阻擋了美國人口日益多樣化的趨勢。醫院、立法者和保險公司找到各種新途徑對付那些為了獲得平等與尊嚴奮鬥的女性。絕育有時會被合法化（例如，在一次運動中可以看到，有三十%的波多黎各女性於一九六五年時已絕育；在一九七〇年代時，有超過三千多名的北美洲原住民女性在未經個人同意下就被施行絕育手術），且絕育通常有獎勵（美國聯邦醫療補助〔Medicaid〕支付給醫師進行子宮切除術的報酬遠高於輸卵管結紮），而絕育手術也普遍被當成提供給城內醫師的培訓機會。[20]

在一九六〇年代初期，對於去醫院接受表面上只是小手術的黑人女性而言，進行子宮切除術是如此普遍，以至於這種強制絕育被俗稱為「密西西比闌尾切除術」（Mississippi appendectomy）[21]。同時，北方一間醫院婦產科主任也承認，「在紐約市中大多數的主要教學醫院中都有不成文的規定：就算只有微乎其微的適應症，也會對貧困的黑人和波多黎各女性進行選擇性的子宮切除手術，藉此培訓住院醫生。」[22]在波士頓和洛杉磯也出現了類似的報告。這些手術室或許與納粹集中營相距甚遠，但道德上而言，這些美國醫療機構輕易地貶低、摧毀邊緣化女性的子宮，根本與卡爾・克勞伯格相去不遠。子宮切除術持續被拿來當成人口控制的工具，以及白人、父權至上的武器。隨著一九六〇年代民權運動的進展，以及七〇和八〇年代女權運動的興起，某些女性仍然被視為「生物」，她們的生殖能力對當權者構成了明確並即刻的威脅。即使進入全新的千禧年，隨著第一位黑人總統及副總統的出現，以及美國效忠國家誓詞中承諾「所有人享有自由與正義」的潮流持續轉變，美國歷史的這個黑暗章節仍繼續發展著。

「美國存在著的非裔奴隸制度是一種在道德、社會以及政治上的祝福……你將黑人變成任何東西，都沒有奴隸制度使他們成為的那樣十分之一有用或優質。」[23,24]

這些話語出自傑佛遜・戴維斯（Jefferson Davis），那位在南北戰爭中領導南方的美國總統。在喬治亞州亞特蘭大的西南方大約一百五十英里處，設立了敬重紀念傑佛遜・戴維斯的歷史紀念遺址，遊客們可以在占地十三英畝的歷史遺址裡欣賞其中一間博物館，其內有美利堅邦聯（the Confederacy）的武器、旗幟及制服的精美展示物、一條穿越宜人樹林的自然小徑、一家禮品店，以及由「邦聯之女聯合會」（the United Daughters of the Confederacy）為這位男性豎立興建的人物雕像，位置就座落在一八六五年五月十日這位南方各州領袖被聯邦軍隊俘虜的確切地點。在歷史紀念公園的網站上，有一部影片帶著緩慢且悲壯的語調描述著那場襲擊，以及隨之而來美利堅邦聯的瓦解，將其形容為不亞於「一場夢的結束」。[25]

美利堅邦聯及其領袖的夢或許已在一八六五年那個早晨的朝霧中消散，然而距離那樹林間一個開車不遠的寂靜地，有一區狹長且低矮的複雜水泥建築群，被有刺的鐵絲網圍欄圍繞，帶刺的鐵絲網高不可攀，任何雙手或夢想都無法攀爬越過，而裡面存有黑人及棕色人種持續受迫害和去人性化的證據。在棉花路一百三十二號（132 Cotton Drive）這個地方（該地址本身就帶有美國問題過往的痕跡），艾文拘留中心（Irwin Detention Center）是基於一九九六年的《非法移民改革和移民責任法案》（*Illegal Immigration Reform and Immigrant Responsibility Act of 1996*）所建造的諸多地點之一，用來容納「一九九六年非法移民改革和移民責任法案」造成的各種後果。該法案將「外籍人士」（aliens，非本地移民者）的識別與拘留委託給州政府及地方機構負責。[26]如同多數的拘留中心一樣，艾文拘留中心也是由一家以盈利為目的之私營公司成立並經營。拘留是一宗大生意：光是艾文拘留中心就可以容納超過一千兩百人，都是被移民及海關執法局（The Immigration and Customs Enforcement agency, ICE）拘留的人，而這一千兩百人不過是極小部分，每年有超過二十萬名在外國出生的男性、女性及孩童移民至美國。如同其他拘留中心，艾文拘留中心也收容名副其實的「聯合國」（United Nations）難民和尋求庇護權的人，他們出生於墨西哥、奈及利亞、瓜地馬拉、尼泊爾、喀麥隆、巴基斯坦及中國等等。就像其他類似機構，艾文拘留中心陰鬱又平淡的外觀掩蓋了水泥牆內那些人類經驗的多樣性；然而，不同於其他機構的是，艾文拘留中心因據稱對女性拘留者進行猖獗的生殖暴力而聲名狼藉。根據一項涉及超過四十名女性證詞的重大集體訴訟，艾文拘留中心的被拘留者時常被送去給一位男子進行強制絕育，受害者們稱那位男子為「子宮收集者」。[27]

阿扎德赫・沙沙哈尼（Azadeh Shahshahani）比任何人都更瞭解這個恐怖故事。阿扎德赫先前曾任美國公民自由聯盟（American Civil Liberties Union）國家安全暨移民權利計畫（National Security/Immigrant's Rights）的負責人，現在是喬治亞州的社會運動組織「南方計畫」（Project South）的法務及倡導主任。阿扎德赫本身也是移民，十五歲時和家人一起從伊朗逃到美國。當我們兩人於深夜進行視訊談話時，儘管隔著一片海洋，卻因為同為移民者使我們的談話感覺相當親密且沒有間隙。

阿扎德赫回想道：「當時大約是二〇一〇年中，我開始前往艾文拘留中心。他們大約是在十年前開始在那裡拘留移民。最初他們允許我可以在探監時與那些被拘留者接觸訪問，後來他們突然在某個時刻發現我是一位人權律師。」她帶著一抹憐憫的笑容說道：「在那之後，所有訪談都得隔著一塊塑膠玻璃。」當局管理階層確實有許多理由對此感到擔憂，因為阿扎德赫的訪談往往聚焦於被拘留者在中心遭受虐待的種種指控，包含難以下嚥的食物、家人和律師拜訪和通話的機會受限，以及進行苦役卻只能獲取低薪等。

在那些訪談過程中，醫療照護狀況不佳已成了持續提及的議題。女性被拘留者們揭露中心裡對婦科及產前的照護不足，而南方計畫於二〇一七年的報告中也記錄了這個中心對於私密健康毫不重視。[28]

阿扎德赫告訴我：「其中一個問題特別引起關注，那就是那些女性無法取得乾淨的內衣褲。長期以來，她們都只能拿到使用過或是濕的內衣褲。我曾向典獄長提出這件事，並指出事態嚴重，但她基本上覺得這無關緊要。你知道的，她覺得這完全不是個問題。我認為你唯一能做出這種事的方式就是加入體制，一同剝奪那些被拘留移民者的人性。」

二〇二〇年時，在艾文拘留中心工作的一位護士丹．伍頓（Dawn Wooten）成為吹哨者，她揭露中心裡去人性化徹底令人震驚的程度。在南方計畫的一份報告中，收錄了伍頓及被拘留者們的證詞，詳細記錄在艾文拘留中心發生的一系列令人眼花撩亂的虐待行為，包含偽造醫療紀錄、新冠肺炎防範措施不足，以及普遍低落的衛生條件。最令人震驚的是伍頓提出了她的擔憂，表示被拘留者中曾接受當地醫師馬亨德拉・阿敏（Mahendra Amin）執行的子宮切除術比例特別高。根據伍頓的投訴，許多女性並未同意進行子宮切除術，而她們往往在事後才發現被執行了子宮切除，而那原先應該是進行探查或是小手術。

儘管伍頓也同意，有些女性可能出現嚴重的出血或其他症狀而必須進行手術，但她也表示：「不可能每個人的子宮都有這些嚴重問題。」她也描述了護理師同事越來越擔憂阿敏醫師的醫療行為的情況，「我們自己都開始產生質疑，像是，天啊，他把每個人的東西都挖出來了……那是他的專長，他就是子宮蒐集者。」[29]一位被拘留者表示，光是二〇一九年十月到十二月之間，她就發現有五位女性曾在阿敏的診所被進行子宮切除術。「當我遇見這些被動過手術的女性時，我覺得這很像某種實驗性的集中營，他們好像正在對我們的身體進行實驗。」[30]

由於我曾於職涯中見證一連串的恐怖事件，阿扎德赫以一種疲憊失望的口氣告訴我，她對這些暗中進行絕育的指控雖然感覺震驚，卻不感到意外。

她說道：「我認為這顯現了我們已見證過的剝奪人性的表現。然而，想到我們多年來在艾文拘留中心看見的一切，以及其無法無天的程度……這一切並不令人驚訝。」

當這些指控一一浮出水面，南方計畫忙著蒐集那些親眼見過、親身經歷這種生殖虐待的女性們的第一手資訊。同時，阿扎德赫又遇上另一個雖然不幸，但並不令人意外的阻礙——來自移民機關本身的反抗和阻撓。

她說道：「移民及海關執法局在各個層面上顯然都不配合調查。如果真要說他們做了什麼，那就是他們試著將這些證人及倖存者遣返回國，掩蓋他們過往的行跡。其中一位女性『廣美』（Hiromi）扮演著至關重要角色，她提供的證詞占了整起申訴的一部分。在這起申訴開始引發關注之後，你知道的，（移民及海關執法局）就只問了那些移民：『誰曾經和那些律師談過？』然後廣美挺身而出，說道：『我就是和律師談過的其中一個人。』接下來，她就發現自己已被送上飛機，他們立即將她遣返出境……這反擊的手段來得相當迅速。在國會議員和律師介入處理並阻止更多證人和倖存者被遣返之前，他們早已遣返了六個人。」

儘管遭受這種抵制，阿扎德赫及同事們仍然透過一些口耳相傳的線索，追蹤到更多從艾文拘留中心離開或被驅逐的女性，最終在一場針對移民及海關執法局、拉薩爾監獄管理公司（LaSalle Corrections）、馬亨德拉．阿敏等的集體訴訟中使用了這些證詞。然而，隨之而來的強烈反彈幾乎就和移民及海關執法局首次的反擊手段一樣迅速有力。許多奧斯拉地區的居民辯稱，阿敏是當地社區備受尊敬的一位成員，曾以其能力和同理心照料該地區眾多女性，並協助接生她們許多人的嬰兒。一個名為「我們與馬亨德拉．阿敏同在」（We Stand With Mahendra Amin）的臉書社團累積超過一千五百位追蹤者，社團中分享著阿敏漫長職涯中的一則則故事，還張貼了一張張支持者們拿著「＃支持阿敏」（#TeamAmin）的標語，以及穿著「支持阿敏」T恤的照片。[31]艾文郡醫院（The Irwin County Hospital）也發表一篇立場堅決的支持聲明，強調阿敏是「艾文郡醫院醫護人員中的一位資深成員，他對艾文郡社區付出的過程中一向表現相當良好」。[32]

截至目前撰寫這本書的時刻，那項集體訴訟尚未開庭審理。阿敏目前仍在從事醫學工作，尚未受到任何專業上的指責。阿扎德赫告訴我：「移民及海關執法局被強制要求執行的唯一事項是，不得再將受拘留的移民女性送至阿敏那裡，而他們顯然在拖延時間。在我們提出申訴之後，他們並沒有立即停止那麼做。」然而，她也迅速地強調，移民及海關執法局被拘留者遭強制絕育的問題，可能超出單一一位醫生可執行的範圍，這其中涉及的規模可能更廣。

她說道：「這是一個體制問題，而非只單單是個人的問題。」對此，南方計畫已基於資訊自由法提交申請，要求調查其他州和其他機構中這個問題的潛在影響範圍。當我們討論到這些調查時，阿扎德赫當然也相當慎重，她以典型律師們的含糊其詞向我說明：「我們已收到一些資訊，而我們目前正在分析。」然而，她也確實承認：「基於我們現今對發生情況的瞭解，如果全國其他拘留中心發生了類似的暴行，尤其是那些由公司企業經營的拘留中心，我也不會感到驚訝了。」

美國近期歷史中其他令人不寒而慄的故事也顯示了，國家授權的子宮切除術可能不是個別的單一事件。在加州，一項由被拘留女性們所揭發而開啟的調查則顯示，在一九九七至二〇一三年間[33]，可能有多達一千四百件對囚犯進行的強制或脅迫的絕育手術。如同南方計畫投訴的指控，那些女性囚犯都以為自己只是有輕微的婦科問題得接受探查或治療的手術，卻被絕育。

「事實上，我們以前曾將那些手術稱為每月手術。」在一部仔細記錄這項加州調查的紀錄片《野獸之腹》（*Belly of the Beast*，暫譯）中，有位囚犯表示：「那項手術就是萬靈丹，當時就是如此。」

該片導演埃里卡・科恩（Erika Cohn）告訴我：「一切終歸哪些生命、哪些子宮是有價值的。」她表示，儘管州政府現在已經發現了這些虐待行為，但要消除法律漏洞，並為那些生殖權利被如此殘酷剝奪的女性們實現正義，還有很長的一段路要走。「我們需要去追究實踐這些優生學的責任，為倖存者伸張正義，並設立保障措施防範未來的虐待行為。」她提到一項賠償法案，目前在撰寫這本書當下正於加州議會緩慢且穩定地推進中。她說：「優生學至今仍存在且茁壯。在許多方面，包括警務、監獄、移民拘留系統，以及誰得以取得醫療及教育資源等，我們都看得見系統性的種族歧視和人口控制。」[34]

生殖虐待的相關報導持續出現於全球各地，包含自一九六六到二〇一二年捷克斯洛伐克（後來的捷克共和國）由國家授權並獎勵對羅馬婦女進行絕育[35]，到中國對維吾爾族穆斯林女性強制切除子宮和脅迫節育，已是廣為人知且持續進行的指控。[36]作家兼生殖正義社會運動家洛麗泰・羅斯（Loretta Ross）對此現象有個極為貼切的名稱，她寫道：「我創造了『生殖滅絕』（reprocide）這個字詞，以描述主要透過生殖控制來實施種族滅絕的情況。」[37]根據羅斯所言，以及我們一連串從希姆斯、希特勒，再到那位「子宮蒐集者」，以及那些仍未證實案例的旅程，我們發現生殖滅絕從來不曾消逝，它只是依據主流文化的需要在時間和空間中不斷地演變著。她說道：「黑人女性都知道，人口控制的意識形態會隨著時間變異，但永遠不會被完全地屏棄。」[38]

因此，生殖滅絕並非是一個全新的概念。子宮就像個被劃記血紅色的靶心一樣，對於任何希望壓迫那些存在本身，即對現狀構成威脅之人的政權而言，它是一個如此強大且珍貴的目標。一般情況下，這些人往往是生理女性。男性確實也曾是遭受強制絕育的受害者，因為真正的野蠻是不分青紅皂白的，然而，男性並沒有像女性那樣在那麼多層面、那麼多地方，以及那麼多年來慘遭生殖滅絕。面對這些持續不斷的虐待，人們很容易就採取一種宿命論的觀點，不過即使是阿扎德赫．沙沙哈尼也仍保持謹慎樂觀的態度，相信正義終將戰勝邪惡。

「這份工作確實令人心力交瘁。」在我們的談話即將結束時，她如此坦承。她的聲音仍然受到伊朗母語的影響，帶有優雅的母音，而她說出口的每個詞語都提醒著她的根源和信念。「儘管如此，你仍舊必須堅持下去。」她告訴我：「因為，你知道的，就像馬丁．路德．金（Martin Luther King）所說的，歷史的弧線很長，但它卻彎向正義的一方[39]，而那說得完全正確。」

在我們視訊談話後的一週，阿扎德赫在社群媒體上分享了令人振奮的消息：

「重磅消息！私人企業營運的艾文拘留中心因女性在那裡遭受醫療虐待，將不再用以拘留任何移民。這個里程碑式的勝利，是多年來整頓且揭露各基層組織侵犯人權的結果。持續向前邁進！」[40]

我花了一些時間才得以消化這個聲明隱含的重大意義。我不禁感覺到，儘管困難重重，但阿扎德赫在我們談話時所描述的那個歷史弧線，似乎又向正義更接近地彎曲了一、兩度。那個彎曲弧線或許輕易就會偏離，就像正義如此脆弱易碎，而這一切都取決於一個尊崇身體自主權、尊重子宮為生殖自由核心的社會，無論這個子宮屬於黑人或棕色人種，是在富有或貧窮、被監禁或是自由的身體中。我們眼前仍有待完成的工作，也將有未曾見過的挑戰出現。隨著每個世代的交替，新生命的軌跡都將會彎曲進入一個現今仍難以想像的未來。

⑭

未來：

創新
與
自主權

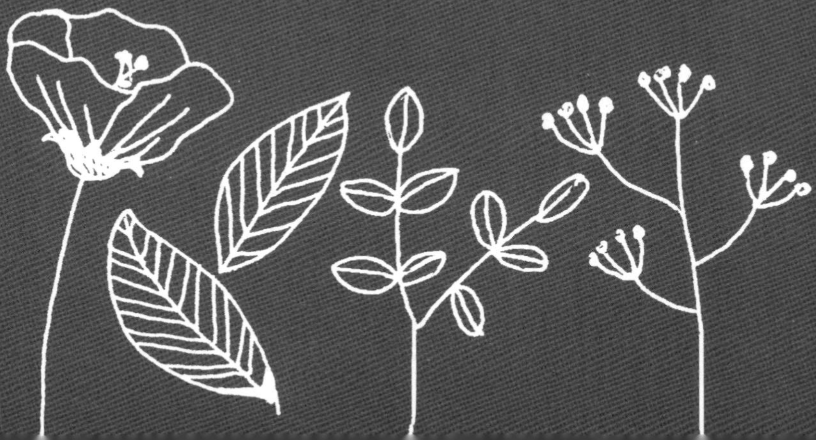

在一個漆黑的十一月清晨六點，我站在瑞典哥德堡大學（the University of Gothenburg）女性健康診所的臺階上。「Kvinnoklinike」（瑞典文意指婦女診所）大廳門口的燈光灑落在階梯外的黑暗之中，彷彿一潭冷色調的螢光水池，而我停駐在此思考片刻，提醒著自己來此的目的：我來一瞥子宮的未來，並且要會一會那位正在塑造子宮未來的男性。馬茨・布蘭斯特羅姆（Mats Brännström）是哥德堡大學薩爾格倫斯卡學院（Sahlgrenska）的教授兼婦產科主任，他曾帶領團隊執行全球首例成功的子宮移植手術，也因為手術的成功得以讓一名活生生的寶寶誕生。[1]自那次突破性的手術之後，這個哥德堡的團隊又多次重複執行相同的手術流程，甚至還引入了可遙控的自動機械儀器來降低手術的侵入性。[2]子宮移植，這種如此具備未來感且多數人覺得不可能做到的生殖器官交換技術，正是布蘭斯特羅姆醫生的專長，而我正要來此觀賞這位大師大顯身手。

當我走進診所大樓內，沿著階梯上樓走向生殖醫學（Reproduktionsmed）部門時，我因一股不安的感受而備受困擾，我覺得自己好像來這裡找錯人了。我盡我所能地去瞭解關於布蘭斯特羅姆醫生的一切，包含他的背景、他的成就、他未來的計畫等，而我也觀看了許多他在YouTube上的演講與訪談影片，多到讓我覺得自己早已認識他了。然而，撰寫子宮移植故事開頭的其實另有其人，是遠在世界另一端的一位女性。我知道她的名字，卻不知道她的長相。她叫「安琪拉」（Angela），至少布蘭斯特羅姆醫生是這麼稱呼她的。我想，我應該要見見安琪拉才對。

我對她幾乎一無所知，但我知道的是，她不經意的評論引發了一系列的事件，包含將近二十年的子宮移植、一場國際性的競賽，致力於完善並超越那些看來有如科幻電影情節的技術，以及今天我前往薩爾格倫斯卡醫院的旅程。一九九八年時，馬茨．布蘭斯特羅姆也曾展開一趟長途旅行，前往澳洲的阿得雷德，他計劃要在那裡專攻不孕症的研究與治療，以進一步推進他對卵巢功能的工作。碰巧的是，當時唯一剩下可選的研究領域是婦產科腫瘤學，也就是女性生殖系統癌症的研究領域。

就在那樣的情況下，安琪拉出現了。安琪拉是一名子宮頸癌患者，她的療程包含子宮切除術。這項手術能有助於抑制她癌症細胞的擴散或復發，卻同時讓她無法懷孕並生育自己的孩子。儘管對於與她面臨相同情況的女性而言，領養會是選項之一，當時代理孕母也正處於才開始受歡迎的階段，但安琪拉卻不滿意這些選項。她向布蘭斯特羅姆醫生指出，器官移植已是現代醫學中人們廣泛接受的一部分，也有越來越高的成功率，那麼他何不試試看移植子宮呢？[3,4]

「我當時覺得她有點瘋狂。」布蘭斯特羅姆醫生曾這麼說道。[5]因此，面對女性發表如此離經叛道、荒謬不理性的意見，瘋狂到讓你腦中出現一百萬顆燈泡狂亂閃爍時，這位年輕醫生做了許多男性會做出的事：他去了一間酒吧，並將這件事告訴他的朋友們。當他越是與他的同事們討論安琪拉的建議，他就越發現子宮移植其實好像是個「非常不錯的點子」。[6]至此之後，安琪拉就不再是故事的焦點了。布蘭斯特羅姆醫生很快地意識到，在他開始玩子宮大風吹的交換遊戲之前，他得先證明這個手術流程的安全性及有效性。

事實上，早在布蘭斯特羅姆醫生出生前就已經有人嘗試進行人類子宮移植。一九三一年，一位丹麥跨性別藝術家莉莉．艾爾伯（Lili Elbe）曾於德國德勒斯登的婦女診所進行手術，接受了子宮移植。儘管艾爾伯當時已做過一些高風險的手術，包含移除她的陰莖、接受卵巢細胞移植等，試著實現自己的目標，過上徹頭徹尾的女性生活，然而最終這具開創性的手術卻過於極端。她的心願或許是成為一位母親，但由於缺乏當今先進的免疫抑制藥物，艾爾伯的身體無以實現那個夢想。她發生了感染的情況，在移植手術後的三個月，莉莉・艾爾伯因心臟驟停而去世。[7]

在如此悲劇的結果發生之後，加上跨性別健康在傳統醫學上的利基市場占比過於微小，在接下來的幾十年間，科學界似乎放棄了人類子宮移植。時不時仍會有研究學者冒著風險蹚渾水，短暫探索子宮移植的想法。在一九六〇年代，密西西比大學（University of Missisippi）的科學家們就曾進行過犬科子宮移植的試驗，接受移植的狗甚至成功地留住身孕。[8]不過，如同許多讓人類女性充滿希望的醫學進展一樣，在那次手術初步成功之後，似乎就少有進一步的發展。或許這種手術被視為單純是出於好奇心，或有違反大自然條件。確實，似乎沒有任何現有記載的討論曾提及子宮移植對全球女性的重要性，估計有一百五十萬的女性正受「絕對子宮因素不孕症」（absolute uterine factor infertility, AUFI）所苦，簡單來說就是一個人缺乏子宮或是有子宮機能障礙，因而導致不孕症。[9]

故事快轉到安琪拉和她「瘋狂」的建議，接著再快轉到年輕的布蘭斯特羅姆醫生，他開始在嚙齒動物、綿羊、豬身上嘗試進行子宮移植。然後，在一趟他前往肯亞、影響深遠的旅途期間（因為當時肯亞的動物實驗規定比瑞典更加寬鬆），他也在狒狒身上嘗試了子宮移植。在這些非洲靈長類動物上，布蘭斯特羅姆又不可避免地將焦點轉向牠們的人類表親身上，那些名字與面孔被隱藏於公共領域之外的女性們，她們心甘情願地捐贈或接受子宮，這也讓她們在醫學歷史上留下了一席之地。

在這一整天的其餘時間中，當瑞典的漆黑清晨逐漸被奶白色的日光浸潤，然後又再次轉回昏暗的薄暮時，我都在馬茨・布蘭斯特羅姆的手術室旁的一間會議室裡盯著大螢幕，觀看歷史的開展。與我一起圍坐於會議桌前的人有來自全球各地的醫生，他們之中有許多人近期也參加了於克里夫蘭的學術研討會，布蘭斯特羅姆醫生在那場研討會中分享了自己的研究發現。看來有一組菁英團隊受邀至此，觀察這場由機器人輔助的移植手術，以便將知識與技術帶回自己國家，而目前各國的臨床試驗都處於不同的完成階段。一位坐在我會議桌對面的臺灣外科醫師告訴我，在一些如臺灣仍面臨代理孕母不合法❶的國家，子宮移植會是一個很重要的選項；坐在桌子前端的美國產科醫師看起來不為所動，因為她已經建立了一套自己的移植計畫；而我右邊有位友善的澳洲醫生，他問我是否會待到星期一參與「處理那隻羊」的行程。顯然這些醫生受邀來參加某種假日套裝行程，行程從今天的這場手術開始，最後則會有一場實際動手做的工作坊，而參加工作坊的人們會在布蘭斯特羅姆醫生本人指導下交換動物們的子宮。

❶ 審訂注：二〇二四年五月，衛服部國健署提出人工生殖法修法草案的兩場公聽會，將代理孕母納入草案中，不孕症夫妻與男同志伴侶可以申請，單身女性、女同志伴侶也適用人工生殖法。但婦運團體指出，借鏡國外各種代孕制度的缺漏，可預期代孕者以及出生孩子的人權與保障仍需要相當周延的細節討論，然而本草案對於高度爭議的費用與契約訂定等細節採取空白授權，憂心倉卒通過將使得子宮工具化，故主張人工生殖草案修法應先行促成女同志伴侶及單身女性的適用性，與仍需研議的代孕制度脱鉤。

雖然我並沒有受邀去「處理那隻羊」，但我確實和這些醫生一樣，都近距離地仔細觀察到一些超前新奇的子宮魔法。桌面上的印刷品告訴我們關於今天參與這場移植手術的女性們的事。我閱讀著，捐贈者是一位有三個小孩的三十七歲母親，最重要的是，她的孩子們全都是自然產，因此她的子宮仍完好無損且未留下手術傷疤。而接受移植的人二十一歲，是捐贈者的妹妹，顯然她需要進行移植手術的理由，正是絕對子宮因素不孕症最常見的原因之一，即「MRKH氏症候群」。這是一種先天性的症狀，沒有陰道和子宮或其發育不全。[10]許多患有MRKH症候群的女性（或稱#MRKH戰士，正如那個小規模卻響亮的線上社群經常自稱的名號）都是到了十幾歲時，才意識到自己的身體與別人的不同，不像她們的同學那樣，她們從來就沒有月經來潮。有性關係之後，可能就會面臨更多問題，那也通常是多數患有MRKH症候群的女性開始尋求醫療協助的時刻。至於醫療究竟能帶來多少幫助，則取決於相關醫生的知識與態度。部落格和線上論壇充斥著各種相關故事，像是醫生公開上網搜尋這種病況、醫生針對女性私密生活發表淫穢或令人痛苦的評論、醫生在治療計畫中草率胡來，包含使用越來越大的陰道擴張器等，令人感到羞辱，甚至瀕臨不當對待的可能性，似乎永無止境。這些自稱「戰士」的女性中，儘管有些人仍透過領養或代理孕母成為了母親，但顯然她們終生都得無止境地對抗無知、痛楚與誤解。這也難怪，許多患有MRKH症候群的女性儘管要歷經嚴格審查、面臨潛在風險，仍然對子宮移植試驗帶來的希望感到熱血沸騰，因為前方的挑戰幾乎很難比她們先前忍受的一切更加艱難

對於我們今日聚集於哥德堡的這些人而言，這次的移植手術代表著現代醫學為了克服人體種

種挑戰所做出的最大努力。近十小時的時間，我們看著布蘭斯特羅姆和他的團隊伸入捐贈者的骨盆，每個步驟都被其體內腹腔鏡的攝影機放大。整個作業過程都相當認真仔細，為了成功地移除子宮，移動韌帶和輸尿管時必須以最少干擾的方式進行，子宮最微小的血管也都必須被逐一地切斷，其動脈也必須以專業的精確度夾斷。

「這並不像一般的子宮切除術，一般情況下你可以把一切切斷，然後將子宮從陰道中拔出來，接著丟進垃圾桶裡。」當我正驚嘆於手術流程的細節時，坐在我右邊的友善澳洲人輕聲地說道：「如果你要再次使用那個子宮，你就必須確保一切完好無損、功能正常。這比一般的子宮切除術還要困難許多。」這讓人越來越明白為何要做得如此仔細。

終於，在剛進入傍晚的某個時刻，整個團隊的情緒在寧靜的期待中變得更加敏銳。在我們這個奇怪的小劇院當中，空氣變得清晰，眼神也重新聚焦，我意識到這與產房中發生的微妙轉變一樣——經過似乎毫無成果的長久疼痛之後，就連母親幾乎也忘了自己為何在此時，一次強而有力的宮縮，將嬰兒頭部第一抹可見的銀色光芒往前推了出來。

在大螢幕上，那位捐贈者的子宮幾乎已經完全脫離了那些纏繞著的靜脈，而連接子宮與陰道的子宮頸肌肉也快要被分開。座位上的我們向前傾，眼睛睜得大大的，眾人的瞳孔也一同張大。我們這些人已在手術室度過了數千個小時，我們靠近螢幕，直到我們幾乎相信自己也置身其中，彷彿也洗好手、戴上手套，做好了手術準備。到了傍晚五點二十分，會議室裡的氣氛再度改變，彷彿有股新生命誕生的電流劈哩啪啦作響。子宮被取出來了。攝影機向後平移離開捐贈者的腹部，我們看見那個器官被外科醫師一隻沾滿了血的手高高舉著。我已經在進行剖腹手術時見過許多次類似這樣的瞬間，也就是分娩的時刻，當一個滿是黏液、四肢擺動著的嬰兒被高舉，他的臍帶仍呈螺旋狀地連著下方濕潤且溫熱的腹腔開口處；但這個情境中並沒有嬰兒，也沒有哭聲。這次分娩誕下的是將來懷上生命的希望，迴盪著未來寶寶哭聲的回音。

勝利的時刻相當短暫。我們的螢幕變成了一片空白，顯然「後桌」（back table）並沒有進行拍攝的攝影機。後桌是手術室裡的一塊區域，子宮會在此被檢視、清理並以抗凝血藥劑沖洗，接著才適合移植放入接受者的體內。在那間會議室裡，我們坐立不安、嘆著氣，並翻動著紙張。我們之中已有些人眼角泛淚，有些人則是先前一直屏氣凝神，現在才鬆了口氣並嘖了一聲，感覺自已很赤裸，就像一部賺人熱淚的電影結束時燈光亮了起來，沒人想被他人發現自己在哭。

事實上，真正將子宮放入受移植者體內進行移植則比先前的手術快上許多。我們的螢幕再次顯現畫面，投影的畫面是接受者的身體。她的體內與姐姐的身體大同小異，都有輸尿管、韌帶以及滑順閃亮的腸子，唯獨就是少了子宮。然而，這唯一的差異即將要發生改變，因為現在已經有了這個慘白而毫無生氣的珍貴器官。一位血管外科醫師小心翼翼地操作，將子宮移植至新的血液供應上；在骨盆深處的許多血管上處理著非常微小的切口、接合與縫合，當我想起自己在螢幕上看到的畫面，其實都已被攝影機鏡頭放大了許多倍，這讓這一切更加了不起。

接著，一瞬間，一股震撼的力量出其不意地出現：第一個移植物已備妥，也已準備好要進行連接的測試。將一個夾子從一條新連接好的動脈上取下，接著在一個心跳的時間內，新鮮的血液湧入相鄰的血管中，一抹粉紅色的潮紅慢慢在子宮上擴散開來；在此之前，它仍是一團毫無血色的慘白肌肉。我幾乎無法相信我眼前所見。原本毫無生命之物竟然恢復生機，原本已僵硬且冰冷之物現在竟溫熱地跳動著。在那一刻，那未來寶寶哭聲的回音似乎變得越來越響亮了。那不可能發生的事，似乎神奇且力抗萬難地變成了可能。

❀ ❀ ❀

親眼見到毫無生機的肌肉變得生氣蓬勃，這幾乎奇特到令人難以置信。然而，更奇特的是，在未來，對於沒有子宮者的生育治療方式或許根本不需要用到子宮，或者至少，不是我們現在所認知的子宮。即使子宮移植領域逐漸嶄露鋒芒，每個板塊大陸上的相關臨床試驗也如雨後春筍般出現，科學家們早已搶先一步預想出一個具有人工製造子宮的世界，希望以人造子宮消弭人類器官捐贈在醫學與心理上的複雜問題。二〇一六年時，哥德堡大學生物工程與器官再生學（Bioengineering and Organ Regeneration）的副教授馬茨．海斯特倫（Mats Hellström）帶領團隊使用實驗室培養的組織，以類似支架狀「補釘」的方式成功地修復老鼠的子宮損傷；如同海斯特倫後續描述，他們的目標是「創造出一個生物工程的器官，以代替對於捐贈者的需求」。[11]從那之後，大家爭相要發明由實驗室培養出的功能正常子宮，競賽持續快速進行著。在瑞典人發表研究發現後的四年，北卡羅來納州甦醒森林再生醫學機構（Wake Forest Institute for Regenerative

Medicine）的執行長安東尼・阿塔拉（Anthony Atala）醫生，利用有些許差異的技術創造出兔子子宮的再生補釘組織，這項技術讓兔子安全地懷孕並誕下幾隻兔寶寶[12]。就像魔術師從帽子裡拉出兔子一樣，這個臨床醫學版本的戲法也同樣令人驚訝。

在其他地方，有些科學家追尋子宮技術進步的同時則完全避免使用人類組織。二〇一七年，費城兒童醫院（Children's Hospital of Philadelphia）的研究學者就透露，他們已安全地培育極端早產的羔羊胎兒，相當於人類胎兒於懷孕期間二十三週左右，處於極限的生存邊緣，他們將羔羊胎兒放置在塑膠的「生物袋」（Biobags）中。[13]全球各地的新聞媒體爭相報導這個故事，特寫一些詭異的照片，照片中有隻漂浮在生物袋中人造羊水裡的羊寶寶，被一堆纏結的管線與閥門包圍著。要實現讓人類胎兒能在子宮外面被孕育的能力，從受孕到完整孕期後生產，或許仍需數十年；與此同時，羔羊安詳地睡在自己生物袋裡的畫面卻提供了一個未來潛在的願景，既引人注目又令人不安。

相較於我身為助產師，日常生活所見的如萬花筒般五光十色的人類，這個願景迴然不同。在那個崗位上，我身處於各種生育階段女性身體的噪音、炙熱與多彩之中，我度過的每個小時都盈滿了生產的元素：涓涓流動、湧動、流淌或是凝結的血液、羊水的鹹甜氣味，在我值班結束後仍會長時間留存於皮膚上。偶爾會有悲劇發生，大自然以疾病和死亡讓我感到詫異，然而大部分的時候會有勝利、喜悅，以及再度確信子宮的力量，認為那便是新生命的所在與源頭。我不禁想著，在這個生物袋的新時代中，助產師是否會變得只像是實驗室技術人員，走在無數排走道上，四周都是裝滿羊水的容器，監控著數百個懸浮於人造水世界的安靜沉睡嬰兒。我們認知中的生產充斥各種臟器、醜陋卻又美麗、真實且原始，但或許將會變成人類意識中一個遙遠的記憶，一種原始人的過時習俗。子宮的存在再也不必要，沒有難以預測的生理週期、令人不便的排出物，也不會再有「產科椅」和產房，從此不會再有經血或是一團混亂。如果分娩成了過時的苦差事，那助產師們又將何去何從呢？更切中要點而言，對於一個不再生產的孕育身體，又或是子宮本身這個充滿肌肉與缺陷的器官，其演化目的若被淘汰，被人類和機器大膽創新的協同共作所取代，人們又將給予它們怎樣的價值？

針對這些問題，赫胥黎（Aldous Huxley）在《美麗新世界》（*Brave New World*）中提供了一個假設性的答案。《美麗新世界》這本小說中描寫的社會就已「進步」到性愛與懷孕重擔可以徹底被分開來。在赫胥黎的世界裡，寶寶在瓶中被孕育，而誕生之時寶寶便緩慢地從瓶中倒出來，而不是被分娩出來。那些仍以傳統方式忍受懷孕的女性則被描述為，「一天到晚都在生小孩，就像狗一樣，太令人不齒了。」[14]在這個「完美」的世界裡，善用女性身體最基本的生殖能力竟然被視為原始、被憎惡的行為。選擇懷孕和分娩，面對隨之而來的麻煩、身體混亂和羞辱，等同是讓自己墮落到無可救贖的地步。

到目前為止，這一切仍只是科幻小說的情節而已。或許這個奇怪的世界有著瓶裝的寶寶、未涉及身體的乾淨生產，實際上正是一種進步的願景：任何人若渴望取得親生父母的身分，都可以取得，反過來說，也可以讓那些人擺脫生殖的「重擔」。在那樣的社會中，人造子宮或許會變得至關重要，至少各種性別在此得以真正平等。當繁衍下一代的工作能外包給實驗室，任何男性或女性都能充分工作、玩樂，並讓人生發揮最大的潛力，不必再因耗費時間（且混亂麻煩）的懷孕或分娩而被迫中斷。哲學家伊珊立．金瑪（Elselijn Kingma）與蘇基．菲恩（Suki Finn）探討關於創新子宮技術的來臨時，描繪出一幅誘人的社會願景——一切的不平等全被徹底根除了。「儘管真正人造子宮的承諾還停留在科幻情節的範疇內，但可以理解它帶來的吸引力。哪位懷孕的人不曾幻想，即使短暫的時間都好，她們能拋下自己『龐大體積及重量的身體』，或是可以『將她的胎兒暫時擱在架子上』，然後隨心所欲地奔跑、喝酒、抽菸、跳躍、跳舞、工作及自在地做愛，不受實際懷孕所帶來的風險、負擔，以及道德和生理上的限制。」[15]

每個懷孕的人或許都曾懷著那種對解放的渴望，不論心裡暗想著或公開表示。那些懷孕的人可能曾於孕期屆滿時感受胃灼熱的劇痛，或是曾因雇主欠缺同理心而隱藏自己日漸隆起的孕肚，又或者想從多年來幾乎不曾間斷的生育中休息一下。得以暫停懷孕或是全部階段，同時讓胎兒能夠在生物袋中安靜地成長，這種可能性或許相當誘人，卻有重大的生物倫理困境。

杜倫大學生命法（Biolaw）的助理教授克蘿伊．羅曼尼斯（Chloe Romanis）主張，人造子宮或許象徵著一種生殖上的特洛伊木馬，表面上看似令人難以抗拒，但若仔細查看，就會察覺其中充滿了危險。

「我認為，在男性觀看的視角中，他們應該會偏好體外的懷孕，因為那種方式能夠被測量、控制並觀看。」克蘿伊對我說道。

我們正透過視訊連結對談，她的臘腸狗諾拉（Nora）爬到她的大腿上，而我的女兒則正在隔壁房間忙碌，彷彿就像是這些訪談的慣例一樣，我們先為了彼此家中的干擾向對方道歉。克蘿伊不被諾拉的熱切干擾打斷，她解釋，在一個由男性視角主宰的世界中，人造子宮有可測量、可受控制的特性，或許會被認為遠遠優於女性的血肉之軀，她們那有缺陷、無法預測，甚至在道德上模稜兩可的身體與行為。

「我想現在仍存有一種觀念，認為女性是不能被信任的。」她說道，並指出父權制度對懷孕女性行為的監管需求，從她們所吃的食物、她們從事的工作，一直到她們的伴侶。當我在寫這本書時，有許多女性聯絡我，想要與我分享自己這種暗中被矯正行為的個人故事。從咖啡因到酒精、服裝與運動，她們所有一切都被家人、朋友及陌生人監視，她們也會收到各種評論，從比較輕鬆或帶有攻擊性的都有。

「有種觀念認為，人類的形成是個魔幻的過程，而我們得確保這些女人所做的一切都是正確的。」克蘿伊說道。她表示，在未來一名女性的行為不符合社會規範時，或許她就會被威脅要被迫強制早產，讓胎兒在其餘孕期內被轉移，放入一個更「安全」的人造子宮裡。

「我猜想，那時候的論點可能會變得像是這樣：將胎兒從懷孕女性身上移出，能夠讓胎兒誕生後擁有健康人生的更大可能性。因此，我們得要這麼做才行。那幾乎會變成一種微妙的脅迫手段。」她又解釋道：「那會像是，聽著，這裡有一台機器會完美地完成這一切，因此你得達到和這台機器一樣的標準。」

這種部分的體外懷孕模式，克蘿伊將它稱為「體外發育」（ectogenesis），一個希臘文的混成詞，字面上意思是「在外創造」。二〇二〇年，在一篇發表於《醫學倫理學雜誌》（*Journal of Medical Ethics*）的期刊文章中，她和她的合著者提出了警告：「面對這些技術發展，我們必須正視那些關於控制、衝突及子宮的有害論述。」[16]

對於面臨流產威脅或其他危害迫在眉睫的極早產胎兒來說，儘管她也同意體外發育或許有機會拯救其性命；然而，羅曼尼斯博士也指出，這存在一個巨大且在道德上危險的灰色地帶，在人類懷孕的風險和益處上都相當主觀，在這種懷孕的模糊地帶中，潛在濫用的可能性極大。

她說道：「生產時發生的強制性介入屢見不鮮，而這種科技極有可能讓這狀況火上加油。」

要想像這一切或許令人感到不適，產婦在其人生中這個影響深遠且脆弱的時刻，竟然還要受到這種不正當的壓力與勢力影響。然而，研究表明，這種脅迫卻是產科暴力這一更廣泛現象的普遍元素。二〇二一年發表的一篇瑞士研究發現，在六千零五十四位女性中，有二十六・七%，即超過四分之一的女性，曾在分娩或生產時經歷某種形式的非正式脅迫。值得注意的是，移民女性及希望自然生產的女性甚至面臨更高的比例。[17]我也要慚愧地承認，我自己也曾在工作崗位上目睹過這種行為。儘管平時工作中，我所見的多數情境都是尊重和賦權的，但我也曾看過許多女性受到醫生及伴侶的影響而做出選擇，無論是接受或避免止痛、選擇剖腹產或自然產，或者接受或拒絕某種監測或藥物，那些情境都是基於這是最好、最簡單或最快速的方式，卻沒有充分討論這些選擇對應的風險、利益及替代方案。在這種背景之下，我們可以輕易地想像出，女性在不久的將來，會因為各種關於臨床或倫理的理由，被迫考慮進行體外發育，無論那些理由是不是真的。有誰能夠斷言，如果醫生堅持認為生物袋是對嬰兒「最好」的方式，或者如果法院威脅一名女性，若她在懷孕期間不符合某些行為標準就得執行體外發育，那麼一位母親會做出什麼決定呢？

雖然嬰兒被強行從不守規矩的母親的子宮中取出的世界，似乎仍遙不可及地足以令人安心，克蘿伊卻認為，生殖科技現今已被用來脅迫女性必須以特定方式來使用她們的子宮。表面上，那些處置方式都包裝得像是對女性自身的「福利」，但如果更深入地觀察，就會發現那些方式實際上都有利於女性的雇主及其身處更廣泛的資本主義體系。

她說道：「例如，臉書、蘋果及Google等企業提供女性員工凍卵的服務，因此他們就會說：『你看！來我們公司工作的福利之一就是我們提供凍卵技術，你就可以延長你的生育時間。』倘若這個（人造子宮）的科技確實存在，他們將有確切的動機說：『聽著，我們尊重你想要擁有孩子的意願，但你不如就乾脆選擇不要懷孕了吧？』」克蘿伊表示，一切只不過是時間長短的問題，體外發育最終都將成為高階主管的一項福利。她說道：「我的意思是，儘管這聽起來有點戲劇化，但只要我們身處一個資本主義社會中，就存有人們被強迫使用這些機器的藉口。」

要是人造子宮真的變得可行、有效且經濟上可負擔時，人造子宮的使用會不會將這個社會劃分出新的雙層社會結構，區分出懷孕者和不懷孕者？在那個各大績優股公司可以為了女性員工的胎兒而租借實驗室空間的世界中，生物袋嬰兒是否將成為下一個高階主管的身分象徵，繼公司用車、角落辦公室後再度合理升級之後？而當遠離會議室玻璃和鍍鉻的絢爛，在這個美麗新世界裡更黑暗、更不宜人的區域中，手術刀的威脅是否將始終懸停在有著社會上不被接受之行為的女性頭上？提前進行剖腹產，並將嬰兒轉移到一個乾淨可控的人造子宮內，無論在醫學和道德上，是否會被認為，比讓嬰兒繼續在危險且有缺陷的人類體內孕育更為安全？又或者，倘若整個孕期的體外發育變成實際可行的現實時，這項技術是否將為那些無法懷孕的伴侶帶來珍貴的希望？不然他們本來得選擇代理孕母來懷胎及誕下他們的小孩。對於同性伴侶、單親家長，以及本身健康條件受限而無法懷孕的女性而言，人造子宮是否真能提供他們一個安全的替代「空間」，讓他們透過體外受精技術形成的胚胎在其中孕育及成長呢？

撰寫此書的當下，這些問題都沒有確切的答案，而人造子宮技術帶來的倫理難題，在未來的幾年內可能都還是假設性的問題。克蘿伊也承認，經常有人會問她，為什麼她要如此執著於一個她有生之年、甚至永遠都不可能實現的替代子宮。「（人們會說）你為什麼總是要寫這一類主題的內容？你為什麼如此專注在這件事？對我來說，因為那是一個想像的（情境），可以幫助我們思考我們現在看待子宮的角度。我覺得那些問題相當吸引人，即便那些是完全抽象的問題。」

當天下午稍晚時，我如往常一樣在網路上漫遊於子宮的資訊迷宮時，我看見一張照片。起初，照片裡的東西看起來像是工業設備：一個滿是電線與開關的玻璃箱子裡放置著一個多孔的輪子。這個輪子看起來很像一把大型槍支的槍管，輪子內每個緩慢旋轉著的孔徑中都放著一個小試管，而每個小試管中都有一個老鼠胚胎漂浮在模擬的羊水液體中。然而，這些老鼠與其他老鼠不同，牠們的機械裝置不僅代表工程學的勝利，也代表了想像力的勝利。這些老鼠胚胎在形成的第五天從母體中取出，牠們當時仍僅是一堆細胞群，這些老鼠胚胎在各自的小試管內成長茁壯約六天時，長出了組織與器官，包含大腦、血液和小小的、跳動著的心臟，直到第十一天實驗達到可進行的極限為止。如此創新的子宮系統是由以色列魏茲曼科學研究院（Weizmann Institute of Science）的細胞生物學家們研發出來的，儘管這個子宮系統仍然無法複製老鼠完整的孕期，但其實也相去不遠了——進展幾乎近在咫尺，因為老鼠一般完整孕期是十九天。[18,19]

也許，未來子宮科技更精確的版本，嬰兒不會在袋子裡、瓶子裡或是架子上，而是在一個旋轉的艙室中，其孔洞如同金屬蜂窩，裡面裝著人類胚胎精確地按照某種無聲但至關重要的節奏旋轉。也許我們提出的問題並不再具備假設性；也許我們只是在欺騙自己，認為未來人類的生殖會走向不同道路，一條由肉體做成，另一條則是鋼鐵所鑄；也許那些問題並非「會不會」成真，而是「何時」會發生。

在未來，誰知道受孕、懷孕及生產會是什麼樣貌呢？如今，母親的身分已有無窮無盡的變化形象：在社群媒體上濾鏡加工後光彩奪目的、在監獄牢房或移民營中絕望卻帶有尊嚴的、在醫院停車場中狂野高速飆車的，或是在產房內接受催產素點滴的滴定給藥和硬膜外麻醉藥物的泵給藥。在珍妮佛·戈布雷希特（Jennifer Gobrecht）的案例中，她的母親身分則是成功地以跨頁報導登上《時人》雜誌。在二〇二〇年二月十三日發行的當期雜誌內，她的頭髮和眼睫毛都完美地夾得捲翹，雙臂緊抱著熟睡的兒子班（Ben），[20]看起來就像是以柔焦處理的一場夢境，充滿著為人母的幸福。但正如俗話所說，這一切並非表面上看起來得那麼簡單。珍妮佛的懷胎並非只是一般簡單的懷孕。事實上，班可以說是現代科學的奇蹟。他的存在是故事中的情節轉折，有些人可能會覺得這個情節可怕卻又激勵人心。當我和珍妮佛透過視訊「相見」的那一天，所有的光彩和魅力都已然褪去，我螢幕上那個閃爍著的矩形只展現了令人驚訝與赤裸裸的真相。

「我會晚個幾分鐘。」當我正在書桌前等待她時，珍妮佛寄了電子郵件給我。「我被困在一場暴風雨中。」當時我人在蘇格蘭，正值星期天的傍晚，但珍妮佛人在賓夕法尼亞州，比我這裡慢五小時，而她才剛從一個生日派對急忙趕回家。當我的螢幕閃爍亮起時，我看見一個我所熟知的母親形象：珍妮佛看起來疲憊焦慮，又充滿歉意，額頭上貼著濕漉漉的頭髮，臉上帶著相當緊繃的表情，充滿令人熟悉的焦慮感，那是當女性試著表現得相當專業，但得要側耳傾聽隔壁房間動靜的樣子，注意幾乎沒午睡的寶寶是否開始嚎啕大哭。在這場訪談之前，我和珍妮佛持續了幾週禮貌的信件往來，而那場夏日的大雨沖走了所有的嚴肅拘謹。在班醒過來之前，我們的時間有限，因此我們立即切入重點：珍妮佛如何被告知自己身體不可能懷孕生子，但她後來又如何以自己身體懷孕。她並沒有向姐妹或母親借用子宮，她也並非第一個劃時代生物子宮的人類接受者，她以某種現在能立即取得、現成且符合目標所需的器官來懷寶寶。這種器官經過測試，已證明它能勝任這項任務，但每年仍有數十億個被埋葬或焚化，像是人類的廢棄物一樣。珍妮佛梳理了一

下蓋在她臉上的頭髮，而我則在椅子往前端坐傾聽，她告訴我自己如何用一位死亡女性的子宮來懷上她的孩子

班的故事起源始於二〇〇四年八月二十六日，地點是一間診所，珍妮佛在一則Instagram 貼文中描述，「那個地方，之前本來是巴爾的摩公路上的一間家居用品連鎖店Bed Bath & Beyond。」[21]當時珍妮佛是高中一年級，正值十七歲，她是同儕中唯一還沒有月經的女生。她已經做了一系列令人尷尬但仍毫無結果的檢查，最終她只好來到這間公路旁一棟不起眼建築物中的女性健康診所，她會來此是為了要與醫師討論最近做的一次磁振掃描檢查（MRI）結果。珍妮佛清楚記得那一天，因為那天是她奶奶的生日，她和她母親本來以為只會短暫地停留看診，接著就可以帶著奶奶與她的「大姨媽」一起去Bennigan's 餐廳吃午餐。

「就在那一天，他們說，就是這樣，那裡什麼都沒有。你生下來就沒有子宮。只能祝你好運了。」珍妮佛告訴我。

就像布蘭斯特羅姆醫生的移植病患一樣，珍妮佛也被診斷出患有MRKH氏症候群，珍妮佛與她的母親對這種疾病一無所知，甚至連她的醫生也是，醫生承認自己還事先上網查找相關疾病資訊。當被問到MRKH氏症候群是否會不可能懷孕時，醫生以保守樂觀的態度表示：「我從來不會給任何人百分之百絕對的診斷結果。因為我相信科學總會有新發現，所以關於你是否能懷孕生子，我會說或許有百分之二的機率左右。誰知道未來會發生什麼事！」

當天去Bennigan's 餐廳吃飯的計畫或許被打亂，但接下來的幾年，珍妮佛和母親抱持著不屈

不撓的決心持續追求著那百分之二的機會。二〇一四年時，她嫁給了現今的丈夫德魯（Drew），這對夫妻原本考慮領養小孩或是代孕，但他們仍持續地搜尋各種新資訊，希望有可以提供他們其他選項的創新技術。

珍妮佛回想道：「我們開始關注科學新知，而差不多就是那時，瑞典開始在進行（子宮移植）試驗。我們覺得那太有趣了吧！」

到了二〇一六年，透過體外受精技術，戈布雷希特夫妻以德魯的精子與太太卵巢取出的卵子（如許多患有MRKH氏症候群的女性，珍妮佛仍有卵巢）培養出一個可用的胚胎。在代理孕母看起來開始像是最可行途徑的此時，珍妮佛聽說離她家幾分鐘距離的賓夕法尼亞大學正要進行一項全新的移植試驗，也正在招募受試者。一通電話就讓珍妮佛進入面試及評估的名單中，這個機會似乎好到令人難以置信。如果被選中了，珍妮佛得到的並不是精心製作且昂貴的子宮模型機器，而是一個往生捐贈者的子宮，那位女性的生命歷程雖然提前結束了，但她的子宮曾懷過孩子，也仍有再次懷孕的潛力。

從往生捐贈者身上摘取器官並非新鮮事或不尋常之事，每年全球都有成千上萬的類似手術，而腎臟、肝臟、心臟與肺臟是在英美最常見的捐贈器官。[22,23]為何不讓子宮也加入捐贈器官的行列呢？這個做法能消除從活體捐贈者身上取得子宮進行移植時，必須要付出的龐大醫療、心理與經濟代價：前去聯絡組織相符的親戚或朋友，請其進行捐贈時令人忐忑不安的各種互動情況、選擇活體捐贈者並安全地對其進行手術時的困難、當發生流產或接受者身體排斥捐贈器官時的悲傷狀態，以及活體捐贈者的治療及其離開工作崗位時造成的開支成本。即使考量人造子宮的可能性，已故捐贈者的子宮仍具有明顯的優勢，因為零成本、隨時可取得，因為很遺憾地，正值生育年齡的女性可能隨時因各種原因死亡，其中大部分都與子宮無關。這些子宮不但免費、實用且容易找到，很難理解死亡子宮捐贈多年來為何都未成為常態。

或者說，將你的胚胎放入一個已故女性子宮裡成長，會不會有一點……詭異？新聞媒體總熱愛一些動人的器官捐贈故事，像是有愛的姐妹們互相交換腎臟、或是某位父親得知死去兒子的心臟現在正在另一位年輕男性胸膛中跳動等。然而，要想像一位像珍妮佛這樣的女性接受另一位女性的子宮捐贈，並利用這個子宮懷上自己的孩子，這種故事是不是太私密又太令人毛骨悚然了呢？當我問珍妮佛，她是否也曾因為這種想法而寒毛直豎，她的回答卻相當務實而不含糊。

「為何移植手術只能用來拯救生命，而不能用來提升生活狀態呢？當你死去之後，既然帶不走一切，那為何不讓他人以一種能確實改善生活、甚至創造生命的方式來加以使用呢？你知道，那是一個多麼神奇的器官。你的腎臟可以過濾毒素，但這個器官卻能創造出**人類的生命**。」

珍妮佛對移植過程具備洞察力的看法，讓她在賓夕法尼亞大學團隊要求的嚴格心理審查中表現出色，再加上她良好的身體健康條件，她獲得了參與試驗的機會。於是，正如同許多其他待移植者一樣，個人的命運都取決於他人的死亡，珍妮佛發現自己等待那通電話的「召喚」。在珍妮佛的故事中，改變她命運的時刻發生在某個星期五的下午。研究團隊找到了一個合適的捐贈者，一位生過幾個小孩的二十九歲女性，因此她的子宮早已經過重重的測試及考驗。珍妮佛後來收到一封來自那位捐贈者母親的來信，描述那名捐贈者是「我見過最棒的一位媽媽」。[24]

這位年輕女子永遠不會知道自己贈予戈布雷希特一家什麼禮物。珍妮佛三十二歲時，正是移植手術過後的幾個月，珍妮佛來了她第一次的月經。終於，她也迎來那個朋友們在許多年前就曾經歷的成年儀式，這也同時是子宮正常運作的明確信號。六個月後，其中一個體外受精胚胎成功移植，隨之而來的就是珍妮佛口中形容相當順利且平凡的懷孕，除了幾乎每天都要進行檢查，並服用臨床試驗所需的數十種免疫抑制藥物以外。在懷孕三十週時，珍妮佛被診斷出早發型子癇前症（rapid-onset preeclampsia）❷，也代表著戈布雷希特寶寶得要出來看看外面的世界了。在珍妮佛形容為「苦樂參半」的事件中，試驗的團隊先是執行剖腹手術，隨後進行了子宮切除術。若是她在孕期後仍留存那副子宮，可能會有未知的併發症並帶來更多風險，而珍妮佛也要需要無限期地持續服用抗排斥藥物，並忍受藥物時常帶來那些令人不適的副作用。二〇一七年的十一月，班・戈布雷希特誕生了，而那個養育他的子宮也隨之被取出。

在生殖歷史上，正如「安琪拉」扮演了她的角色，並帶給馬茨・布蘭斯特羅姆靈感，珍妮佛的捐贈者及其他已故捐贈者的子宮，如今也用於全球各地的許多類似試驗中，這些已故捐贈者們也為生殖歷史寫下了新的篇章。在免疫學家、產科醫師及專科外科醫師們對這些手術流程越來越熟練的同時，為了這一路上會出現的那些倫理問題，我們也將會持續地尋求答案。或許，社會對於子宮的複雜情感既憎恨又崇拜，這將成為一個比起任何技術困難都更為巨大的障礙。但為什麼呢？從腎臟到眼角膜，我們幾乎接受其他每個器官的移植使用，因此若將子宮冠上某種神聖、不可觸碰的意義，似乎太不合理了。在過去的千年之中，科學早已向我們展現了子宮根本不是擁有自己善變的靈魂的「動物中的動物」，而是像其他器官一樣中立且具備功能性。假如目標是盡可能讓更多女性擁有生兒育女的機會，同時保護潛在活體捐贈者的健康，並充分利用穩定的大體供應，那麼踏出的這一步為什麼會比前一步更具爭議性呢？

確實，早期關於子宮移植的論述主要圍繞於一個觀念之上，認為子宮是個具有特殊地位的器官。生物倫理學家亞瑟·凱普蘭（Arthur Caplan）與他的合著者在其二〇〇七年的文章〈移動子宮〉（Moving the Womb，暫譯）指出，對於原先贊同器官捐贈的女性而言，子宮移植這一步在情感上或許跨得太遠。「簽署器官捐贈卡時，很少有美國女性（假設有的話）曾經想過子宮也可能是考慮捐贈的器官之一。女性或許不會像捐贈她的心臟、肝臟那樣有意願地捐出子宮。」[25] 那篇文章並未詳細探討這種抗拒背後的原因，反而似乎在默示女性對她子宮的直覺感受，認為子宮相較於其他器官更為獨特，無論如何都是屬於她的，而這已足夠成為理由了。在凱普蘭的文章發表十多年後，這個理論都不曾以任何系統化的嚴謹方式進行測試，但卻是建立任何大規模子宮捐贈計畫的重要先決條件。就目前來說，參與活體子宮捐贈臨床試驗的女性人數雖少，卻持續穩定地成長，也有些家庭會選擇捐贈所愛之人的子宮。正如珍妮佛·戈布雷希特捐贈者的母親在信中寫

❷ 審訂注：臨床上以妊娠三十四週為界，區分為早發型（early-onset）或晚發型（late-onset）子癲前症，目前認為病理成因不盡相同。早發型子癲前症通常病程進展比較快速，也比較容易出現嚴重的母嬰後果，一經診斷通常建議盡早生產。

道：「（我女兒）得以幫助另一位女性，使其獲得母親身分的禮物，這是多麼美麗又適切的遺愛啊！」[26]

珍妮佛說，儘管大眾對她的故事普遍給予正面的回饋，但她對於那些她所謂的「強烈反彈」也相當熟悉。在她的經驗中，這些對子宮移植的反彈通常都不是來自潛在捐贈者和他們的家人，更多時候是針對接受捐贈者，他們認定接受捐贈者十分自私，或是他們有這些需求並不合理。

她說道：「總會有些人說：『我就是不明白，你為什麼會想經歷這種極端的生育治療方式，去領養就好了啊。』他們說這些話的口氣就像我可以隨便去某家商店一樣，好像這只是心理上容易做到的事情。那些未身陷這種困境的人，根本不瞭解為什麼有些人想要經歷懷孕和生子。而且你知道的，不同的人對於自己這一生想要體驗的事都有著不同的偏好。」在這種意識形態的辯論中很難有明確的贏家。正如西納・赫迪（Sheila Heti）在一本關於探索各種生育選擇的自傳式小說《母性》（*Motherhood*，暫譯）中寫道：「大家總是要讓女性覺得自己像個罪人，無論她做了什麼選擇、無論她有多麼努力。母親總是覺自己像個罪人，而那些沒有當母親的人也同樣如此。」[27]一個人決定要生孩子以及他們選擇的生育方法，無可避免地會讓另一位同樣面臨生育選擇的人感到厭惡。

最終，珍妮佛說道，像是子宮移植這樣的科技，無論是來自活體或已故捐贈者的捐贈，其實都是為了提供選擇，而對於許多正值生育年齡的女性而言，選擇相當有限。

「我希望有著不同不孕症病況的女性們，都可以將這視為另外一條可以走的路，因為當你是被告知自己並沒有太多選項的年輕女性，一切會非常辛苦。我認為，我們能夠為女性創造更多的選項，而這件事十分重要。我當初會希望成為第一批嘗試這種方式的人的原因就在此，因為就算對我而言並未成功，我們仍可以為了其他人找出更多方式，並讓它變得更好。」

還有一件事也值得注意，未來這群「其他的人」或許會包含更多樣的人。科學家已開始探索將子宮移植放入生理上具男性特徵的身體中的可能性，更精確地說，他們提出的理論認為：跨性別女性，即本來出生時的指定性別為男性，在認同並以女性身分生活時，可能仍保留部分或全部男性解剖結構的人，如果科學與社會允許時，或許他們也能成為子宮移植的接受者。一篇二〇一九年的綜述文章的作者們總結：「儘管在解剖學上、荷爾蒙、生育能力及產科方面，仍有需要考量的地方，但並沒有壓倒性的臨床論點反對將執行子宮移植（UTx, uterus transplant）作為性別重置手術（GRS, gender reassignment surgery）進行的一部分。」這些作者甚至更進一步闡述他們對生殖平等的論述，提出這些醫療障礙如果能安全地克服，事實上將這群人排除在妊娠與生育的可能性之外或許是不道德的事。「那些從男性變為女性（male to female, M2F/MtF）的跨性別女性的生殖願望，應該要與出生時就被指定為女性的人們，受到同等的注意考量。此外，若在建議研究領域內顯示可行性的前提下，如果不考慮在這群人之中進行子宮移植，在法律上和倫理上或許都是不被允許的。」[28]對珍妮佛的捐贈者的家屬，又或是那位讓馬茨．布蘭斯特羅姆有所啟發的「安琪拉」來說，這種假設性情節許都是意料之外的事，但在我們有生之年，這樣的假設卻有可能成真。

蘇格蘭這裡的時間對我來說已經越來越晚了，對在賓夕法尼亞的珍妮佛來說也即將迎來兒子小憩片刻的尾聲，我可以看得出來她的眼睛越來越頻繁地瞥向螢幕外正在睡覺的孩子。當我們互相道別，回到各自的家庭責任時，我不禁想著，難道給予人們選擇，包括女性、男性、同性與非二元性別的伴侶們，以及任何有子宮、或任何想要子宮的人們，是一件這麼糟糕的事嗎？那些選擇（關於是否、何時與如何進行性行為、組成家庭或終止懷孕等的選擇），都能讓女性及有子宮的人們過上安全且滿意的生活。反過來說，做出這些選擇，不僅是讓這些人能夠在我們的世界中生存下來，也能讓他們在其中茁壯成長，成為充實的個體，並成為群體之中參與投入並被賦權的成員。就像食物、水及住所一樣，生殖選擇也同樣不是奢侈品，而是必需品。

對於任何有子宮的人而言，子宮就像一個樞紐，是各個生殖選擇脈絡的交匯處。在墮胎的領域中，這種匯聚尤其表現得最為明顯，或者說是最有爭議性。全世界每個政府都曾試圖決定個體是否擁有法律權利決定終止懷孕，以及如何與何時能終止懷孕。對於生命是從何時開始，以及該生命是否比孕育者的生命更有價值，這個世界沒有一致的共識。人們對於一個人的身體或至少他們體內的子宮，是否屬於他們個人的主權領土也沒有一個普遍同意的觀點。正如我們先前所見，儘管在哲學上存有這樣的分歧，墮胎和墮胎藥物在整個歷史中卻無所不在，而墮胎手術本身也仍是生殖醫療保健中重要的一部分。在某些情況下，終止懷孕能夠避免危及性命的醫療危機；在其他情況下，它可能在一個人的身體、情感甚至經濟狀況上，並不會馬上顯而易見的影響，但仍然同樣有益。[29]

世界衛生組織對於墮胎有相當明確的立場：「如果在孕期的適當時機時，並在掌握必要技能的人員協助下，採用世界衛生組織所推薦的墮胎方法時，墮胎是很安全的手術。」[30]雖然有這樣的背書，許多國家仍對墮胎實施限制性法律或明確的全面禁令。這種對子宮及其相關內容的嚴苛立法，幾乎無法防範意外懷孕發生，也無法遏止墮胎的需求。相反地，這樣嚴苛的法律反而會將人們推向衛生條件不佳的環境，向欠缺專業技能的服務提供者尋求協助，造成悲劇性的後果，或如同某些人會說的那種無可避免的後果。每年有成千上萬的女性死於不安全的墮胎所導致的併發症。[31]那些女性受到感染、大量出血，以及子宮與周邊器官損傷的折磨[32]，她們可以說是拚上了性命，就算死也想要掌控自己的子宮。

那些不安全的墮胎手術中，儘管有百分之九十七發生於開發中國家[33]，但能否擁有進行這種挽救性命手術的權利，不只是存在於第三世界國家的問題。一些全球最富裕、所謂「進步」國家中的懷孕婦也正面臨著死亡，因為他們國家的法律將胎兒生命置於母親之上。這些女性的面孔經常出現在報章雜誌封面與新聞快報中，她們的故事都驚人地相似。二〇一二年，全球新聞焦點都聚集在薩維塔・哈拉帕那瓦（Savita Halappanavar）的故事上。當時，她到一間愛爾蘭的醫院尋求協助，她十七週的身孕似乎即將面臨流產的危險。儘管她因為子宮內部感染又患上敗血症，病情逐漸惡化，但在胎兒心臟仍持續跳動的情況下，醫生並不能合法引產來終止懷孕。直到薩維塔自然流產時，先前持續的懷孕狀態造成她極其嚴重的感染，最終導致敗血性休克及多重器官衰竭，很快便心臟驟停。[34]二〇一二年十月二十八日，報章媒體鋪天蓋地報導了薩維塔之死，而這起事件無疑地成為重要的推手，促成了後續的公投，要求廢除愛爾蘭限制性墮胎法律。然而，對於薩維塔而言，這個改變卻為時已晚。自從她過世之後，也有類似案例發生於其他女性身上，甚至相似地令人毛骨悚然，能拯救這些女性生命的墮胎手術來得太晚或甚至從未發生。二〇二二年初，一位被公開稱為「安格尼茲卡T」（Agnieszka T）並懷有雙胞胎的波蘭女性，因為面臨第一孕期的流產危機而前往醫院，卻在一個多月後身亡。安格尼茲卡的家人聲稱，她死於敗血性休克，是醫院當初延誤進行雙胞胎引產所導致，雖然兩個胎兒在安格尼茲卡住院後幾天皆已胎死腹中。[35]正如薩維塔．哈拉帕那瓦以及眾多的類似案例一樣，胎兒微弱的心跳，甚至是那些可能即將自然停止跳動的，似乎都被賦予了比胎兒母親生命更高的優先順序。子宮感染會以驚人的強度與速度發展，尤其是在胎兒死亡之後。在這些案例中，及時採取藥物或手術的方式清空子宮至關重要，但對於那些實施懲罰性墮胎法律的國家而言，這個事實似乎無足輕重。

也許最令人不寒而慄、退步落後的子宮法規，並不在愛爾蘭或波蘭，而是美國這個全球政治及社會實力最強大的國家之一，自從川普嘲諷梅根．凱莉從她身體「隨便什麼地方」流血之後，一波限制性墮胎法律的浪潮便席捲全美，其中不乏一些實質上根本是禁令的法律。二〇二一年五月，德州州長格雷格．阿博特（Greg Abbott）簽署了ＳＢ８法案，也就是所謂的《心跳法案》（heartbeat law），該法案明定只要偵測到胎兒的心臟活動就禁止墮胎。[36]根據ＳＢ８法案，這發生於懷孕第六週，換句話說，也就是一個人上次月經來的第一天開始起計六週，對於許多人來說，她們可能根本還未意識到自己懷孕，更遑論有時間選擇並進行墮胎。隨後，許多州也效法，對合法墮胎的時間與情況採取極端的限制。二〇二一年，各州州議會通過了更多類似的法案，自一九七三年標誌性的《羅訴韋德案》（Roe v Wade）確立全美的墮胎權利以來，這是通過最多相關法律的一年。[37]截至二〇二二年初，已有三個州試圖禁止整個孕期的墮胎，而有八個州試圖禁止懷孕六週後的墮胎[38]，且有十二個州設立所謂的「觸發法」（trigger laws），也就是當《羅訴韋德案》被撤銷時，將會禁止所有或幾乎所有的墮胎。[39]

在二〇二二年六月二十四日，美國生殖權利的風暴在地平線上迅速形成，並發出震耳欲聾的雷聲。近年來，右翼法官所組成的席位在美國最高法院越來越多，並宣布了其在《多布斯訴傑克森女性健康組織案》（Dobbs v. Jackson Women's Health Organization）中的裁決。起初，是對密西西比州限制性墮胎法律的挑戰，但多布斯上訴至最高法院時，卻代表了對美國人民身體自主權最重大的法律挑戰。大法官塞繆爾·阿利托（Samuel Alito）在總結最高法院六對三多數裁決的書面裁決中，折衷且無疑選擇性地回顧了歐洲及美國的歷史，引用他認為可追溯至中世紀的反墮胎立法及意識形態的古老傳統。他最終得出的結論（或許是不可避免的）是，墮胎權利並未受到憲法保護，也從來就不受憲法保護。他寫道：「《羅訴韋德案》從一開始就是極其錯誤的。」[40]

阿利托振筆一揮，就對孕婦及她們的照護者造成沉重的一擊。從現在開始，在這個國家的許多地區，美國人的子宮內若懷著胎兒便不再擁有自己身體的掌控權，無論是任何原因，如年紀、妊娠情況、社會需求、可能危及母親性命的風險，或是包含強暴與亂倫等極端情況，她都必須要懷著胎兒直到懷孕期滿。每個州都能決定在其行政區分界內墮胎是否合法，而每個州也可以對尋求墮胎手術、幫助墮胎手術或教唆實行墮胎手術的人們施行州內的罰則，如巨額罰款、重罪指控以及（或是）入監服刑

儘管這項裁決引起的震撼無疑會持續多年，但或許我們不該感到驚訝。儘管阿利托的裁決書上的墨水可能都還沒完全乾，但他這些文字其實多年來早有不祥之兆。在二十世紀末及二十一世紀初的美國文化中，反對生殖選擇的言論日益突出，不僅出現在網路論壇和抗議標語上，那些被擁戴的反墮胎言論甚至出現在日常所見的家庭用車上。在三十三個州內都能取得寫有「選擇生命」（Choose Life）車牌，有些上頭印有微笑的嬰兒及寶寶腳印的圖樣，其中有不少車牌籌募資金來支持反生殖選擇組織。[41]反過來說，難道大家可以想像在某個世界裡，車牌被用來支持限制男性的生殖權利，並為其籌募資金嗎？難道大家有辦法預想會有種車牌被用來宣傳「強制輸精管切除術！」而一旁印有閃亮亮的剪刀與外科醫生手術刀的圖樣嗎？沒有人能想像這種事。這種對比看起來或許很荒謬，但這種不平等如此明顯卻普遍存在。美國四處充斥這般的不平等，而且一直都存在，不論是私人的對話、公開的辯論中，以及在平穩駛向社會劇變的大型車隊中。

在如此脆弱不穩定的時刻，作家瑪格麗特・愛特伍（Margaret Atwood）邀請我們審問自己的價值觀，以及這些價值觀之於生殖自主權的未來又有什麼樣的涵義：「我們必須問自己，我們想要生活在什麼樣的國家？是一個民主的國家，其中每個人都能自由做出關於自身健康與身體的

抉擇，還是一個只有一半人民自由，而另外一半人民的身體由國家集中管理的地方？」[42]這些問題不只針對一個人或一個國家，愛特伍提到的「我們」包含了所有人，世界各地的每一個人。然而，對於許多擁有子宮的人而言，選擇的自由仍然難以實現。

聯合國人口基金（UNFPA，聯合國的性與生殖健康機構）於二〇二一年時發表了一篇報告「我的身體是我自己的」（My Body is My Own），該調查詢問五十七個國家的女性關於她們身體自主權的問題，而調查結果發現，其中只有五十五％的受試者表示自己可以做出關於性、生殖健康與生殖權利的決定，包含是否能夠拒絕性行為、是否能夠採取避孕措施，或者是否能接受醫療健康照護。而四十五％的女性有相反的感受，這占了調查中近一半的女性。[43]對於為數不小的少數人而言，她們的自主權遙不可及，遠遠不及父權社會及其權力結構的生理、性和生殖需求，從政府的大廳到家庭的核心都是如此。從美國（幾乎每週都會出現新的生殖選擇威脅）到另外二十個國家（包含巴林、玻利維亞、俄羅斯及菲律賓等國家），當強暴案定罪後，如果施暴者娶了受害者，定罪可能就得以撤銷[44]，女性的身體和子宮並不屬於她們自己。不完全屬於她們自己，因此也能說根本就不屬於她們。她們只是部分享有自治權，或是有條件地享有自治權，只有在滿足他人需求的前提才能獲得自由，這不僅是無法彌補的損失，也是根本上的不公義。

即便在最具前瞻思維的國家，我們或許還能選擇要將哪種食物放進肚子裡，選擇用我們的雙手抓住哪些工具、選擇自己腦袋裡盤旋著哪些私密想法，但對於我們許多人而言，不論是過去、現在及無疑地在未來的多年後，我們並不總是能選擇如何應對自己的子宮，或是根據自己的期待及慾望決定要追求或避免為人父母的身分。我們缺乏這種基本的自由，而我們往往也缺乏對於子宮基礎功能的瞭解，如它如何成長、如何流血、如何生產及如何跟隨生命不斷改變的潮汐而有所變化。我們之中有許多人甚至無法以最簡單的字句形容子宮或是描述子宮的功能，倘若沒有了語言，就不會有自我表述。

這本書僅僅就是那個「語言」。這書頁上一筆一劃的文字都是用來描述那個生機蓬勃、鮮血湧動，並且與生命一起脈動的器官。這個器官與我們的生物學、社會與政治的命運密不可分地相連在一起。這個器官願意講述自己的故事，不論是悲劇的、勝利的，或是不斷演變的故事，只要我們願意聆聽。

一篇毫無歉意的結語，或者說，一封給讀者的邀請

有位作家朋友告訴我，近來女性作家在待完成的作品寫到尾聲時，幾乎都會寫一篇結語，而結語的唯一目的，就是要為前面書頁中許多自己認定的缺陷之處道歉。她的一席話激起我一陣自我認知的酸楚。在我們的這段談話之前，我才發現原來她所說的，根本就是我本來一直計畫要做的事。

撰寫這本書的過程中，我一直在心裡記著我可以在結尾說的所有事，讓這些說明多多少少彌補我作品上的限制，或是為其找藉口。儘管這本書確實可能有無意的疏漏，或甚至有（雖然我真的盡我所能地去避免）不精確之處，但若要以強調缺失來終結這本書，那麼將會適得其反，更違背此書的目的。開始撰寫這本書時，我帶著一個目標，想要瞭解或甚至是想要讚揚這個時常被污衊及忽略的器官，以及這個器官擁有者的身體及生命。所以，與其沉溺在那無謂的自我批評中（且據我朋友所言，那既沉悶又老套），我將有目的地去抵抗我較為脆弱的本能，並去反思這段旅程中，那些慷慨帶領我的受訪者及專家讓我學習到的課題。

最初，當我在外科醫生大廳博物館驚嘆看著那些脫離人體的子宮時，我以為自己很清楚知道要寫些什麼，又該如何寫下這些內容，整本書的架構與目的當時就像我眼前的福馬林溶液一樣

清晰。然而，當我開始進行研究及撰寫時，子宮的歷史與它的愛好者對我展現一件事——我得拋棄之前想到的點子，才能發展出對子宮更全面、精確且具前瞻性的理解。在這個過程中，我很早就意識到，對於子宮的任何理解都必須有週期性的循環，如同這個器官本身的功能一樣。子宮的存在沒有任何部分可以單獨進行檢視，也不能像觀察一隻玻璃罐下的蝴蝶一樣，在文中只固定強調單一面向。反而，子宮的每個面向及其在我們生命中的重要性，都是一個接連著下一個，再回到原先的那一個，如此無限循環著。若一個人沒有先探索這個器官在嬰兒時期的樣貌，就無法瞭解成年人的子宮。若一個人沒有先回顧童年時期，接著快轉到更年期，就無法好好地討論月經。若一個人沒有先瞭解子宮在受孕最初時刻中微弱但同等重要的脈動，就無法好好欣賞子宮於分娩時的強烈收縮。同樣地，若一個人未能在流產的陰影中駐足停留，就無法全然體會生命誕生的喜悅。或許，主張一本有關子宮的書必須有機地遵循生殖週期本身的節奏和迴圈，這聽起來可能有些虛幻也有些迷信神祕，但自這項計畫最早的開端以來，子宮就一直引領著我走在這條道路上。我希望你會被這些書頁中的文字鼓舞，去擴展你的知識，將它們連接起來並反覆應用，並將其整合為一套全新、更激勵人心的完整知識，一套帶著真實與尊重，反映出我們生命季節的知識。

撰寫這本書的過程中，我所學到的課題並非全然輕鬆容易或令人愉悅。很快地，我就意識到，對子宮的理解必須是週期性的，也必須要互相交織。我們無法一概而論地描述所有群體擁有子宮的經歷，每個人的子宮生活都會深受他們身分交疊的陰影和色調所影響。無論子宮可能帶來什麼麻煩，若你碰巧是黑人或是棕色人種時，那些麻煩往往更嚴重、更痛苦，甚至更常被醫界、法律與整體社會所忽視，甚至被鄙視。若你屬於某個被任何形式所邊緣化、被「他者化」（othered）或是受壓迫的群體，例如你很貧窮、受奴役、被監禁或是移民，又假設你不符合身處文化的性別規範，那麼這些麻煩還可能更加艱鉅。我並不是想宣揚自己的美德，或是展現激進覺醒主義。這些都是事實，有科學與社會學證據可證明的事實。身為一名順性別、異性戀且受教育的白人女性，有份穩定的工作、有保障的公民身分，如果還宣稱那些苦難都是自己的經歷，那就太不誠實了。然而，我一直努力想要做的，就是放大那些人的聲音，那些其子宮孕育出痛苦壓迫的人們、那些生育能力、性別、身分認同與健康都被貶低，甚至在某些情況下被摧毀的人們。我希望這本書有將那些聲音，有些響亮卻憤怒、有些輕柔卻執著的聲音，傳送至這些書頁上，接著進入你的耳朵裡。或許其中某些聲音能夠引起你的共鳴，或許你也曾走過這種相似的路上，歷經不公義、不平。相反地，你也可能覺得月經貧窮（period poverty）❶、強制絕育和醫療種族主義並非你所屬世界的一部分，但請知道這些問題確實存在，並明白對於那些受到這些問題影響的人們，擁有子宮就是一種極其沉重的代價。透過閱讀、聆聽並反思，你可以尊重她們的經歷，瞭解自己是問題的一部分或解決方案的一部分，或者又如許多人可能會發現的事實，我們可能介於兩者之間的複雜灰色地帶。

❶編按：生理衛生用品的價格昂貴，導致經濟處於劣勢的女性無法負擔，甚至連帶影響到行動自由與身心健康的社會問題。不只是資源匱乏的國家，即使在美國也有月經貧窮的現象。二〇二一年一項研究對四百七十一名美國大學生進行調查，發現有十四％的人在過去一年內曾經因為經濟因素無法購買生理用品，有十％更是每個月都發生。同時她們也比較容易出現中重度的抑鬱。

要推進大家對子宮及其對所有人生活影響的集體認知，很大程度上要仰賴政府機構是否有意願將資金投入該領域的研究。很遺憾地，政府組織的預算往往都把持在少數人手上，而那些人大多是男性，認定這些研究相對不重要、只有屈指可數的人的「小眾」關注程度，或者無利可圖。回想著克莉絲汀．梅斯告訴我的事，她在科學刊物的文獻搜索中發現字彙「精液」的搜尋結果遠比「月經經血」多，分別是一萬五千筆對上寥寥無幾的四百筆搜尋結果。這結果可被視為科學界（以及更廣泛的世界）對於男性身體，包含其功能、健康與愉悅，過度關注的表現。這樣的差異似乎在最好的情況下只是欠缺遠見，但在最糟的情況下可能相當危險，畢竟世上幾乎有一半人口生來就有子宮，而我們所有人的生命旅程都從子宮開展。

在新冠肺炎大流行時，女性健康資金不均的問題只是更加惡化。身體處於生理極端狀態時，身體會將血液分配給最重要的器官，即心臟與肺部，並遠離那些對即刻生存較不重要的器官。在新冠大流行期間，這種資源分配方式也體現在全球。隨著政府將金錢和人力投入病毒防治的工作中，其他醫療照護領域則陷入了困境，例如性健康、產科學和婦科學，子宮及其擁有者也因此遭受極大的傷害。在某些地方，女性因無法取得避孕及墮胎方式而受苦、供應問題導致女性無法再定期接受更年期荷爾蒙療程、婦產科醫院經歷醫療服務縮減，對於孕婦們及其伴侶實施令人痛苦的限制。在一個早已缺乏資金及人力的體制下，助產師面臨前所未有的壓力與過勞，仍得要照顧危急的病患。這一切問題的核心都是子宮，它卻對全球事件毫不在意，仍自顧自地勤奮進行著流血與生育的業務，而其需求一如往常地迫切。病情感染的波濤或許潮起潮落，病毒高峰可能上升下降，但在一切變動之中，子宮仍持續地奮鬥與受苦。流行病學家宣稱，另外一波疾病大流行將無可避免，那下一次子宮能過得更好嗎？還是，在急於保護與保存生命的過程中，那個最重要的、人類種族生存的必備器官，無論是否面臨疫情，仍會再次被擱置一旁？

❀ ❀ ❀

我不會懷抱著幻想，認定這本書將會讓掌握世界科學資金的那些人，不論是現在或未來的某一刻，突然就放開他們對資金的掌控。對於像是ROSE試驗、瑪格麗塔・圖爾科針對子宮內膜類器官的研究，或是莫妮卡・托羅法利和琳恩・薛佛德提倡安全使用催產素的活動等，這些研究的資金都得來不易，無論現在或未來，那就像是從石頭裡榨出血一般困難。現在，我們所有人都做得到的一件事，就是多瞭解自己一些，這既不會對我們自己與他人產生成本，也不會造成經濟當權者的負擔。擁有子宮會如何影響你的人生呢？你會用什麼語言來描述或貶損那個器官呢？子宮帶給你的是愉悅還是痛苦呢？抑或是愉悅與痛苦複雜地交織在一起，就像子宮本身的肌肉纖維緊密交纏著呢？你是否瞭解子宮的功能及其功能異常的狀態？你又是否瞭解它從一個月到下一個月、從出生到死亡，每個階段與其週期呢？

正當我即將結束與蕾貝卡・費希拜恩的訪談時，她謙虛地表達自己的感激之情，表示那樣危險且駭人的雙胞胎輸血經歷，讓她對自己的身體有更深一層的認識與理解。我對此表示，與我對談的女性之中有不少人擁有相同的生命軌跡：一次個人創傷經驗促成一輩子對相關知識的追尋，有些時候甚至會轉化成一條全新的職涯道路。「對呀！」蕾貝卡點了點頭，贊同這樣的普遍現象，並說道：「我與我的朋友將這稱為『找自己』（*me-search*）。」

因此，我將要帶著邀請結束這本書，而非帶著歉意：如果你有子宮，或如果你與某個有子宮的人一起生活，或者你關心某個有子宮的人，又或者是你多年前，也曾從某個滿是鮮血的子宮裡一邊尖叫著誕生，之後就不曾多想關於子宮的事，都邀請你一起來「找自己」。請去探問並頌揚自己的經驗，去理解那個拳頭形狀的肌肉，那個力量的來源，那個我們所有人展開生命的起點。甚至，它可能會以許多方式告訴我們，我們現在將要朝著哪個方向前進。

誌謝

這本書始於一封寄給我經紀人、非常具試探性的電子郵件，最終卻超乎我的遠大夢想，發展出一個由專家、熱心人士及支持者組成的社群。我真摯感謝在《子宮》這本書的妊娠期間帶領它前進的每個人。這本書的誕生耗時費力，但這些助產師們都極為優秀。

經紀人海莉・斯蒂德（Hayley Steed）是最棒的經紀人。謝謝你，海莉，謝謝你從我們的第一次會面開始，當我仍是個出版界菜鳥就一直相信我。我們絕對要一直做下去！也謝謝莉安娜—路易斯・史密斯（Liane-Louise Smith），謝謝你說服海莉《子宮》這本書是很棒的點子，也謝謝你和最棒的喬治娜・西蒙茲（Georgina Simmonds）一起將這個點子推向全世界。

我也要為了他們的熱烈支持、敏銳的編輯技巧，以及對本書作者神經質的友善包容，向Virago出版社的蘿絲・托馬舍夫斯卡（Rose Tomaszewska）、Ｅｃｃｏ出版社的莎拉・伯明罕（Sara Birmingham）深表感謝。我也要謝謝丹妮絲・奧斯瓦爾德（Denise Oswald）早期的支持，謝謝柔伊・卡洛爾（Zoe Carroll）協助掌控一切，謝謝瑪莉・錢伯林（Mary Chamberlain）。（再次）最完美無瑕的審稿，也謝謝艾莉森・格里斐斯（Alison Griffiths）在最後衝刺階段的幫忙。我也要對大衛・奧里昂・沛納・卡皮奧（David Orión Pena Carpio）說聲「**謝謝**」（Gracias）！謝謝你幫忙確保這本書盡可能具備包容性與同理心。我也要以一些我知道的以及許多我不懂的語言來致謝，謝謝各國的出版商與譯者們。

謝謝李・藍道爾（Lee Randall）在聽了我用一句話進行的提案後，便看見這本書成為暢銷書的潛力，也謝謝珍・哈莉（Jane Healey）願意聆聽我在寫作過程中的困擾。謝謝兩位傳奇助產師瑪莉・連夫魯（Mary Renfrew）與蘇・麥克唐納（Sue Macdonald），我欠你們一份感激之情，對你們深表敬意。

若沒有許多貢獻者與受訪者分享自身的專業與生活經驗，特別是他們身處封城而導致各種程度之家庭混亂的期間，那麼《子宮》這本書就不會存在。我真的太感謝你們慷慨地貢獻出時間、智慧與精神。也謝謝提供各種寶貴背景資訊的人們，包含瑪麗蓮・本納（Marilen Benner）、路易斯・威爾基（Louise Wilkie）與賽巴斯丁・霍夫鮑爾（Sebastian Hofbauer）。

當我在撰寫這本書時，我耳邊迴盪成千上萬的聲音，來自我曾有幸於助產師崗位上支持過的女性與家庭。他們的話語或許未被寫在書頁上，但他們的力量、智慧與尊嚴卻貫穿了這整本書，他們一直都是我背後的合著者。

在我撰寫《子宮》這本書期間，在我的「日間工作」中哄勸、鼓勵、引導並責罵我的這些聲音，全都來自我的良師益友，包含我的助產師同仁、醫師、輔助人員、搬運人員，以及所有讓產科運轉順利的相關人員。謝謝你們的種種包容讓我得以穩紮穩打地腳踏實地，我也要將謝意傳達給社群媒體上曾支持我的眾多助產師與實習助產師。

第一手親眼見證了這一切的人們，沒有人比他們更瞭解一位作家經歷的旅程。謝謝我在美國與蘇格蘭的家人們，也特別要提及我的父親，他沒能活著見證《子宮》的出版，但他先前讀完本書粗略的草稿後，他堅定地說道：「每個人都應該要買這本書。」

我也要將我所有的愛、永恆的愛，獻給A.、S.與A.。這真的是為你們寫下的一本書。

詞彙表

墮胎藥（**Abortifacient**）：（形容詞）引起或導致流產的，或（名詞）具有前述效果的物質。

流產；墮胎（**Abortion**）：自然或人為終止懷孕，通常這個詞彙會用以描述藉由藥物或手術手段以達成的終止懷孕。

子宮腺肌症（**Adenomyosis**）：一種疾病，有類似子宮內膜（子宮內層薄膜）的組織被發現存在於子宮肌層（子宮的內層肌肉）內。

無月經症（**Amenorrhoea**）：沒有月經或月經停止。患有無月經症可能是出自於多種原因，包括但不限於壓力、過度勞累、體重減輕、疾病、荷爾蒙紊亂或懷孕。

羊膜（**Amnion**）：妊娠囊或「羊水囊」的內層膜，內含胎兒和羊水。

羊水（**Amniotic fluid**）：懷孕期間圍繞著胎兒的液體。

產前（**Antenatal**）：懷孕期間；出生前。

消毒劑（**Antiseptic**）：防止潛在危險微生物（如細菌和病毒）存活及繁殖的物質。

動脈（**Artery**）：一種輸送含氧血液離開心臟的管道。

囊胚（**Blastocyst**）：一種懷孕非常早期的結構，大約在受精後五到七天形成。這團細胞的外層會繼續地形成胎盤和絨毛膜，而內層則會發展成胎兒和羊膜。

布雷克希氏宮縮；假性宮縮（Braxton Hicks contractions）：子宮零星且有時具節奏的收縮，通常會在懷孕後期階段感覺得到。一般無痛，但有時會感到不適，布雷克斯頓·希克斯收縮鮮少會引起子宮頸擴張。

子宮頸（Cervix）：子宮的「頸部」或其最下面的部分，它是連接子宮本體和陰道的厚實肌肉管道。子宮頸能在骨盆內前後傾斜，並且在分娩期間可以變薄、變軟和擴張。

絨毛膜（Chorion）：妊娠囊或「羊水囊」的外層膜。

順性別（Cisgender）：關於或者描述一個人其性別認同與出生時被指定的性別相符。

陰蒂（Clitoris）：位於外陰部，一個敏感且神經豐富的勃起組織器官。過往陰蒂被認為是位於陰道口前方的一個小的、被覆蓋住的結構，現在人們理解到這只是陰蒂的可見部分，而這器官本身向內沿著兩側的陰唇延伸，具有兩隻「腳」或類似球狀的根。

性交（Coitus）：性行為，通常指的是插入式性行為。

收縮（Contraction）：子宮肌肉纖維先是縮短，然後接著放鬆。子宮在整個懷孕期間都會難以察覺地收縮著；雖然在妊娠後期，還是可以感覺得到這些收縮，像是布雷克斯頓·希克斯收縮。而在分娩過程中，這些收縮首先會幫助子宮頸消失和擴張，之後則有助於將胎兒、胎盤及胎膜排出。

子宮體（Corpus）：子宮主要本體的部分。

黃體（Corpus luteum）：排卵之後，在卵巢內剩餘的卵泡部分。黃體會產生雌激素和黃體素，除非（或直到）已釋放出的卵子未經受精。

分泌物（Discharge）：通過陰道所排出的正常生理排泄物，呈黏液狀物質。分泌物在整個月經週期和整個女性生命週期中的顏色、質地、量和氣味都會有所變化。

陪產員（Doula）：一位非專業人士，可在分娩者處於生育年紀的任何時候，包含從懷孕到分娩和／或產後數周或數月，提供非臨床的情感和實際支持。

痛經（Dysmenorrhoea）：月經疼痛。

體外發育（Ectogenesis）：指胎兒在人類子宮以外的地方孕育。

子宮外孕（Ectopic pregnancy）：指懷孕發生在子宮以外的地方（但仍在身體內部），例如在輸卵管或腹腔內的其他地方。子宮外孕無法安全地持續孕期，並可能會對母親構成生命威脅。

胚胎（Embryo）：一個詞彙用以描述在妊娠第二到第八週*之間，在子宮內發展的哺乳動物或人類。*審訂注：此處的第八週應是指受精後第八週，以妊娠週數來計算，大約是最後一次月經起算約第十週。此時胚胎的三個胚層已經發育出組織與器官系統，外觀已是人形，之後就會稱為胎兒了。

子宮內膜異位症（Endometriosis）：一種疾病，類似子宮內膜（子宮內層薄膜）的組織附著在子宮外的結構上，這樣的組織會受波動的荷爾蒙水平影響而作出反應，通常會引起疼痛、內出血和發炎。

子宮內膜（Endometrium）：子宮內層薄膜。在月經週期中，子宮內膜會回應荷爾蒙信號而增厚，接著被剝落並排出體外。

會陰切開術（Episiotomy）：在分娩前的時刻切開會陰的一道深度切口，用以擴大陰道口。在使用產鉗進行分娩時常常會進行，有時也會在未輔助的陰道分娩中進行。

上皮組織（Epithelium）：內臟器官和血管內部的細胞層＊。＊審訂注：大部分上皮組織會覆蓋所有身體的表面、體腔及管道。

麥角新鹼（Ergometrine）：一種麥角生物鹼的衍生物；麥角則是生長在裸麥植物上的真菌。麥角新鹼被用於預防或管理產後出血，可以口服、靜脈注射或肌肉注射施用。

輸卵管（Fallopian tubes）：請見子宮管（uterine tubes）。

胎兒（Fetus）：這個詞彙被用以指稱在妊娠八週後在子宮內發育的人類嬰兒。

子宮肌瘤（Fibroid）：在子宮腔內或子宮肌層內生長的良性纖維性腫塊或腫瘤。

穹隆（Fornix）：身體內的拱形或「袋」。例如：陰道前穹隆就是可以在陰道頂部、子宮頸前方找到的一個空間或袋；而陰道後穹隆則是可以在陰道頂部、子宮頸後找到的一個空間或袋。

子宮底部（Fundus）：子宮最上面的部分。

配子（Gamete）：成熟的男性或女性生殖細胞，可以與異性的對應細胞結合形成受精懷孕；即精子或卵子。

婦科學（Gynaecology）：研究女性生殖系統的學科，同時也涉及維護該系統健康和治療其相關疾病的醫學分支。

產婆（**Howdie**）：此為蘇格蘭用語，指的是社區中的非專業助產師，常常會到鄰居家中參與分娩和死亡。直到一九一五年蘇格蘭頒布《助產師法案》（Midwives Act）引入專業規範前，產婆都相當常見。

子宮切除術（**Hysterectomy**）：透過手術切除子宮。

歇斯底里（**Hysteria**）：一種現已被證明為錯誤的理論，認為女性的生殖器官會使她們情緒和心理狀況不穩定。

子宮鏡檢查（**Hysteroscopy**）：一種檢查流程，以一種細長且可伸縮的內視境通過子宮頸，使醫生得以用視覺檢視子宮內部狀況。

試管嬰兒胚胎植入；體外受精（**IVF; *in vitro* fertilisation**）：一種輔助生殖技術，其中會使用事先收集的卵子和精子，在實驗室中的培養皿或容器中進行受孕（即於體外，或「在玻璃中」）。

分娩中（**Intrapartum**）：在分娩及生產過程中。

酮類（**Ketones**）：一種化合物，會在身體內燃燒脂肪而非葡萄糖以獲得能量時產生，例如：在飢餓或過度嘔吐時，又或者會發生在未受控制的糖尿病的某些階段。

陰唇（**Labia**）：包圍陰道口的肉質褶皺或「唇」。較薄的、最內層的唇，是小陰唇（labia minora）；較厚的、最外層的褶皺是大陰唇（labia majora）。正常陰唇的外觀具豐富多樣性，顏色、厚度、長度和色調都各有不同。

腹腔鏡檢查（**Laparoscopy**）：一種手術流程，於其中會使用體內攝影機來探索或視覺化身體的某個部位，通常主刀者還會使用可遠端操作控制的器械。

韌帶（**Ligament**）：一種堅韌具纖維帶的結締組織，可以連接兩塊骨頭或支撐像子宮這樣的內部器官。

下半身手術（**Lower surgery**）：一種性別確認的手術，手術中一個人的外部生殖器會被重新塑造或重建，以匹配其所認同的性別。例如：對於跨性別男性來說，下半身手術會涉及將外陰部和陰道改建為陰莖和陰囊；相反地，跨性別女性可以選擇以手術來創造外陰部和陰道結構。

黃體期（**Luteal phase**）：月經週期當中，排卵之後的後半段。在這個階段中，釋放出的卵子或卵細胞之後，周圍的囊會形成黃體，並產生黃體素和雌激素，促使子宮內膜增厚，為可能的懷孕做準備。

先天性無子宮無陰道症候群；MRKH氏症候群（**Mayer-Rokitansky-Küster-Hauser Syndrome or MRKH**）：一種先天性疾病，其中子宮、子宮頸，有時是陰道，會發育不全或完全不存在，這種疾病是由於懷孕初期時苗勒管發育變異所引起。

胎便（**Meconium**）：胎兒或新生嬰兒所排出的第一次糞便，是一種黏稠、柏油狀的物質，含有膽色素、黏液和腸道黏膜的上皮細胞。

初經（**Menarche**）：一個人第一次月經週期的開始。

停經期（**Menopause**）：這個詞彙用以指稱一個人最後一次月經結束後已達十二個月的婦科生命

階段。

月經過多（**Menorrhagia**）：月經出血量過多。

月經（**Menses**）：一個人月經出血的時間，有時也會用以描述月經本身。

月經週期（**Menstrual cycle:**）：一位具有生理女性解剖結構的人，在達生殖系統成熟的情況下，每個月身體為了可能懷孕做準備而發生由荷爾蒙所控制的一系列事件。在這個過程中，一顆卵子將從其中一個卵巢內釋放，子宮內膜會增厚以準備受精和著床；倘若沒有達成懷孕，卵子和子宮內膜，連同其他月經排放物的成分（請見下文），都將會經由子宮頸和陰道排出。

月經排放物（**Menstrual effluent**）：在月經中，經由陰道所排出的物質，不僅包含血液，還包含了黏液、上皮細胞、微生物、發炎物質，以及能夠提供有關該月經者健康資訊的免疫細胞。

微生物群（**Microbiome**）：指固有存在於器官中或生理環境內的微生物總稱。微生物群可能包括細菌、病毒、真菌、酵母，以及許多其他對健康和疾病皆有貢獻的微生物。

助產學（**Midwifery**）：包含在受孕前、懷孕期間、分娩時以及初為父母的最初幾週，照護介於生育年齡的女性及其他分娩者的藝術、科學和技藝。

流產（**Miscarriage**）：早期懷孕胎兒流失。通常指胎兒達法定可存活年齡之前的懷孕（其廣義定義為妊娠第二十四週前，儘管新生兒醫學的進步已經可讓一些比那更早出生的嬰兒存活）。

苗勒管（**Müllerian duct**）：一種早期的胚胎結構，其後續會在男性胚胎中消退，在女性胚胎中則會分化形成泌尿生殖道和外生殖器。

經產婦（**Multipara or multip**）：已經生過一個以上活產嬰兒的人＊。＊審訂注：有超過妊娠二十週的生產就會算一次生產（para or parity），不一定要活產。

子宮肌層（**Myometrium**）：子宮的內層肌肉。

自然殺手細胞；NK細胞（**Natural killer cells or NK cells**）：這是一種免疫細胞，現在已知存在於子宮內膜及胎盤的交界處那個免疫平衡的複雜地帶。

產科醫生／婦科醫生（**Obstetrician/gynaecologist or ob/gyn**）：專精於懷孕、生產和女性生殖系統相關領域的醫生。

產科學（**Obstetrics**）：懷孕、生產及產後期的醫學研究。

雌激素（**Oestrogen**）：一種對女性性發育、月經功能、懷孕維持和一般健康至關重要的荷爾蒙。雌激素在停經期會大幅減少，有時會需要以其他方式替代或補充雌激素，以促進在這一時期的健康。

類器官（**Organoid**）：經實驗室培養出的三維結構，模擬人體器官，如子宮或胎盤之組織的結構和功能。

卵巢（**Ovary**）：位於子宮兩側的兩個小型杏仁形狀器官。卵巢含有濾泡，其會受荷爾蒙影響，發展成熟成為能被精子受精的卵子。

卵細胞或卵子（**Ovum or egg**）：女性的生殖細胞，含有來自母親的遺傳物質。在正常的月經週期中，每個月都會在排卵期釋放一顆卵子。

催產劑（Oxytocic）：一種人工合成的藥物，雖然與生理自然產生的催產素不盡相同，但被廣泛地用於觸發或增強子宮收縮。

催產素（Oxytocin）：一種於下視丘產生並經腦下垂體所分泌的荷爾蒙，它會刺激子宮肌壁（肌肉層）進行收縮。催產素也在情感連結上扮演著重要角色，並且能在一些情感激昂的時刻，例如性高潮與分娩時被釋放。

骨盆底（Pelvic floor）：一種類似吊床的肌肉群和結締組織網，從前到後橫跨下部骨盆，支撐著膀胱、腸道和生殖器官。

更年期（Perimenopause）：一個人開始經歷一些由荷爾蒙所控制的變化，示意著停經期即將來臨的生命階段。更年期的症狀可能會影響身體和情緒的每個部分，包含血管舒縮效應，像是熱潮紅和夜間盜汗、情緒變化、陰道組織變薄和乾燥，以及骨質減少。

子宮外膜（Perimetrium）：子宮的外層。

蠕動（Peristalsis）：平滑肌不自覺地以波浪般地方式進行收縮。

Pitocin：一種人工合成催產素的品牌名稱，通常用於觸發或增強子宮收縮，或者防止或管理產後出血。請另見Syntocinon。

胎盤（Placenta）：懷孕期間在子宮內形成的器官，用於滋養和維持胎兒生存。在一個複雜的血管系統中，胎盤內會進行血液、氧氣、營養物質和代謝產物的交換。

產後（Postnatal or postpartum）：指生產之後。

產後出血（Postpartum haemorrhage）：生產後即刻的期間（原發性產後出血）或生產之後六週內（次發性產後出血）的過多失血。產後出血，可能源自於殘留的懷孕組織（胎盤和／或膜）、子宮過度刺激或子宮收縮不良、或生殖道創傷所引起。

子癇前症（Pre-eclampsia）：一種懷孕期間潛在致命的疾病，特徵是高血壓及尿液中含蛋白質。

黃體素（Progesterone）：非懷孕女性由黃體所產生的荷爾蒙，或懷孕期間由胎盤所產生。黃體素會使子宮內膜變厚以支持懷孕，並且也有助於整體的身心健康與健全。

脫垂（Prolapse）：器官在身體內部從正常位置偏離的情況。子宮可能會以不同程度脫垂，它會下沉，甚至可能突出到陰道之外。

假性月經（Pseudomenses）：女嬰在出生後第一週內經歷的「假」月經經期，是一種因為荷爾蒙波動所引起的正常且短暫出現的分泌物。

敗血症（Sepsis）：一種身體因局部感染而引起全身極端反應的狀態，有時會導致組織損傷、器官衰竭或死亡。

子宮頸抹片或抹片檢查（Smear or smear test）：一種用於檢測子宮頸的癌細胞或癌前細胞的檢查。尤其是在美國，有時會被稱作柏氏抹片檢查（Pap smear）。

窺陰器（Speculum）：一種用於打開陰道的器具，使操作者能夠清晰地看到陰道壁和子宮頸*。

*審訂注：台灣一般也稱為鴨嘴、陰道撐開器。

無菌（Sterile）：沒有細菌或病毒等微生物。

絕育（Sterilisation）：經外科手術或其他方式使一個人無法生育的過程。

死產（Stillbirth）：指誕下在子宮內已死亡的胎兒，通常指稱法定存活年齡以上的胎兒。

妊娠紋（Striae）：皮膚擴張紋路。

基質細胞（Stromal cells）：可以在整個身體中（例如在胎盤內）發現的一種細胞，這種細胞能夠分化並重組為多種不同類型的細胞。

Syntocinon：一種人工合成催產素的品牌名稱，通常用於觸發或增強子宮收縮，或防止或管理產後出血。請另見Pitocin。

上半身手術（Top surgery）：一種確認性別的手術，手術中一個人的乳房組織會被重新塑造或重建以匹配其所認同的性別。例如：對於跨性別男性來說，上半身手術可能會涉及切除乳腺組織，以創建出一個更平坦、更符合男性外觀的胸部；相反地，跨性別女性如果希望進行，則可以選擇乳房增大手術。

跨性別（Transgender）：關於或者描述一個人其性別認同，與在出生時被指定的性別不一致。

滋養層（Trophoblast）：囊胚的外層細胞層，會接續發展成胎盤和絨毛。滋胚層必須與子宮內膜進行復雜的交互作用，才能夠為持續懷孕狀態建立出成功的血液及營養供應。

輸卵管結紮（Tubal ligation）：一種外科手術的絕育方式，會將輸卵管剪斷，並用縫合線將其「綁起來」、燒灼或夾住。

子宮乳（Uterine milk）：在懷孕非常早期時，會由子宮內膜內的腺體產生一種高營養的分泌物，用於滋養發育中的胚胎。

子宮管（**Uterine tubes**）：兩條將卵巢連接到子宮本體的纖細管道*。在排卵後，卵子會沿著管道移動，並等待有機會在子宮內進行受精。有時也會被稱作輸卵管（fallopian tubes）。*審訂注：輸卵管的末端通道並不會直接連接到卵巢。卵巢一端藉由卵巢韌帶連到子宮（就在輸卵管下方），另一端則是由卵巢懸吊韌帶連到骨盆腹壁。

子宮收縮劑（**Uterotonic**）：（形容詞）會讓子宮肌肉的本體產生收縮作用的，或者（名詞）具有這種效果的物質。

子宮（**Uterus**）：一個強壯、肌肉發達的器官，會在月經時增厚並脫落其內膜，並在懷孕和生產時孕育及排出胎兒。子宮是所有人類生命的所在，也是每個人的第一個家。也被稱為「womb」。

雙子宮（**Uterus didelphys**）：一種同時存在兩個子宮的狀態，每個子宮都有自己的子宮頸，有時也會有兩個陰道。

陰道（**Vagina**）：一條肌肉作的內部通道，從子宮頸通往身體外部。

靜脈（**Vein**）：將脫氧的血液從身體各處運送回心臟的管道。

外陰（**Vulva**）：女性的外部生殖器官；常會被錯誤地稱為陰道。

子宮（**Womb**）：請見 Uterus。

合子（**Zygote**）：卵子與精子結合而形成的受精卵。

注解

引言：探索子宮之源

1. *Vagina Dialogues press release*, the Eve Appeal, July 2016. <http://eveappeal.org.uk/wp-content/uploads/2016/07/The-Eve-Appeal-Vagina-Dialogues.pdf>
2. Scott, H. 'Half of men don't know where vagina is, according to a new survey', *Metro*, 31 August 2017
3. Sherwani, A. Y. et al, 'Hysterectomy in a male? A rare case report', *International Journal of Surgery Case Reports,* 5:12 (2014), pp. 1285–7
4. Pleasance, C., 'Businessman to have a hysterectomy after discovering he has a WOMB as well as normal male organs', *MailOnline*, 9 February 2015. <http://www.dailymail.co.uk/news/article-2952983/Pictured-time-British-businessman-set-hysterectomy-discovering-WOMB-normal-male-organs.html>

① 子宮：生命之初與閒置的子宮

1. Paltiel, H. J. and Phelps, A., 'US of the pediatric female pelvis', *Radiology*, 270:3 (March 2014), pp. 644–57
2. Escherich, T. 'The intestinal bacteria of neonates and their relationship to the physiology of digestion', thesis published in 1886, cited in Hacker, J., Blum-Oehler, G., 'In appreciation of Theodor Escherich', *Nature Reviews Microbiology* 5 (2007), p. 902
3. Tissier, H., 'Recherches sur la flore intestinale des nourrissons (état normal et pathologique)', Paris: G. Carre

and C. Naud. 1900, cited in Kuperman, A. A., Koren, O. 'Antibiotic use during pregnancy: how bad is it?' *BMC Medicine*. 14 (June 2016) 1J: 91

4. Parton, D., 'These Old Bones', Velvet Apple Music, 2002
5. Jiménez, E. et al, 'Is meconium from healthy newborns actually sterile?', *Research in Microbiology*, Vol. 159, Issue 3, 2008, pp. 187–93
6. Stinson, L. F. et al, 'The Not-so-Sterile Womb: Evidence that the Human Fetus is Exposed to Bacteria Prior to Birth', *Frontiers in Microbiology,* 10 (2019), p. 1124
7. Benner, M. et al, 'How uterine microbiota might be responsible for a receptive, fertile endomentrium', *Human Reproduction Update,* 24: 4 (July-August 2018), pp. 393-415
8. Perez-Muñoz, M. E., et al., 'A critical assessment of the "sterile womb" and "in utero colonization" hypotheses: implications for research on the pioneer infant microbiome'. *Microbiome* 5, 48 (2017)
9. Verstraelen, H., et al, 'Characterisation of the human uterine microbiome in non-pregnant women through deep sequencing of the V1-2 region of the 16S rRNA gene', *PeerJ*. 2016;4:e1602. Published 2016 Jan 19
10. Dizzell, S. et al, 'Protective Effect of Probiotic Bacteria and Estrogen in Preventing HIV-1-Mediated Impairment of Epithelial Barrier Integrity in Female Genital Tract', *Cells*, Vol. 8, 2019, p. 1120
11. Moayyedi, P. et al, 'Fecal Microbiota Transplantation Induces Remission in Patients With Active Ulcerative Colitis in a Randomized Controlled Trial', *Gastroenterology*, 149/1, 2015, pp. 102–9
12. Tariq, R., et al, 'Efficacy of Fecal Microbiota Transplantation for Recurrent C. Difficile Infection in Inflammatory Bowel Disease', *Inflammatory Bowel Diseases*, 26/9, September 2020, pp. 1415–20
13. International Clinical Trials Research Platform Search Portal, World Health Organization website, accessed 30 November 2021. <http://www.who.int/clinical-trials-registry-platform>
14. Benner et al.
15. Dinsdale, N. K., et al, 'Comparison of the Genital Microbiomes of Pregnant Aboriginal and Non-aboriginal

Women', *Frontiers in Cell and Infection Microbiology*, 29 October 2020
16. Molina, N. M., et al, 'New opportunities for endometrial health by modifying uterine microbial composition:

② 經期：猩紅色的潮汐，液體黃金

1. Fraser, I. S., et al, 'Blood and total fluid content of menstrual discharge', *Obstetrics and Gynecology* 65/2 (1985), pp. 194–8
2. Cambridge Dictionary online. <http:dictionary.cambridge.org/dictionary/english/effluent>
3. Martin, E., 'The Egg and the Sperm: How Science Has Constructed a Romance Based on Stereotypical Male–Female Roles', *Signs*, 16/3 (1991), pp. 485–501
4. Nayyar, A., et al, 'Menstrual Effluent Provides a Novel Diagnostic Window on the Pathogenesis of Endometriosis', *Frontiers in Reproductive Health*, 2/3 (2020)
5. Toksvig, S., 'And woman created . . .', *Guardian* (23 January 2004)
6. Abbink, J., 'Menstrual Synchrony Claims among Suri Girls (Southwest Ethiopia): Between Culture and Biology', *Cahiers d'Études Africaines*, 55/2018 (2015), pp. 279–302
7. Gupta, A. H., and Singer, N., 'Your App Knows You Got Your Period. Guess Who It Told?' *New York Times* (28 January 2021)
8. Bhimani, A., 'Period-tracking apps: how femtech creates value for users and platforms', *LSE Business Review* (4 May 2020)
9. Dunn, S., online message to author, 10 February 2021
10. Bhimani
11. Healy, C., online message to author, 10 February 2021

12. Gupta and Singer
13. Clue, Twitter post, 18 February 2021. <http://twitter.com/clue/ status/1362342890152873990>
14. Hadley, R., et al, 'Use of menstruation and fertility app trackers: A scoping review of the evidence', *BMJ Sexual and Reproductive Health*, 47/2 (April 2020)
15. Hampson, L., 'Women spend £5,000 on period products in their lifetime', *London Evening Standard* (28 November 2019)
16. Petter, O., 'Period pains responsible for five million sick days in the UK each year', *Independent* (14 October 2017)
17. Renault, M., 'Why Menstruate If You Don't Have To?', *Atlantic* (17 July 2020)
18. Walker, S., 'Contraception: the way you take the pill has more to do with the pope than your health', 22 January 2019, *The Conversation*. <http://theconversation.com/contraception-the-way-you-take-the-pill-has-more-to-do-with-the-pope-than-your-health-109392>
19. Hasson, K. A., 'Not a "Real" Period?: Social and Material Constructions', in Bobel, C. et al (eds.), *Palgrave Handbook of Critical Menstruation Studies* (London: Palgrave), 2020, p. 7
20. Edelman, A., et al, 'Continuous or extended cycle vs. cyclic use of combined hormonal contraceptives for contraception', *Cochrane Database Systematic Review*, 29 July 2014
21. FSRH press release, 21 January 2019, Faculty of Sexual and Reproductive Healthcare. <http://www.fsrh.org/news/ fsrh-release-updated-guidance-combined-hormonal-contraception/>
22. Bradshaw, H. K., Mengelkoch, S., and Hill, S. E., 'Hormonal contraceptive use predicts decreased perseverance and therefore performance on some simple and challenging cognitive tasks', *Hormones and Behavior*, Vol. 119 (March 2020), 104652
23. FSRH Guideline: Combined Hormonal Contraception, January 2019 (amended November 2020). Faculty of Sexual and Reproductive Healthcare. <http://www.fsrh.org/standards-and-guidance/documents/ combined-

hormonal-contraception>

24. Hopkins, C. S. and Fasolino, T., 'Menstrual suppression in girls with disabilities', *Journal of the American Association of Nurse Practitioners*, 33/10 (October 2021), pp. 785–90
25. Kirkham, Y. A., et al, 'Trends in menstrual concerns and suppression in adolescents with developmental disabilities', *Journal of Adolescent Health*: official publication of the Society for Adolescent Medicine, 53/3 (2013), pp. 407–12
26. crippledscholar blog, 8 July 2016. <http://crippledscholar. com/2016/07/08/lets-talk-about-disability-periods-and-alternative-menstrual-products/>
27. Wilbur, J., et al. (2019), 'Systematic review of menstrual hygiene management requirements, its barriers and strategies for disabled people', PLOS ONE 14(2): e0210974
28. Critchley, H. O. D., et al, 'Menstruation: science and society', *American Journal of Obstetrics & Gynecology*, 223/5 (1 November 2020), pp. 624–64

③ 受孕：大男人迷思與藏起來的隱窩

1. Ephron, N., *When Harry Met Sally*, Columbia Pictures, 1989
2. Singer, J., and Singer, I., 'Types of Female Orgasm', *The Journal of Sex Research*, 8/4 (1972), pp. 255–67
3. Meston, C. M., et al, 'Women's Orgasm', *Annual Review of Sex Research*, Vol. 15 (2004), pp. 173–257
4. Obituary of Irving Singer, 8 February 2015. MIT News. <http://news.mit.edu/2015/irving-singer-obituary-0208>
5. Obituary of Josephine (Fisk) Singer, 1 October 2014. Robert J. Lawler & Crosby Funeral Home. <http://www.currentobituary. com/obit/146061>
6. Matsliah, E., 'There are 8 Kinds of Female Orgasms – Here's How to Have Them All!', 26 May 2021, *Your-*

Tango <http://www.yourtango.com/experts/eyal-intimatepower/8-different-female-anatomy-orgasms-and-how-reach-them>

7. 'All About Orgasms: Why We Have Them, Why We Don't, and How to Increase Pleasure', 15 October 2011 (updated 12 September 2014) *Our Bodies, Ourselves* online. <http://www.ourbodiesourselves. org/book-excerpts/health-article/all-about-orgasms/>
8. Komisaruk, B. R., et al, 'Women's clitoris, vagina, and cervix mapped on the sensory cortex: fMRI evidence', *Journal of Sexual Medicine*, 8/10 (2011), pp. 2822–30
9. Roach, M., *Bonk* (Edinburgh: Canongate), 2009, pp. 87–108
10. Wildt,L.,etal,'Sperm transport in the human female genital tract and its modulation by oxytocin as assessed by hysterosalpingoscintigraphy, hysterotonography, electrohysterography and Doppler sonography', *Human Reproduction Update*, 4/5 (September 1998), pp. 655–66
11. Instituto Bernabeu, 9 September 2020. <http:www.institutobernabeu.com/en/news/instituto-bernabeu-study-relates-progesterone-to-uterine-contractility-and-its-effect-on-patients-with-embryo-implantation-failure/>
12. Moliner, B., email message to author, 8 April 2021
13. Martin, E., 'The Egg and the Sperm: How Science Has Constructed a Romance Based on Stereotypical Male-Female Roles', *Signs,* 16/3 (Spring 1991), pp. 485–501, quoted in Martin, R., 'The idea that sperm race to the egg is just another macho myth', *Aeon Essays*, 23 August 2018. <http://aeon.co/essays/the-idea-that-sperm-race-to-the-egg-is-just-another-macho-myth>
14. Bettendorf, G., 'Insler, Vaclav', in: Bettendorf, G. (ed.), *Zur Geschichte der Endokrinologie und Reproduktionsmedizin* (Berlin, Heidelberg: Springer, 1995)
15. Insler, V., et al, 'Sperm Storage in the Human Cervix: A Quantitative Study', *Fertility and Sterility*, 33/3 (1980), pp. 288–93
16. 'Sperm trapped in cervical crypt', posted by Barlow, D., on 9 May 2015. YouTube. <http://www.youtube.com/

watch?v=ho5u5MapiLs>.
17. Bettendorf, 'Insler, Vaclav', 1995
18. Rhimes, S., and Nowalk, P., *Grey's Anatomy*, season 7, episode 4, first aired 14 October, 2010
19. Goerner, C., 'They Said I Have a Hostile Uterus', *Bolde.com*. <http://www.bolde.com/hostile-uterus-sorry-what>

④ 懷孕：胎盤及預防心碎

1. Turco, M. Y., et al., 'Trophoblast organoids as a model for maternal– fetal interactions during human placentation', *Nature,* 564 (2018), pp. 263–67
2. Turco, M. Y., et al., 'Long-term, hormone-responsive organoid cultures of human endometrium in a chemically defined medium', *Nature Cell Biology*, 19/5 (2017), pp. 568–77
3. Berkers, G., et al, 'Rectal Organoids Enable Personalized Treatment of Cystic Fibrosis', *Cell Reports*, 26/7 (2019), pp. 1701–8

⑤ 宮縮：假性宮縮與激躁子宮

1. Fraser, D. M. and M. A. Cooper, (eds.), *Myles Textbook for Midwives*, 15th edn, (London: Elsevier, 2009)
2. Dunn, P., 'John Braxton Hicks (1823–97) and painless uterine contractions', *Archives of Disease in Childhood. Fetal and neonatal edition*. 81 (1999), pp. F157-8
3. Ibid.
4. Hicks,J.B.,'Onthecontractionsoftheuterusthroughoutpregnancy: their physiological effects and their value in the

diagnosis of pregnancy', *Transactions of the Obstetrical Society of London* 13 (1871), pp. 216–31
5. Ibid.
6. 'Robert Gooch', Royal College of Physicians Museum. <http://history.rcplondon.ac.uk/inspiring-physicians/robert-gooch>
7. Ibid.
8. Coghill, J. S., *Glasgow Medical Journal*, 7/26 (1859), pp. 177–86
9. Ibid.
10. Mackenzie, F. W., 'On Irritable Uterus', *London Journal of Medicine*, May 1851, pp. 385–401
11. Ibid.
12. Ibid.
13. Ibid.
14. Ferguson, R. (ed.), 'Gooch on Some of the Most Important Diseases Peculiar to Women: With Other Papers', *New Sydenham Society*, vol. 2 (1859)
15. Ibid.
16. ICD10Data website, 2021. <http://www.icd10data.com/ICD10CM/ Codes/O00-O9A/O60-O77/O62-/O62.2#:~:text=12-55%20 years)-,O62.,ICD-10-CM%20O62.>
17. Fischbein, R., 'The Irritable Uterus', in Perzynski, A., Shick, S., and Adebambo, I. (eds), *Health Disparities* (Cham: Springer, 2019), pp. 41-42

⑥ 分娩：催產素與符合金髮女孩原則的精準宮縮

1. Name changed for confidentiality
2. *NHS Maternity Statistics, England, 2020–21*, NHS Digital. <http://digital.nhs.uk/data-and-information/

publications/statistical/nhs-maternity-statistics/2020-21>
3. *Natality statistics 2016–2020*, Centers for Disease Control and Prevention. <http://wonder.cdc.gov/controller/datarequest/D149;jsessionid=B547207CE5CE6F4EE3B52E70FB8C>
4. *Guideline for intrapartum care in third stage of labour*, National Institute for Health and Care Excellence (NICE), August 2021. <http://www.nice.org.uk/guidance>
5. Farrar, D., et al,'Care during the third stage of labour: A postal survey of UK midwives and obstetricians', *BMC Pregnancy and Childbirth* 10/23 (2010)
6. Sage-Femme Collective, 'Natural Liberty: Rediscovering Self-Induced Abortion Methods', 2008. <http:we.riseup.net/ assets/351138/22321349-Natural-Liberty-Rediscovering-Self-Induced-Abortion-Methods.pdf>
7. Gunther, R. T., 'The Greek Herbal of Dioscorides', (London: Hafner Publishing Company, 1968) quoted in den Hertog, C. E., de Groot, A. N. and van Dongen, P. W., 'History and use of oxytocics', *European Journal of Obstetrics & Gynecology and Reproductive Biology*, 94/1 (2001), pp. 8–12
8. Handley, S., 'Abortion in the 19th Century', 2016. National Museum of Civil War Medicine. <http://www.civilwarmed.org/ abortion1/>
9. Schiebinger, L., 'Exotic abortifacients and lost knowledge,' *The Lancet*, 371 (1 March 2008), pp. 718–19
10. West, E., 'Reproduction and Resistance', in *Hidden Voices: Enslaved Women in the Lowcountry and U. S. South*, Lowcountry Digital History Initiative. <http://ldhi.library. cofc.edu/exhibits/show/hidden-voices/resisting-enslavement/ reproduction-and-resistance>
11. Haarmann, T., et al, 'Ergot: from witchcraft to biotechnology', *Molecular Plant Pathology*, 10/4 (2009), pp. 563–77
12. Lonitzer, A., *Kreuterbuch* (Frankfurt: Egenolff, 1482). Available online at <http://www.digitale-sammlungen.de/de/view/ bsb11200293?page=589>
13. Joachim Camerarius the Younger, *Commentary on herbal book of P. A. Mattioli* (1586). Available online

at <http://bildsuche.digitale-sammlungen.de/index.html?c=viewer&bandnummer=bsb00091089&pimage=00238&v=100&nav=>

14. Unknown author of *Codices Palatini* (Nuremberg, 1474). Available online at <http://digi.ub.uni-heidelberg.de/diglit/cpg545/0144>
15. Rozier, F., et al, *Journal de Physique, de chimie, d'histoire naturelle et des arts*, 1774. Available online at <http://archive.org/details/ journaldephysiq03unkngoog/page/144/mode/2up>
16. Desgranges, J-B., 'Sur la propriété qu'a le Seigle ergoté d'accélérer la marche de l'accouchement, et de hâter sa terminaison', *Nouveau Journal de Médecine*, (1818). Available online at <http://archive.org/ details/BIUSante_90147x1818x01/page/n53/mode/2up>
17. Stearns, J., 'Account of the Pulvis Parturiens, a Remedy for Quickening Child-birth', *The Medical Repository*, 2/5 (1 January 1808), pp. 308–9. Available online at <http://babel.hathitrust.org/ cgi/pt?id=nyp.33433011578865&view=1up&seq=324&skin=2021>
18. Newsroom Staff, 'Medical mysteries of Scotland's medieval hospital unearthed', *The Scotsman* (25 October 2017, updated 12 December 2017)
19. Marya, R., and Patel, R., *Inflamed: Deep Medicine and the Anatomy of Injustice*. (London: Allen Lane, 2021), p. 188
20. Stearns
21. O'Dowd, M. J., *The History of Medications for Women* (New York, London: Parthenon, 2001)
22. Wellcome Collection. <http://wellcomecollection.org/works/ehuwzq2d/items>
23. Dudley, H. W. and Moir, C., 'The Substance Responsible For The Traditional Clinical Effect of Ergot', *British Medical Journal*, 16 March 1935, pp. 520–3
24. Hofmann, K., *Vincent du Vigneaud 1901–1978: A Biographical Memoir*, (Washington: National Academy of Sciences, 1987). Available online at <http://www.nasonline.org/publications/ biographical-memoirs/memoir-

pdfs/du-vigneaud-vincent.pdf>
25. Dale, H. H., 'On some physiological actions of ergot', *Journal of Physiology*, 34/3 (1906)
26. Bell, G. H., *On Parturition and Some Related Problems of Reproduction*. University of Glasgow (United Kingdom), 1943. Available online at <http://www.proquest.com/openview/207bd85ab4cba13ca52be52720c149d1/1?pq-origsite=gscholar&cbl=2026366&diss=y>
27. McLellan, A., 'Response of Non-Gravid Human Uterus to Posterior-Pituitary Extract: and its Fractions Oxytocin and Vasopressin', *The Lancet* (1940), pp. 919–22
28. Bishop, E. H., 'Elective Induction of Labor', *Obstetrics & Gynecology,* 5 (1955), pp. 519–27
29. Friedman, E., 'The graphic analysis of labor', *American Journal of Obstetrics and Gynecology*, 68/6 (1954), pp. 1568–75
30. MacRae, D. J., 'Monitoring the fetal heart during a Pitocin drip', Royal Society of Medicine Film Unit, 196? (exact year undocumented), accessed via the Wellcome Collection.
31. Nucci, M., Nakano, A. R., and Teixeira, L.A., 'Synthetic oxytocin and hastening labor: reflections on the synthesis and early use of oxytocin in Brazilian obstetrics', *História, Ciências, Saúde-Manguinhos*, 25/4 (Oct–Dec 2018), pp. 979–98
32. Ibid.
33. Reed, R., 'Reclaiming Childbirth as a Rite of Passage', (Yandina: Word Witch, 2021), 56
34. Newnham,E.C.,McKellar,L.V.,andPincombe,J.I.,'Paradoxofthe institution: findings from a hospital labour ward ethnography', *BMC Pregnancy and Childbirth*, 17/1 (3 January 2017), p. 2
35. Middleton, P., et al, 'Induction of labour at or beyond 37 weeks' gestation', *Cochrane Database of Systematic Reviews,* 7(2020), Art. No.: CD004945
36. Dahlen, H. G., et al, 'Intrapartum interventions and outcomes for women and children following induction of labour at term in uncomplicated pregnancies: a 16-year population-based linked data study', *BMJ Open*

11(2021), e047040
37. Agg, J., *The Uterus Monologues*, 12 January 2021. <http://uterusmonologues.com/2021/01/12/birth-after-loss/>
38. Tolofari, M., and L. Shepherd., 'Postpartum Haemorrhage and Synthetic Oxytocin Dilutions in Labour', *British Journal of Midwifery,* 29/100 (2021), pp. 590-6
39. *Childbearingforwomenbornindifferentyears,EnglandandWales*, Office for National Statistics. <http:www.ons.gov.uk/peoplepopulation andcommunity/birthsdeathsandmarriages/conceptionandfertilityrates/ bulletins/childbearingforwomenbornindifferentyearsenglandandwales/ 2019#childlessness>
40. Livingston, G., 'They're Waiting Longer, but U.S. Women Today More Likely to Have Children Than a Decade Ago', Pew Research Center, 18 January 2018. <http://www.pewresearch. org/social-trends/2018/01/18/theyre-waiting-longer-but-u-s-women-today-more-likely-to-have-children-than-a-decade-ago/>
41. 'Campaign Against Painful Hysteroscopy', Hysteroscopy Action. <http://hysteroscopyaction.org.uk>
42. Siricilla, S., Iwueke, C. C., and Herington, J. L., 'Drug discovery strategies for the identification of novel regulators of uterine contractility', *Current Opinion in Physiology*, 13 (February 2020), pp. 71–86
43. Bafor, E. E., and Kupittavanant, S., 'Medicinal plants and their agents that affect uterine contractility', *Current Opinion in Physiology,* 13 (2020): pp. 20–26
44. Reed, *Reclaiming Childbirth as a Rite of Passage,* p. 34

⑦ 逝去：片刻的沉寂

1. 'What causes a miscarriage?', Tommy's. <http://www.tommys.org/baby-loss-support/miscarriage-information-and-support/ causes-miscarriage>
2. Riverius, L. et al. (eds.), *The Practice of Physick* (London: Peter Cole, 1658)

3. Jones, B., and Shennan, A., 'Cervical cerclage', in Critchley, H., Bennett, P. and Thornton, S. (eds.), *Preterm Birth* (RCOG Press: London, 2004)
4. 'Cervicalincompetence',Tommy's.<http://www.tommys.org/pregnancy-information/pregnancy-complications/cervical-incompetence>
5. Tanner, L. D., et al, 'Maternal race/ethnicity as a risk factor for cervical insufficiency', *European Journal of Obstetrics & Gynecology and Reproductive Biology,* Vol. 221 (2018), pp. 156–9
6. 'Cervical incompetence', Tommy's
7. C-STICH2trialinformation,ISRCTNregistry.<http:www.isrctn.com/ ISRCTN12981869?q=&filters=conditionCategory:Pregnancy%20 and%20Childbirth,recruitmentCountry:United%20Kingdom& sort=&offset=1&totalResults=338&page=1&pageSize=10& searchType=basic-search>
8. Morris, K., email to author, 4 October 2021

⑧ 剖腹產：子宮與手術刀

1. Cameron, M., 'The Caesarean Section: With notes of a successful case', *British Medical Journal*, 26 Jan 1889, pp. 180–3
2. 'Caesarean Section – A Brief History: Part 1', US National Library of Medicine, 27 April 1998 (updated 26 July 2013). <http:www.nlm. nih.gov/exhibition/cesarean/part1.html#:~:text=Perhaps%20the%20 first%20 written%20record,unable%20to%20deliver%20her%20baby.>
3. Dyce, R., 'Case of Cæsarean Section', *Edinburgh Medical Journal,* 7/10 (1862), p. 895
4. Cameron, M., 'Caesarean section and its modifications: with an additional list of five cases', Glasgow Hospital Reports (1901). Available online at <http://wellcomecollection.org/works/ hh4sbm2x/items?canvas=3>

5. *Births by Caesarean section*, World Health Organization. <http://apps. who.int/gho/data/node.main. BIRTHSBYCAESAREAN?lang=en>
6. *WHO Statement on Caesarean Section Rates*, World Health Organization, 2015. <http:WHO_RHR_15.02_eng. pdf;jsessionid=A673C403BE2860E7837A50BABA2DD855>
7. *NHS Maternity Statistics, England – 2020–21*, NHS Digital. <http:digital.nhs.uk/data-and-information/ publications/statistical/ nhs-maternity-statistics/2020-21>
8. Weaver, J., and Magill-Cuerden, J., 'Too posh to push': the rise and rise of a catchphrase', *Birth*, 40/4 (2013), pp. 264–71
9. Weaver, J. J., Statham, H., and Richards, M., 'Are there "unnecessary" cesarean sections? Perceptions of women and obstetricians about cesarean sections for nonclinical indications', *Birth,* 34/1 (March 2007), 32–41
10. *Cesarean Delivery on Maternal Request*, American College of Obstetricians and Gynecologists, January 2019. <http://www.acog. org/clinical/clinical-guidance/committee-opinion/articles/2019/01/ cesarean-delivery-on-maternal-request?utm_source=redirect&utm_ medium=web&utm_campaign=otn#:~:text=After%20 exploring%20 the%20reasons%20behind,should%20not%20be%20performed%20 before>
11. *NICE Guideline 192: Caesarean Birth,* National Institute for Health and Care Excellence (NICE), 31 March 2021. <http:www.nice.org.uk/guidance/ng192/chapter/Recommendations# maternal-request-for-caesarean-birth>
12. Jolly, M. and Dunkley-Bent, J., 'Letter on Use of Caesarean Section Rates Data', 15 February 2022
13. Negrini, R., et al., 'Reducing caesarean rates in a public maternity hospital by implementing a plan of action: a quality improvement report', *BMJ Open Quality*, 9 (2020), e000791
14. Lopes, M., 'Caesarean sections in Brazil are an audience spectacle, with wedding-style parties', *Washington Post* (12 June 2019)
15. Potter, J. E., et al, 'Unwanted caesarean sections among public and private patients in Brazil: prospective study',

British Medical Journal, 323/7322 (2001), pp. 1155–8
16. Khazan, O., 'Why Most Brazilian Women Get C-Sections', *The Atlantic* (14 April 2014)
17. Vedam, S., et al., 'The Giving Voice to Mothers study: inequity and mistreatment during pregnancy and childbirth in the United States', *Reproductive Health*, 16 (2019), p. 77
18. Perez D'Gregorio, R., 'Obstetric violence: A new legal term introduced in Venezuela', *International Journal of Gynecology and Obstetrics*, 111/3 (December 2010), pp. 201–2
19. Sen, G., Reddy, B. and Iyer, A., 'Beyond measurement: the drivers of disrespect and abuse in obstetric care', *Reproductive Health Matters*, 26/53 (2018), pp. 6–18
20. Perrotte, V., Chaudhary, A. and Goodman, A.,'"At Least Your Baby is Healthy", Obstetric Violence or Disrespect and Abuse in Childbirth Occurrence Worldwide: A Literature Review,' *Open Journal of Obstetrics and Gynecology*, 10 (2020), pp. 1544–62
21. Smith, J., Plaat, F., and Fisk, N. M., 'The natural caesarean: a woman-centred technique', *British Journal of Obstetrics and Gynaecology*, 115/8 (2008), pp. 1037–42
22. Posthuma, S., et al, 'Risk and benefits of a natural caesarean section – a retrospective cohort study', *American Journal of Obstetrics and Gynecology.* Supplement to January 2015, S346
23. Zafran, N., et al, 'The impact of "Natural" cesarean delivery on peripartum maternal blood loss. A randomized controlled trial', *American Journal of Obstetrics and Gynecology*, Supplement to January 2019, S630
24. Bronsgeest, K., et al, 'Short report: Post-operative wound infections after the gentle caesarean section,' *European Journal of Obstetrics & Gynecology and Reproductive Biology*, 241 (2019), pp. 131–2
25. Young, S., 'Women who have "natural" C-section bond more with their baby, say doctors', *The Independent* (5 June 2017)
26. Armbrust, R., et al, 'The Charité cesarean birth: a family orientated approach of cesarean section', *Journal of Maternal-Fetal & Neonatal Medicine*, 29/1 (2016), pp. 163–8

27. Webb, R., Ayers, S., and Bogaerts, A., ‘When birth is not as expected: a systematic review of the impact of a mismatch between expectations and experiences’, *BMC Pregnancy and Childbirth*, 21, 475 (2021)
28. Tonei,V.,‘Mother’smentalhealthafterchildbirth:Doesthedelivery method matter?’, *Journal of Health Economics*, 63 (2019), pp. 182–96
29. Evans, E. and Kupper, M., ‘Humanising obstetric care in operating theatres,’ *thebmjopinion* blog, *British Medical Journal*. 22 April 2021. <http:blogs.bmj.com/bmj/2021/04/22/humanising-obstetric-care-in-operating-theatres/>
30. Fisk, N., Plaat, F. and Smith, J., ‘Natural Caesarean – a decade on’, Positive Birth Movement, 30 July 2018. <http:www.positivebirthmovement.org/natural-caesarean-a-decade-on/>
31. Ibid.
32. Yoder, Rachel, *Nightbitch* (London: Harvill Secker, 2021), p. 237

⑨ 產後：骨頭閉合與占據空間

1. Athan, A. *Matresecence.* <http://www.matrescence.com>
2. Mercado, T., *La Matriz Birth Services*. <http://www.lamatrizbirth.com/postpartum-sealing>
3. Dennis, C. L., et al, ‘Traditional postpartum practices and rituals: a qualitative systematic review’, *Women’s Health*, 3/4 (July 2007), pp. 487–502
4. Mahabir, K., ‘Traditional health beliefs and practices of postnatal women in Trinidad’, 1997. Dissertation for the University of Florida. Available online at <http://ufdc.ufl.edu/AA00048623/00001/163j>
5. Layla B., ‘Closing the Bones (Al Shedd), The Moroccan Way!’ 26 June 2018. <http://www.laylab.co.uk/tnp-blog/moroccanclosing thebones>

6. Fraser, D. M. and Cooper, A. M. (eds.), 2009, p. 656
7. Nashar, S., et al, 'Puerperal uterine involution according to the method of delivery', *Akush Ginekol*, 46/9 (2007), pp. 14–18 Bulgarian. PMID: 18642558
8. Negishi, H., et al, 'Changes in uterine size after vaginal delivery and cesarean section determined by vaginal sonography in the puerperium', *Archives of Gynecology and Obstetetrics,* 263/1–2 (November 1999), pp. 13–16
9. *Core Restore Postpartum Belly Band*, Lola & Lykke. <http://www. lolalykke.com/products/core-restore-postpartum-support-band>
10. *Post-Pregnancy Belly Band*, MammaBump. <http://mammabump. com/?gclid=CjwKCAiA4veMBhAMEiwAU4XRr208YwzUR-bzO1XVBYx9jPsl1fDr9aeNrq6RmHZIDbNUs_gPZu10eRoC0bI QAvD_BwE>
11. 'BrendaS'onAmazon,23January2018.<http:www.amazon.com /ChongErfei-Postpartum-Support-Recovery-Shapewear/dp/B01EV GLMM8/ref=sr_1_1_sspa?crid=2NN04J7JDPA35&keywords=3% 2Bin%2B1%2Bpostpartum%2Bsupport%2Brecovery%2Bbelly%2 Fwaist%2Fpelvis%2Bbelt%2Bshapewear&qid=1651140426&spre fix=shapewear%2Bpostpartum%2Brec%2Caps%2C180&sr=8-1-s pons&smid=A1JGA7MTV6VSHK&spLa=ZW5jcnlwdGVkUXVh bGlmaWVyPUEyOEk0UDJJSldFTTExJmVuY3J5cHRlZElkPUEw MDUwMTM4M0lRT0wzUVlXTk45QiZlbmNyeXB0ZWRBZElk PUEwNjE0MjU0MkdZUFZLMUlWTUFFRSZ3aWRnZXROYW 1lPXNwX2F0ZiZhY3Rpb249Y2xpY2tSZWRpcmVjdCZkb05vdE x v Z 0 N s aW N r P X R y d W U & th = 1 >
12. MammaBump
13. Karaca, I., et al., 'Influence of Abdominal Binder Usage after Cesarean Delivery on Postoperative Mobilization, Pain and Distress: A Randomized Controlled Trial', *Eurasian Journal of Medicine*, 51/3 (2019), pp. 214–18
14. Ghana, S., et al, 'Randomized controlled trial of abdominal binders for postoperative pain, distress, and blood loss after cesarean delivery', *International Journal of Gynecology and Obstetrics*, 137/3 (June 2017), pp. 271–6
15. Szkwara, J. M. et al, 'Effectiveness, Feasibility, and Acceptability of Dynamic Elastomeric Fabric Orthoses

(DEFO) for Managing Pain, Functional Capacity, and Quality of Life during Prenatal and Postnatal Care: A Systematic Review', *International Journal of Environmental Research and Public Health*, 16/13 (6 July 2019), p. 2408
16. Donnelly, G., email to author, 6 January 2022
17. Davies, B., email to author, 7 January 2022
18. Thomé, J., 'I Tried Postpartum Belly Binding and Here's What Happened', *Mom.com*, 30 May 2019. <http://mom.com/baby/202232-i-tried-postpartum-belly-binding-and-heres-what-happened>

⑩ 健康：疾病與全人健康

1. *Uterine cancer statistics*, Cancer Research UK. <http://www. cancerresearch.uk.org/health-professional/cancer-statistics/ statistics-by-cancer-type/uterine-cancer#>
2. *Uterine Cancer: Statistics*, Cancer.Net. <http://www.cancer.net/ cancer-type/uterine-cancer/statistics>
3. Cancer Research UK
4. Cervical Cancer Action for Elimination, 2021. <http://www. cervicalcanceraction.org>
5. *Cervical Cancer*, Global Surgery Foundation, 2022. <http://www.globalsurgeryfoundation.org/cervical-cancer>
6. *Guidelines for the Prevention and Early Detection of Cervical Cancer*, The American Cancer Society, 22 April 2012. <http://www.cancer.org/cancer/cervical-cancer/detection-diagnosis-staging/cervical-cancer-screening-guidelines>
7. *When you'll be invited for cervical screening*, NHS. <http://www. nhs.uk/conditions/cervical-screening-when-youll-be-invited>
8. Chantziantoniou, N., 'Lady Andromache (Mary) Papanicolaou: The Soul of Gynecological Cytopathology,'

Journal of the American Society of Cytopathology, 3/6 (2014) pp. 319–26

9. Kiourktsi, E., 'Lifesaver', *Greece Is*, 25 December 2017, pp. 104–7
10. Papanicolaou, G. N., and Traut, H. F., 'The diagnostic value of vaginal smears in carcinoma of the uterus', *American Journal of Obstetrics and Gynecology*, 42/2 (1941), pp. 193–206
11. *Cervical Cancer Screening (PDQ – Health Professional Version)*, National Cancer Institute, 25 August 2021. <http://www.cancer.gov/types/cervical/hp/cervical-screening-pdq>
12. Pinnell, I., 'Behind the headlines: HPV self-sampling', Jo's Cervical Cancer Trust, 24 February 2021. <http://www.jostrust. org/uk/about-us/news-and-blog/blog/behind-headlines-hpv-self-sampling>
13. *HPV Vaccination*, Cervical Cancer Action. <http://www. cervicalcanceraction.org>
14. *Cervical Cancer Elimination Initiative*, World Health Organization. <http://www.who.int/initiatives/cervical-cancer-elimination-initiative>
15. *YouScreen: Cervical Screening Made Easier*, Small C, 2022. <http://www.smallc.org.uk/get-involved-youscreen>
16. 'Three quarters of sexual violence survivors feel unable to go for potentially life-saving test', Jo's Cervical Cancer Trust, 31 August 2018. <http://www.jostrust.org.uk/node/1075195>
17. 'The impact of trauma and cervical screening,' Somerset and Avon Rape and Sexual Abuse Support, 14 June 2021. <http://www.sarsas.org.uk/cervical-screening>
18. Berner, A. M., et al, 'Attitudes of transgender men and non-binary people to cervical screening: a cross-sectional mixed-methods study in the UK', *British Journal of General Practice*, 71/709 (2021), e614–e625
19. *Screening and Treatment of Precancerous Lesions*, Cervical Cancer Action. <http://www.cervicalcanceraction.org/screening-and-treating-precancerous-lesions>
20. Global Surgery Foundation
21. 'Supporting Our Sisters: Transforming Uterine Fibroid Awareness into Action', Society for Women's Health

Research, 23 March 2021. <http://swhr.org/event/supporting-our-sisters-transforming-uterine-fibroid-awareness-into-action/>

22. Ghant, M. S., et al, 'Beyond the physical: a qualitative assessment of the burden of symptomatic uterine fibroids on women's emotional and psychosocial health', *Journal of Psychosomatic Research*, 78/5 (May 2015), pp. 499–503

23. Chiuve, S. E., et al., 'Uterine fibroids and incidence of depression, anxiety and self-directed violence: a cohort study', *Journal of Epidemiology and Community Health*, no. 76(2022), pp. 92–9

25.24. Roberts-Grey, G., 'The Feelings Behind Our Fibroids', *Essence*, 27 October 2020

Boynton-Jarrett, R., et al, 'Abuse in childhood and risk of uterine leiomyoma: the role of emotional support in biologic resilience', *Epidemiology*, 22/1 (January 2011), pp. 6–14

27.26. Hutcherson, H., 'Black Women Are Hit Hardest by Fibroid Tumors', *New York Times* (15 April 2020)

Baird, D. D., et al, 'High cumulative incidence of uterine leiomyoma in black and white women: Ultrasound evidence', *American Journal of Obstetrics and Gynecology*, 188/1 (2003), pp. 100–7

28. Myles, R., 'Unbearable Fruit: Black Women's Experiences with Uterine Fibroids', dissertation for Georgia State University, 2013. Available online at <http://scholarworks.gsu.edu/cgi/viewcontent.cgi?article=1071&context=sociology_diss>

29. Jones, S. T., 'Uterine fibroids: a silent epidemic', *The Hill*, 6 June 2007. <http://thehill.com/homenews/news/12121-uterine-fibroidsa-silent-epidemic>

30. Dunham, L., 'In Her Own Words: Lena Dunham on Her Decision to Have a Hysterectomy at 31', *Vogue* (14 February 2018)

31. *Endometriosis Facts and Figures*, Endometriosis UK. <http://www.endometriosis-uk.org/endometriosis-facts-and-figures#1>

32. Russell, W. W., 'Johns Hopkins Hospital Bulletin', Vol. 10, pp. 8–10, quoted in Hannant, G., 'Endometriosis:

1881–1940: the discovery, naming, framing and understanding of a complicated condition', B.Sc. dissertation for the University of London (2002). Available online at <http:wellcomecollection.org/works/etvep4bg>

33. Sampson, J. A., 'Metastatic or Embolic Endometriosis, due to the Menstrual Dissemination of Endometrial Tissue into the Venous Circulation', *American Journal of Pathology*, 3/2 (1927), pp. 93–110.42

35.34. Quoted in Hannant, p. 523

Redwine, D., 'Mulleriosis not Mullerianosis', letter commenting on Signorile, P. G., et al, 'Ectopic endometrium in human foetuses is a common event and sustains the theory of müllerianosis in the pathogenesis of endometriosis, a disease that predisposes to cancer', *Journal of Experimental & Clinical Cancer Research*, 13 May 2009. <http://jeccr.biomedcentral.com/ articles/10.1186/1756-9966-28-49/comments>

36. Signorile, P. G., et al, 'Ectopic endometrium in human foetuses is a common event and sustains the theory of müllerianosis in the pathogenesis of endometriosis, a disease that predisposes to cancer', *Journal of Experimental & Clinical Cancer Research*, 28/1 (9 April 2009), p. 49

37. Meike Schuster, D. O., and D. A. Mackeen, 'Fetal endometriosis: a case report', *Fertility and Sterility*, 103/1 (January 2015), pp. 160–2

38. Osborne-Crowley, L., 'A common treatment for endometriosis could actually be making things worse', *Guardian* (2 July 2021)

39. Bougie, O., et al, 'Influence of race/ethnicity on prevalence and presentation of endometriosis: a systematic review and meta-analysis', *British Journal of Obstetrics and Gynaecology*, 126/9 (August 2019), pp. 1104–15

40. Farland, L. V., and Horne, A. W., 'Disparity in endometriosis diagnoses between racial/ethnic groups', *British Journal of Obstetrics and Gynaecology*, 21 May 2019, pp. 1115–16

42.41. Norman, A., *Ask Me About My Uterus* (New York: Bold Type Books, 2018), p. 19

'BBC research announced today is a wake-up call to provide better care for the 1.5 million with endometriosis', Endometriosis UK, 7 October 2019. <http://www.endometriosis-uk.org/news/ bbc-research-announced-today-

wake-call-provide-better-care-15-million-endometriosis-37606>

43. Hazard, L., *What the Midwife Said* podcast, season 1, episode 4 (24 November 2020). <http://open.spotify.com/episode/2zUEA0NusEx0bDTQAGgnjJ?si=fgszmfuzRF22xNsy Kwolqw>

44. Young, K., Fisher, J., and Kirkman, M., ‘Do mad people get endo or does endo make you mad?: Clinicians’ discursive constructions of Medicine and women with endometriosis’, *Feminism & Psychology*, 29/3 (2019), pp. 337–56

45. Clip from *Don Lemon Tonight*, 8 August 2015. CNN.com. <http:edition.cnn.com/videos/us/2015/08/08/donald-trump-megyn-kelly-blood-lemon-intv-ctn.cnn>

46. Betz, H. D., *The Greek Magical Papyri in Translation, Including the Demotic Spells*, (Chicago: University of Chicago Press, 1992), quoted in Marino, K., *Setting the Womb in its Place: Toward a Contextual Archaeology of Graeco-Egyptian Uterine Amulets*, Doctoral Dissertation for Brown University, March 2010. Available online at <https://repository.library.brown.edu/studio/item/bdr:11094/PDF/>

47. Wright, E., ‘Magic to Heal the “Wandering Womb” in Antiquity’, *Folklore Thursday*, 18 January 2018. <http://folklorethursday.com/ folklife/magic-to-heal-the-wandering-womb-in-antiquity/>

48. Rivière, L., *The secrets of the famous Lazarus Riverius, councellor & physician to the French king, and professor of physick in the University of Montpelier newly translated from the Latin by E.P., M.D.*. Available online from the Text Creation Partnership at <http://name.umdl.umich.edu/A57364.0001.001>Prat, E. p. 73

49. Tasca, C., et al, ‘Women and hysteria in the history of mental health’, *Clinical Practice and Epidemiology in Mental Health*, 8 (2012), pp. 110–19

50. Hustvedt, A., *Medical Muses* (London: Bloomsbury, 2011)

51. *The Ladies Dispensatory* (London: Printed for James Hodges and John James, 1739) Available online at <http://wellcomecollection. org/works/m3kfwmyk>

52. Strohecker, J., ‘A New Vision of Wellness’, Healthy.net, 24 September 2019. <http://healthy.net/2019/09/24/

a-new-vision-of-wellness/>
53. Parvati, J. *Hygieia: a woman's herbal* (Berkeley: Freestone, 1978), p. 99
54. Ibid., p. ix
55. Ibid., glossary
56. Callaghan, S., et al, 'The future of the $1.5 trillion wellness market', McKinsey, 8 April 2021. <http://www.mckinsey.com/industries/consumer-packaged-goods/our-insights/ feeling-good-the-future-of-the-1-5-trillion-wellness-market>
57. Alice [second name withheld at interviewee's request], online message to author, 1 June 2021
58. 'The Infrared Sauna and Detox Spa Guide', *Goop*. <http://goop. com/city-guide/infrared-saunas-detox-spas-and-the-best-spots-for-colonics/tikkun-spa/?cjevent=8c38780e574811ec809d398c0a 18050f&utm_source=junction&utm_medium=affiliate&utm_ campaign=100080543_500x500&cjdata=MXxZfDB8WXww>
59. Ibid.
60. *Pu$$y Power Rose Quartz Infused Yoni & Vaginal Wash*, Goddess Detox. <http://goddessdetox.org/collections/self-love-inspired-products/ products/pu-y-power-crystal-infused-yoni-vaginal-wash?variant=39370179084336>
61. Femmagic. <http://femmagic.com>
62. *QueenTingsYoni&VaginaSteamingGown*,GoddessDetox.<http://goddessdetox.org/collections/self-love-inspired-products/products/queen-tings-yoni-vaginal-steaming-gown?variant=32337904042032>
63. *Yoni Steam Herbs: Women's Blend*, The Plant Path Folk. <http://www.theplantpathfolk.co.uk/apothecary>
64. Trivedi, A., reply to author's post on Twitter, 15 June 2021
65. Gunter, J., 'No GOOP, we are most definitely not on the same side', personal blog, 26 July 2019. <http://drjengunter.com/2019/07/26/no-goop-we-are-most-definitely-not-on-the-same-side/>
66. Shea, C., 'Jen Gunter On Why Vulvas Don't Need A Summer Glow-Up', *Refinery29*, 2 June 2021. <http://www.

refinery29. com/en-ca/2021/06/10445943/jen-gunter-menopause-manifesto-vagina-glow-up>
67. 'Dr. Jen Gunter on 'Vagina Profiteers: The Economics of the Wellness Industrial Complex', Gender and the Economy. <http://www.gendereconomy.org/dr-jen-gunter/>
68. Ding, N., Batterman, S., and Park, S. K., 'Exposure to Volatile Organic Compounds and Use of Feminine Hygiene Products Among Reproductive-Aged Women in the United States', *Journal of Women's Health*, 29/1 (2020), pp. 65–73
69. Zhang, J., Thomas, A. G., and Leybovich, E., 'Vaginal douching and adverse health effects: a meta-analysis', *American Journal of Public Health,* 87 (1997), pp. 1207–11
70. Vandenburg, T., and Braun, V., 'Basically, it's sorcery for your vagina: unpacking Western representations of vaginal steaming', *Culture, Health & Sexuality*, 19/4 (10 October 2016), p. 472
71. Ibid., p. 480
72. Fricker, M., Introduction to '*Epistemic Injustice: Power and the ethics of knowing*', (Oxford: Oxford University Press, 2007). Available online at <http://www.mirandafricker.com/ uploads/1/3/6/2/136236203/introduction.pdf>
73. Lorde, A., *A Burst of Light* (Ann Arbor: Firebrand Books, 1988)

⑪ 更年期：結束與開始

1. Baron, Y. M., *A History of the Menopause*, University of Malta, 2012. Available online at <http://www.researchgate.net/ publication/304346490_A_History_of_the_Menopause>
2. De Gardanne, C. P. L., *Avis aux femmes qui entrent dans l'age critique* (Paris: Imprimerie de J. Moronval, 1816). Available online at <http://wellcomecollection.org/works/utrvvj2v/items?canvas=9>

3. De Gardanne, C. P. L., *De la menopause: ou de l'age critique des femmes* (Méquignon-Marvis, 1821)
4. Strachey, A. (ed.), The standard edition of the complete psychological works of Sigmund Freud Vol. 12 (1911–1913), (London: Vintage, 1958), quoted in Maddison, P., 'Reclaiming menopause from the medics', *Contemporary Psychotherapy*, 11/2 (2019). Available online at <http://www. contemporarypsychotherapy.org/volume-11-issue-2-winter-2019/ reclaiming-menopause-from-the-medics/>
5. Deutsch, H., *The Psychology of Women* (New York: Grune and Stratton, 1958), quoted in Luhrmann, T. M., 'Review of *The Slow Moon Climbs* by Susan P. Mattern', *Times Literary Supplement*, 13 March 2020
6. Wilson, R., *Feminine Forever* (New York: M. Evans and Company, 1968), quoted in T. M. Luhrmann
7. Doughty, M., 'Case study: The Medical Menopause', *Bodies of Difference*, 26 December 2016. <http://thedifferenceofbodies. wordpress.com/2016/12/06/75/>
8. Eytan, T. 'Pharmaceutical Ads from the 20th Century', Flickr, 14 January 2018. <http:www.flickr.com/photos/taedc/38798081665>
9. Benaroch, R., 'Premarin – How Marketing Popularized Treatment for Menopausal Symptoms', *Wondrium Daily*, 29 April 2019. <http:www.wondriumdaily.com/premarin-how-marketing-popularized-treatment-for-menopausal-symptoms>
10. Waller-Bridge, P., *Fleabag*, series 2, episode 3, first aired on the BBC on 18 March 2019
11. Le Guin, U. K., 'The Space Crone' by Le Guin, U. K., in Formanek, R. (ed.), *The Meanings of Menopause* (London: Routledge, 1990), p. xxiii

⑫ 子宮切除術：消失與轉變

1. Wright, J. D., et al, 'Nationwide trends in the performance of inpatient hysterectomy in the United States', *Ob-*

stetrics & Gynecology, 122/2 Pt 1 (2013), pp. 233–41

2. Cornforth, T., 'Facts About Hysterectomy in the United States', Verywell Health, 25 November 2020. <http://www.verywellhealth. com/the-facts-about-hysterectomy-in-the-united-states-3520837>
3. Willughby, P., *Observations in midwifery: as also The country midwifes opusculum or vade mecum* (Warwick: H. T. Cooke and Son, 1863), pp. 251–2. Available online at <http://archive.org/details/observationsinmi00will/page/n5/mode/2up>
4. Keith, T., *Contributions to the Surgical Treatment of Tumours of the Abdomen*, Vol. 1, quoted in Sutton, C., 'Hysterectomy: a historical perspective', *Baillière's Clinical Obstetrics and Gynaecology*, 11/1 (March 1997), pp. 1–22
5. Savage, Y., email to author, 30 April 2021
6. Whelan, D., email to author, 29 April 2021
7. 'Stephanie' [identifying details changed at interviewee's request], online message to author, 28 April 2021
8. 'Natalya' [identifying details changed at interviewee's request], email to author, 29 April 2021
9. Forst, J., 'Study finds women at greater risk of depression, anxiety after hysterectomy', Mayo Clinic News Network, 4 September 2019. <http://newsnetwork.mayoclinic.org/discussion/study-finds-women-at-greater-risk-of-depression-anxiety-after-hysterectomy/>
10. *Hysterectomy – Recovery*, NHS. <http:www.nhs.uk/conditions/ hysterectomy/recovery/>.
11. The University of Arizona. http://www.arizona.edu/about
12. Koebele, S. V., et al, 'Hysterectomy Uniquely Impacts Spatial Memory in a Rat Model: A Role for the Nonpregnant Uterus in Cognitive Processes', *Endocrinology*, 160/1 (1 January 2019), pp. 1–19
13. Enders, G., *Gut: The Inside Story of Our Body's Most Underrated Organ (Revised Edition)*, (London: Scribe, 2017)
14. Corona, L. E., et al, 'Use of other treatments before hysterectomy for benign conditions in a statewide hospital

collaborative', *American Journal of Obstetrics and Gynecology*, 212/3 (March 2015), p. 304.e1–7

15. 'Nearly One in Five Women Who Undergo Hysterectomy May Not Need the Procedure', Elsevier, 6 January 2015. <http://www.elsevier.com/about/press-releases/archive/research-and-journals/nearly-one-in-five-women-who-undergo-hysterectomy-may-not-need-the-procedure>
16. World Professional Association for Transgender Health, Standards of Care for the Health of Transsexual, Transgender, and Gender Nonconforming People, 7th version, 2012. <http://www.wpath.org/ publications/soc>
17. Nolan, I. T., Kuhner, C. J., and Dy, G. W., 'Demographic and temporal trends in transgender identities and gender confirming surgery', *Translational Andrology and Urology*, 8/3 (2019), pp. 184–90
18. James, S. E., et al, *The Report of the 2015 U.S. Transgender Survey* (Washington, DC: National Center for Transgender Equality, 2016)
19. The *Oprah Winfrey Show*, 15 April, 2008
20. Parsons, V., 'Academic says pregnancy is "masculine" as it's revealed 22 transgender men gave birth in Australia last year', *Pink News*, 15 August 2019. <http://www.pinknews.co.uk/2019/08/15/22-transgender-men-gave-birth-in-australia-last-year-pregnancy/>
21. Pearce, R., *Understanding Trans Health* (Bristol: Policy Press, 2018), p. 27
22. Women and Equalities Committee, House of Commons, *Oral Evidence: Reform of the Gender Recognition Act HC129*, 12 May 2021. <http://committees.parliament.uk/oralevidence/2177/html/>

⑬ 生殖滅絕：權利與不正義

1. Lamb, C., *Our Bodies, Their Battlefield* (London: William Collins, 2021)
2. Zhang, S., 'J. Marion Sims: the Gynecologist Who Experimented on Slaves', *The Atlantic* (18 April 2018)

3. Sims,J.M.,(Marion-Sims,H.,ed.),*Thestoryofmylife*(NewYork:D. Appleton and Company, 1884). Available online at <http://babel.hathitrust. org/cgi/pt?id=hvd.32044013687306&view=1up&seq=9&skin=2021>
4. Ojanuga, D., 'The medical ethics of "the father of gynaecology", Dr J. Marion Sims', *Journal of Medical Ethics*, 19 (1993), pp. 28–31
5. Galton, F., *Hereditary Genius: An Inquiry into its Laws and Consequences* (London: Macmillan & Co. London, 1869)
6. Antonios, N., and Raup, C., 'Buck v. Bell (1927)', *The Embryo Project Encyclopedia*, 1 January 2012. <http://www.embryo.asu. edu/pages/buck-v-bell-1927>
7. Cohen, A., *Imbeciles: The Supreme Court, American Eugenics, and the Sterilization of Carrie Buck* (New York: Penguin Press, 2016), p. 24
8. U.S. Supreme Court, 'BUCK v. BELL, Superintendent of State Colony Epileptics and Feeble Minded', 1927. Available online at: <http://www.law.cornell.edu/supremecourt/text/274/200>
9. Cynkar, R. J., 'Buck v. Bell: "Felt Necessities" v. Fundamental Values?', *Columbia Law Review*, 81/7 (1981), pp. 1418–61
10. U.S. Supreme Court, 1927
11. Lombardo, P., Transcript of 'The rape of Carrie Buck', Cold Spring Harbour Laboratory DNA Learning Center, 2020. <http://dnalc.cshl.edu/view/15234/The-rape-of-Carrie-Buck-Paul-Lombardo.html>
12. Black, E., 'Eugenics and the Nazis – the California connection', *SFgate*, 9 September 2003. <http://www.sfgate.com/opinion/article/ Eugenics-and-the-Nazis-the-California-2549771.php>
13. Hitler, A. *Mein Kampf*, 1924, quoted in ibid.
14. Ibid.
15. Clauberg, C., letter to Himmler, H., on 7 June 1943, from 'Nazi Letters on Sterilization', *Remember.org*. <http://remember.org/witness/links-let-ster>

16. Ibid.

17. Benedict, S., and Georges, J., ‘Nurses and the sterilization experiments of Auschwitz: A postmodernist perspective’, *Nursing Inquiry*, 13/4 (December 2006), pp. 277–88

18. U.S. Supreme Court, ‘SKINNER v. STATE OF OKLAHOMA ex rel. WILLIAMSON, Atty. Gen. of Oklahoma’, 1942. Available online at <http://www.law.cornell.edu/supremecourt/text/316/535>

19. Sebring, S., ‘sterilization – japanese american women’, *mississippi appendectomy*, 25 November 2007. <http:mississippiappendectomy. wordpress.com/2007/11/25/sterilization-japanese-american-women/>

20. Garcia, S. ‘8 Shocking Facts About Sterilization in U. S. History’, *Mic*, 7 October 2013. <http:www.mic.com/articles/53723/8-shocking-facts-about-sterilization-in-u-s-history>

21. ‘Fannie Lou Hamer’, *PBS: American Experience*. <http://www.pbs. org/wgbh/americanexperience/features/freedomsummer-hamer/>

22. Ross, L. J., and Solinger, R., *Reproductive Justice* (Berkeley: University of California Press, 2017), pp. 50–51

23. Brown, T. B., ‘Who are the Confederate Men Memorialized With Statues?’ *NPR*, 18 August 2017. <http://www. npr. org/2017/08/18/543626600/who-are-the-confederate-men-memorialized-with-statues?t=1638887435968>

24. Heim, J., ‘How is slavery taught in America? Schools struggle to teach it well’, *Washington Post* (28 August 2019)

25. *Jefferson Davis Memorial State Historic Site*, Department of Natural Resources Division, George State Parks. <http://www. gastateparks.org/jeffersondavismemorial>

26. House of Representatives, 104th Congress, 2nd session, ‘Illegal Immigration Reform and Immigrant Responsibility Act of 1996’, 24 September, 1996. <http://www.congress.gov/104/crpt/hrpt828/ CRPT-104hrpt828.pdf>

27. Oldaker v. Giles, District Court, M. D. Georgia, 4 August 2021. <http://casetext.com/case/oldaker-v-giles>

28. *Imprisoned Justice*, Project South. June 2017. <http://projectsouth.org/ wp-content/uploads/2017/06/

Imprisoned_Justice_Report-1.pdf>

29. Project South, *Complaint Re: Lack of Medical Care, Unsafe Work Practices, and Absence of Adequate Protection Against COVID-19 for Detained Immigrants and Employees Alike at the Irwin County Detention Center,* 14 September 2020. <http://www. projectsouth. org/wp-content/uploads/2020/09/OIG-ICDC-Complaint-1.pdf>

30. Ibid.

31. *We Stand With Mahendra Amin*, Facebook page. <http://www. facebook.com/ We-Stand-With-Mahendra-Amin-109571914226828/>

32. Merchant, N., 'Migrant women to no longer see doctor accused of misconduct', *APNews.com* (Associated Press), 22 September 2020. <http://apnews.com/article/georgia-archive-immigration-f3b1007a9d2ef3cb6d2bd410673eae83>

33. *Belly of the Beast*, ITVS and Idlewild Films, 2020

34. Cohn, E., email to the author, 20 May 2021

35. 'Czech Republic: Hard won justice for women survivors of unlawful sterilization', Amnesty International, 22 July 2021. <http://www. amnesty.org/en/latest/news/2021/07/czech-republic-hard-won-justice-for-women-survivors-of-unlawful-sterilization/>

36. 'China cuts Uighur births with IUDs, abortion, sterilization', *APNews.com* (Associated Press), 29 June 2020. <http://apnews. com/article/ap-top-news-international-news-weekend-reads-china-health-269b3de1af34e17c1941a514f78d764c>

37. Ross, L., 'Conceptualizing Reproductive Theory: A Manifesto for Activism', in Ross, L. et al. (eds.), *Radical Reproductive Justice: Foundation, Theory, Practice, Critique.* (New York: The Feminist Press, 2017), eBook location 3506

38. Ibid.

39. Martin Luther King Jr's exact quote, from a speech given at the National Cathedral in Washington, DC, on 31

March 1968, was, 'We shall overcome because the arc of the moral universe is long but it bends toward justice.' Available online at <http://www.youtube. com/watch?v=AFbt7cO30jQ>
40. Shahshahani, A., Twitter post on 20 May 2021. <http://twitter.com/ ashahshahani/status/1395378848498339840>

⑭ 未來：創新與自主權

1. Brännström, M., Johannesson, L., Bokström, H., et al., 'Livebirth after uterus transplantation', *Lancet*, 385 (2015), pp. 607–16
2. Brännström, M., et al, 'Live birth after robotic-assisted live donor uterus transplantation', *Acta Obstetricia Gynecologica Scandinavica*, 99/9 (September 2020), pp. 1222–9
3. Brännström, M., 'The Swedish uterus transplantation project: the story behind the Swedish uterus transplantation project', *Acta Obstetricia Gynecologica Scandinavica*, 94 (2015), pp. 675–9
4. TEDx Talks, 'The world's first uterus transplantation from mother to daughter: Mats Brännström at TEDxGöteborg', 27 December 2013. <http://www.youtube.com/watch?v=60AJPw--qwk>
5. Ibid.
6. Ibid.
7. Murphy, T. F., 'Assisted gestation and transgender women', *Bioethics*, 29/6 (2015), pp. 389–97
8. Eraslan, S., Hamernik, R. J., and Hardy, J. D., 'Replantation of uterus and ovaries in dogs, with successful pregnancy', *Archives of Surgery*, 92/1 (1966), pp. 9–12
9. Brännström, M., 'Uterus transplantation', *Current Opinion in Organ Transplantation*, 20 (2015), pp. 621–8
10. Ibid.
11. Thomasy, H., 'Scientists Think a Lab-Grown Uterus Could Help Fight Infertility', *Future Human*, 3 February

2021. <http://futurehuman.medium.com/scientists-think-a-lab-grown-uterus-could-help-fight-infertility-e263ab2e397d>

12. Magalhaes, R. S., et al., 'A tissue-engineered uterus supports live births in rabbits', *Nature Biotechnology*, 38 (2020), pp. 1280-7

13. Partridge,E.,etal.,'Anextra-uterinesystemtophysiologicallysupport the extreme premature lamb', *Nature Communications*, 8 (2017), 15112

14. Huxley, A., *Brave New World* (London: Chatto & Windus, 1932)

15. Kingma, K., and S. Finn, 'Neonatal incubator or artificial womb? Distinguishing ectogestation and ectogenesis using the metaphysics of pregnancy', *Bioethics*, 34/4 (5 April 2020), pp. 354–63

16. Begović, D. et al, 'Reviewing the womb', *Journal of Medical Ethics*, 47 (2021), pp. 820–9

17. Oelhafen, S., et al., 'Informal coercion during childbirth: risk factors and prevalence estimates from a nationwide survey of women in Switzerland', *BMC Pregnancy and Childbirth*, 21 (2021), p. 369

18. Jeffay, N., 'In breakthrough, Israelis grow hundreds of mouse embryos in artificial wombs', *The Times of Israel*, 17 March 2021

19. Aguilera-Castrejon, A., et al., 'Ex utero mouse embryogenesis from pre-gastrulation to late organogenesis', *Nature*, 593 (2021), pp. 119–24

20. Kantor, W. G., 'Woman Gave Birth Via Uterus Transplant', *People*, 13 February 2020

21. Gobrecht, J., Instagram post, 17 November 2020

22. Stewart, C., 'Number of deceased organ transplants in the UK 2020/21, by organ donated', *Statista*, 28 July 2021. <http://www. statista.com/statistics/380145/number-of-organ-transplants-by-organ-donated-in-uk/>

23. *Transplant Safety*, Centers for Disease Control and Prevention. <http://www.cdc.gov/transplantsafety/overview/key-facts.html#:~:text= In%20the%20United%20States%2C%20the,providing%20on%20 average%203.5%20 organs.>

24. Syrtash, A., *Pregnantish* podcast on Apple Podcasts, 23 December 2020. <http://podcasts.apple.com/gb/podcast/meet-the-3rd-person-in-the-world-to-have-a/id1461336652?i=1000503354444>

25. Caplan, A. L., et al, 'Moving the womb', Hastings Center Report, 37/3 (May–June 2007), pp. 18–20

26. *Pregnantish* 2020

27. Heti, S., *Motherhood* (London: Vintage, 2019), p. 44

28. Jones, B. P., et al., 'Uterine transplantation in transgender women', *British Journal of Obstetrics and Gynaecology*, 126/2 (2019), pp. 152–6

29. 'The harms of denying a woman a wanted abortion', Advancing New Standards in Reproductive Health (ANSIRH) at University of California San Francisco (UCSF), 16 April 2020. <http://www.ansirh.org/sites/default/files/publications/ files/the_harms_of_denying_a_woman_a_wanted_abortion_4-16-2020.pdf>

30. *Abortion factsheet*, World Health Organization, 2022. <http://www.who.int/health-topics/abortion#tab=tab_1>

31. Lale, S., et al, 'Global causes of maternal death: a WHO systematic analysis', *Lancet Global Health*, 2/6 (2014), pp. e323–e333

32. *Abortion*, World Health Organization, 25 November 2021. <http://www.who.int/news-room/fact-sheets/detail/abortion>

33. Ibid.

34. Health Information and Quality Authority, *Investigation into the safety, quality and standards of services provided by the Health Service Executive to patients, including pregnant women, at risk of clinical deterioration, including those provided in University Hospital Galway, and as reflected in the care and treatment provided to Savita Halappanavar*, 7 October 2013. <http://www.hiqa.ie/sites/ default/files/2017-01/Patient-Safety-Investigation-UHG.pdf>

35. 'Czestochowa. Agnieszka, 37, died in the hospital. Family: decaying bodies of unborn sons were left in it, the hospital's statement', *Polish News*, 26 January 2022. <http://polishnews.co.uk/ czestochowa-agnieszka-37-died-

in-the-hospital-family-decaying-bodies-of-unborn-sons-were-left-in-it-the-hospitals-statement/>

36. Legislature of the State of Texas, S.B. No. 8, enacted 1 September 2021. <http://capitol.texas.gov/tlodocs/87R/billtext/pdf/ SB00008F.pdf>

37. Society for Maternal-Fetal Medicine, Advocacy Action Center. <http://www.smfm.org/advocacy/vv?vsrc=%2fcampaigns%2f86901%2 frespond>

38. Guttmacher Institute, *State Bans on Abortion Throughout Pregnancy*, 1 January 2022. <http://guttmacher.org/state-policy/ explore/state-policies-later-abortions>

39. Guttmacher Institute, *Abortion Policy in the Absence of Roe*, 13 January 2022. <http://www.guttmacher.org/state-policy/explore/ abortion-policy-absence-roe>

40. Alito, Samuel, for the Supreme Court of the United States. Dobbs, State Health Officer of the Mississippi Department of Health, et al. v. Jackson Women's Health Organization et al. 24 June, 2022. <http://www.supremecourt.gov/opinions/21pdf/19-1392_6j37.pdf>

41. Guttmacher Institute, '*Choose Life*' *License Plates*, 1 January 2022. <http://www.guttmacher.org/state-policy/explore/choose-life-license-plates>

42. Atwood, M., introduction to 'The Network' by Pires, C., *Guardian* magazine, 19 February 2022, p. 29

43. UNFPA, *My Body is My Own: Claiming the Right to Autonomy and Self-Determination*, 2021. <http://unfpa.org/SOWP-2021>

44. Ibid.

萬象 007

子宮：生命故事的起源

Womb: The Inside Story of Where We All Began

作　　者　莉亞・哈澤德（Leah Hazard）
譯　　者　賴嬋

堡壘文化有限公司
總 編 輯　簡欣彥
副總編輯　簡伯儒
責任編輯　張詠翔
行銷企劃　曾羽彤
封面設計　mollychang cagw.
內頁排版　家思排版工作室
文字協力　陳柚均

出　　版　堡壘文化有限公司
發　　行　遠足文化事業股份有限公司（讀書共和國出版集團）
地　　址　231新北市新店區民權路108-3號8樓
電　　話　02-22181417
　　　　　Email service@bookrep.com.tw
郵撥帳號　19504465 遠足文化事業股份有限公司
客服專線　0800-221-029
網　　址　http://www.bookrep.com.tw
法律顧問　華洋法律事務所　蘇文生律師
印　　製　韋懋印刷實業有限公司
初版1刷　2024年6月
定　　價　600元
ISBN　978-626-7375-86-0
ESIBN　9786267375853 (EPUB)
ESIBN　9786267375846 (PDF)

國家圖書館出版品預行編目（CIP）資料

子宮：生命故事的起源 / 莉亞.哈澤德（Leah Hazard）作；賴嬋譯. -- 初版. -- 新北市：堡壘文化有限公司出版：遠足文化事業股份有限公司發行, 2024.06
　面；　公分. --（萬象；7）
譯自：Womb : the inside story of where we all began
ISBN 978-626-7375-86-0（平裝）

1. CST: 子宮　2. CST: 生育

417.28　　　　113006436